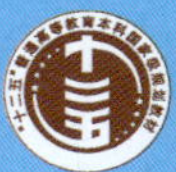

“十二五”普通高等教育本科国家级规划教材

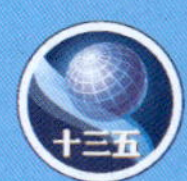

国家卫生和计划生育委员会“十三五”规划教材
全国高等学校教材
供医学影像学专业用

# 介入放射学

## Interventional Radiology

**第4版**

主　　编　郭启勇
副 主 编　滕皋军　杨建勇　郑传胜

编　　委（以姓氏笔画为序）

卢再鸣（中国医科大学附属盛京医院）
杨　坡（哈尔滨医科大学附属第四医院）
杨　林（川北医学院）
杨建勇（中山大学附属第一医院）
邹英华（北京大学第一医院）
欧阳强（上海交通大学医学院附属新华医院）
周志刚（郑州大学第一附属医院）
郑传胜（华中科技大学同济医学院附属协和医院）
施海彬（南京医科大学第一附属医院）
郭　志（天津医科大学肿瘤医院）
郭启勇（中国医科大学附属盛京医院）
滕皋军（东南大学附属中大医院）

编写秘书　卢再鸣（兼）

人民卫生出版社

**图书在版编目（CIP）数据**

介入放射学/郭启勇主编. —4 版. —北京:人民卫生出版社,2017

本科医学影像学专业第四轮规划教材

ISBN 978-7-117-24102-1

Ⅰ. ①介… Ⅱ. ①郭… Ⅲ. ①介入性放射学-医学院校-教材 Ⅳ. ①R81

中国版本图书馆 CIP 数据核字(2017)第 014752 号



介入放射学

第 4 版

主　　编：郭启勇

出版发行：人民卫生出版社（中继线 010-59780011）

地　　址：北京市朝阳区潘家园南里 19 号

邮　　编：100021

E - mail：pmph @ pmph. com

购书热线：010-59787592　010-59787584　010-65264830

印　　刷：三河市宏达印刷有限公司（胜利）

经　　销：新华书店

开　　本：850×1168　1/16　印张：14

字　　数：414 千字

版　　次：2000 年 11 月第 1 版　2017 年 3 月第 4 版
2021 年 11 月第 4 版第 10 次印刷（总第 32 次印刷）

标准书号：ISBN 978-7-117-24102-1/R · 24103

定　　价：38.00 元

# 全国高等学校医学影像学专业第四轮规划教材修订说明

医学影像学专业本科教育始于1984年，32年来我国的医学影像学高等教育进行了以教学内容和课程体系改革为重点的教学改革，并取得了阶段性成果。教材是教学内容的载体，不仅要反映学科的最新进展，而且还要生动地体现教育思想和观念的更新。教育教学改革的成果最终要体现在教材中并通过教材加以推广，这就要求教材建设应与教育教学改革相一致。落实学校教育要把提高素质、传授知识、培养能力融为一体，推动教学方法改革，确立在教师主导下学生在教学过程中的主体地位，努力提高教育教学质量。因此，在当前教育教学改革不断深入的形势下，努力抓好教材建设势在必行。

## 一、我国高等医学影像学教育教材建设历史回顾

**1. 自编教材** 1984年，在医学影像学专业建立之初，教材多根据各学校教学需要编写，其中《放射学》《X线物理》《X线解剖学》在国内影响甚广，成为当时教材的基础版本。由于当时办医学影像学（原为放射学）专业的学校较少，年招生人数不足200人，因此教材多为学校自编，油印，印刷质量不高，但也基本满足当时教学的需要。

**2. 协编教材** 1989年，随着创办医学影像学专业的学校增加，由当时办医学影像学专业最早的天津医科大学发起，哈尔滨医科大学、中国医科大学、川北医学院、泰山医学院、牡丹江医学院等学校联合举办了第一次全国医学影像学专业（放射学专业）校际会议。经协商，由以上几所院校联合国内著名的放射学家共同编写本专业和专业基础课的部分教材。教材编写过程中，在介绍学科的基础知识、基本理论、基本技能的基础上，注重了授课与学习的特点和内容的更新，较自编教材有了很大进步，基本满足了当时的教学需要。

**3. 规划教材** 1999年，全国高等医学教育学会医学影像学分会成立后，由学会组织国内相关院校进行了关于教材问题的专题会议，在当年成立了高等医药院校医学影像学专业教材评审委员会，组织编写面向21世纪医学影像学专业规划教材。

2000年，由人民卫生出版社组织编写并出版了国内首套7部供医学影像学专业使用的统编教材，包括《人体断面解剖学》《医学影像物理学》《医学电子学基础》《医学影像设备学》《医学影像检查技术学》《医学影像诊断学》《介入放射学》。

2005年，第二轮修订教材出版，增加了《影像核医学》《肿瘤放射治疗学》，使整套教材增加到9部。同时期，我国设立医学影像学专业的学校也由20所增加到40所，学生人数不断增长。

2010年，第三轮修订教材完成编写和出版，增加了《医学超声影像学》，使该套教材达到10部。此外，根据实际教学需要，将《人体断面解剖学》进行了系统性的修改，更新为《人体断面与影像解剖学》。这10年间，全球医学影像学发展极为迅猛，学科内容进一步扩增，我国设立医学影像学专业的学校也增加到80所，年招生人数超过1万人。

前三轮规划教材凝结了众多医学教育者的经验和心血，为我国的高等医学影像学教育作出了重要贡献。第三轮教材中的《医学影像检查技术学》《医学影像诊断学》《介入放射学》《影像核医学》

《肿瘤放射治疗学》还被评为了普通高等教育"十二五"国家级规划教材，充分肯定了本套教材的编写质量。

## 二、第四轮医学影像学专业规划教材编写特色

面对社会的进步和科学技术的发展，医学影像学高等教育的教学呈现出四个方面的特点，即现代科学技术和医学教学融合、出现跨学科教学、学生参与教学过程的主动学习以及重视教育结果和质量。教材的编写应密切结合我国目前医学教学改革的总体要求，密切结合医学影像学的发展对人才培养的要求，因此，全国高等学校医学影像学专业第三届教材评审委员会和人民卫生出版社在充分调研论证的基础上，决定从2015年开始启动医学影像学专业规划教材第四轮的修订工作。

**第四轮规划教材的编写特色如下：**

**第一，立足人才培养，促进教材整体发展** 教材建设不仅要符合现代化的教育理念，更要注重体现对学生素质教育、实践能力和创新意识的培养，要与医学影像学学科建设和课程建设紧密结合，服务于教学改革，充分反映教学改革和学科发展的最新成果。坚持以本专业人才培养目标为教材编写的基础，打造成"教师好教""学生好学"的经典教材。

**第二，加强顶层设计，创新教材建设机制** 教材编写坚持遵循整套教材顶层设计、科学整合课程、实现整体优化的编写要求；鼓励实践教材建设，满足实践教学需要。在理论教材方面，《人体断面与影像解剖学》书名再次论证，进一步优化为《人体断层影像解剖学》；在实验教材方面，根据教学实际需要，增加《医学电子学基础实验》；在学习指导与习题集方面，将全部理论教材品种配齐相应的《学习指导与习题集》；在数字出版方面，全部理论教材品种都配套编写了相应的网络增值服务，并与理论教材同步出版发行。

**第三，坚持编写原则，确保教材编写质量** 坚持贯彻落实人民卫生出版社在规划教材编写中通过实践传承的"三基、五性、三特定"的编写原则："三基"即基本知识、基本理论、基本技能；"五性"即思想性、科学性、创新性、启发性、先进性；"三特定"即特定对象、特定要求、特定限制。精练文字，控制字数，同一教材和相关教材的内容不重复，相关知识点具有连续性，内容的深度和广度严格控制在教学大纲要求的范畴，力求更适合广大学校的教学要求，减轻学生负担。

本套规划教材将于2016年11月陆续出版发行。希望全国广大院校在使用过程中，能够多提宝贵意见，反馈使用信息，为下一轮教材的修订工作建言献策。

# 全国高等学校医学影像学专业第三届教材评审委员会

**主任委员**

张云亭（天津医科大学）

**副主任委员**

郭启勇（中国医科大学）
黄　钢（上海健康医学院）
申宝忠（哈尔滨医科大学）
滕皋军（东南大学医学院）

**委员（以姓氏笔画为序）**

于春水（天津医科大学）
王志刚（重庆医科大学）
王振常（首都医科大学）
刘林祥（泰山医学院）
杜　勇（川北医学院）
杨建勇（中山大学）
吴恩福（温州医科大学）
张　辉（山西医科大学）
金龙云（牡丹江医学院）
徐文坚（青岛大学医学院）
韩　萍（华中科技大学同济医学院）

**秘书**

张雪君（天津医科大学）

# 全国高等学校医学影像学专业第四轮规划教材目录

## 规划教材

| 序号 | 书名 | 主编 | 副主编 |
|---|---|---|---|
| 1 | 人体断层影像解剖学（第 4 版） | 王振宇 徐文坚 | 张雪君 付升旗 徐海波 |
| 2 | 医学影像物理学（第 4 版） | 吉 强 洪 洋 | 周志尊 童家明 谢晋东 |
| 3 | 医学电子学基础（第 4 版） | 鲁 雯 郭明霞 | 王晨光 周英君 |
| 4 | 医学影像设备学（第 4 版） | 韩丰谈 | 李 彪 李林枫 李晓原 |
| 5 | 医学影像检查技术学（第 4 版） | 于兹喜 郑可国 | 余建明 于铁链 张修石 |
| 6 | 医学影像诊断学（第 4 版） | 韩 萍 于春水 | 余永强 王振常 刘林祥 高剑波 |
| 7 | 介入放射学（第 4 版） | 郭启勇 | 滕皋军 杨建勇 郑传胜 |
| 8 | 影像核医学与分子影像（第 3 版） | 黄 钢 申宝忠 | 陈 跃 李亚明 王全师 兰晓莉 |
| 9 | 肿瘤放射治疗学（第 3 版） | 徐向英 曲雅勤 | 伍 钢 李国文 |
| 10 | 医学超声影像学（第 2 版） | 姜玉新 冉海涛 | 田家玮 胡 兵 周晓东 |

## 配套教材

| 序号 | 书名 | 主编 |
|---|---|---|
| 1 | 人体断层影像解剖学实验指导（第 2 版） | 徐 飞 徐文坚 |
| 2 | 医学影像物理学实验（第 4 版） | 仇 惠 张瑞兰 |
| 3 | 医用放射防护学（第 2 版） | 洪 洋 谢晋东 |
| 4 | 医学电子学基础实验 | 王晨光 周英君 |
| 5 | 影像核医学与分子影像图谱（第 2 版） | 王全师 黄 钢 |

## 学习指导与习题集

| 序号 | 书名 | 主编 |
|---|---|---|
| 1 | 人体断层影像解剖学学习指导与习题集（第 2 版） | 付升旗 王振宇 |
| 2 | 医学影像物理学学习指导与习题集（第 3 版） | 童家明 吉 强 |
| 3 | 医学电子学基础学习指导与习题集（第 2 版） | 郭明霞 鲁 雯 |
| 4 | 医学影像设备学学习指导与习题集（第 2 版） | 韩丰谈 |
| 5 | 医学影像检查技术学学习指导与习题集（第 2 版） | 郑可国 于兹喜 |
| 6 | 医学影像诊断学学习指导与习题集（第 2 版） | 于春水 韩 萍 |
| 7 | 介入放射学学习指导与习题集 | 郭启勇 |
| 8 | 影像核医学与分子影像学习指导与习题集（第 2 版） | 陈 跃 黄 钢 |
| 9 | 肿瘤放射治疗学学习指导与习题集（第 2 版） | 徐向英 |
| 10 | 医学超声影像学学习指导与习题集 | 冉海涛 |

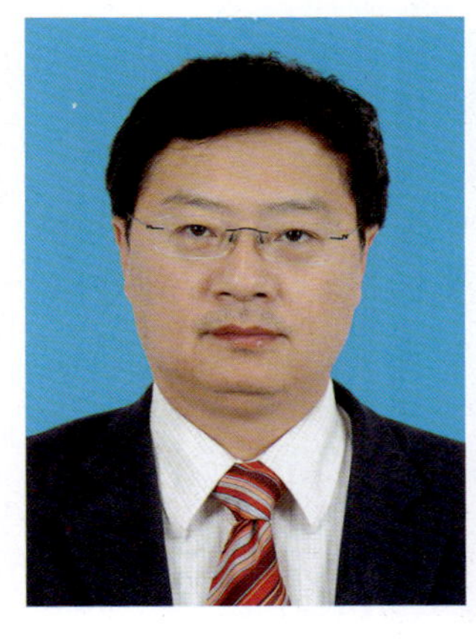

## 郭启勇

男，1958 年 5 月生于辽宁沈阳。教授、博士生导师。现任中国医科大学副校长、影像系主任，盛京医院集团董事长、总院长，盛京医院院长、党委副书记、放射科主任。享受国务院政府特殊津贴。美国放射学会会员，欧洲、德国、俄罗斯、日本放射学会荣誉会员。中华医学会放射学分会第十二届委员会主任委员，中国医师协会放射医师分会第一、三届委员会会长，中国医院协会医学影像中心管理分会主任委员，辽宁省放射学会主任委员。《中国临床医学影像杂志》主编等职。

从事教学工作 23 年。主要进行腹部放射学与介入治疗、医院信息化管理及生物医学工程等领域的研究。培养博士后 2 名，博士、硕士研究生 150 余名。近年承担课题 24 项，其中国家科技重大专项 2 项、国家自然科学基金课题 4 项，国家“十一五”支撑课题子课题 2 项，科技部课题 1 项。主编研究生“十二五”规划教材 1 部，住院医师规范化教材 1 部，本科生教材 5 部；主编专著 2 部，主译专著 1 部。《实用放射学》获全国优秀科技图书三等奖，《介入放射学》获原卫生部高校优秀教材二等奖，《放射诊断学》获国家级精品课程。荣获省部级一等奖 6 项，二等奖 8 项，三等奖 3 项。在国家期刊发表论文 400 余篇，发表通讯作者 SCI 文章 40 余篇。荣获全国五一劳动奖章、中国医师奖、全国优秀科技工作者、辽宁省第六届普通高等学校教学名师等光荣称号。2013 年当选第十二届全国人大代表。2015 年荣获亚太腹部放射学会的金质奖章。

## 副主编简介

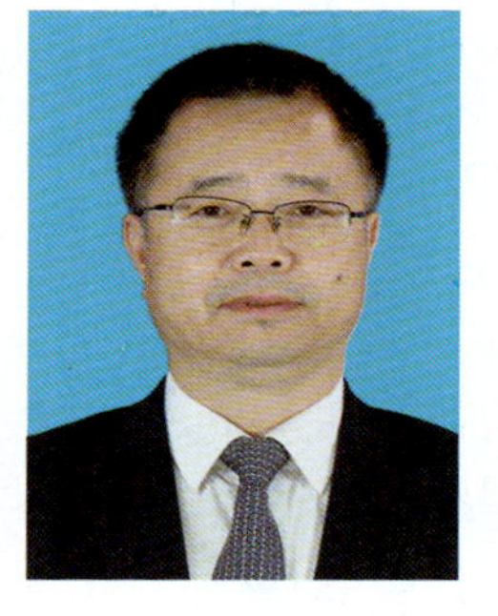

### 滕皋军

男，1962 年 8 月生于浙江省金华市。医学博士、主任医师、东南大学特聘教授（二级）、博导，现任东南大学附属中大医院院长、国家临床重点专科学科带头人、亚太心血管与介入放射学会主席，中华医学会放射学分会副主任委员、中国医师协会介入医师分会常务副会长。

从事医学影像与介入诊疗 30 余年，完成手术 2 万余例。主持科技部 973、863 及国家自然科学基金重点项目等国家重点课题 10 余项。获国家科技进步二等奖 3 项，发表论文 200 余篇，SCI 收录 100 余篇。获原卫生部有突出贡献中青年专家、江苏省 333 工程第一层次培养对象、2015 年欧洲介入放射学会杰出人物奖。

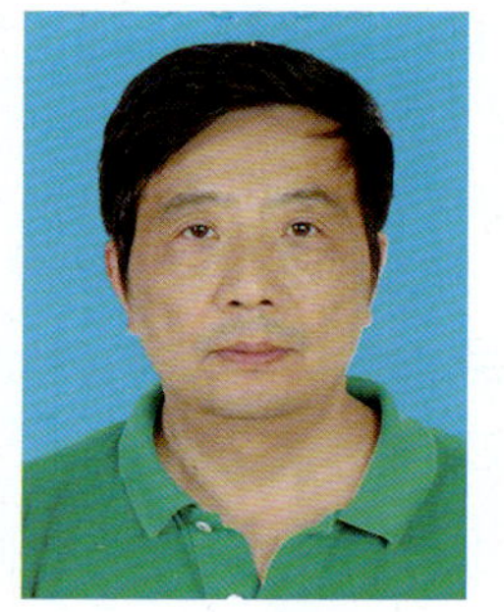

### 杨建勇

男，1959 年出生于湖北省武汉市，中山大学附属第一医院医学影像科主任，二级教授，一级主任医师，博士生导师。担任 *Cardiovascular and Interventional Radiology* 杂志审稿专家，《中华放射学杂志》编委和《医学影像与介入放射学》杂志常务主编，中华医学会介入放射学会资深专家，广东省医学技术本科生教学指导委员会主任委员，广东省医院协会理事和医学影像学专业学会名誉主委，从事医学临床教学 30 余年，获得多项教学科研和国家级医学研究课题项目，主编《介入放射学》和《介入放射学理论与实践》等著作，发表科学论文百余篇并获得多项科研奖项，获“中山大学名医”和“羊城好医生”等荣誉。

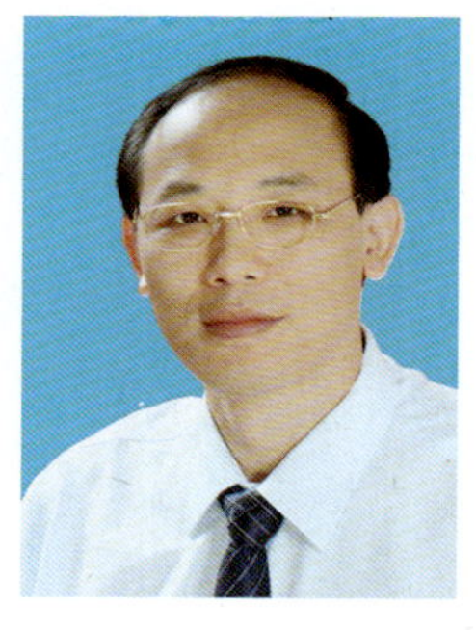

### 郑传胜

男，1966 年 8 月出生于湖北省大冶市。现任华中科技大学同济医学院附属协和医院介入放射科主任、教授、主任医师、博士生导师。中华放射学会介入专业委员会副主任委员，中国研究型医院学会介入医学专业委员会副主任委员，中国医师协会介入医师分会常委，湖北省医学会介入医学分会主任委员，国内外 12 本专业杂志副主编/编委。

从事放射诊断和介入治疗的医疗、教学和科研工作 20 余年，曾留学德国。先后承担科研课题 20 多项，发表 100 多篇专业论文，其中 SCI 论文 30 余篇，获得科技成果奖 6 项和美国 SIR & JVIR 杰出实验研究奖，国家发明专利 3 项等。

# 前言

随着医学的不断进步，医学教育及医疗人才的培养越来越体现出其重要意义，这也是医学可持续发展的基石。医学教材的编写是提高医学教育水平、强化医学人才培养的重要手段。随着医学分科越来越细致化、专业化，各领域医学分支均需要相应的教材来保证并促进自身的进步，正是基于这样的精神，2000年第1版《介入放射学》教材编写完成，10余年来得到了广大读者的大力支持，达到了使学生掌握基础理论、基本知识和基本技能的目的，促进了介入放射学教育自身及本领域医疗人才的迅速发展。

介入放射学是在影像诊断领域里发展速度最快的一个学科，也是医学领域里发展速度最快的学科之一，10年来，介入放射学得到了长足的发展，相关的技术、理念也随之不断完善和发展。本书总结了前3版教材的成功经验，在详尽介绍了介入放射学相关器材、药物，尤其是近年来得到广泛应用的全新器材和药物的基础上，继续将穿刺引流术、血管栓塞及灌注术、管腔成形术作为三大基础介入放射学治疗技术进行阐述，着重介绍各种介入方法的概念、具体操作方法、适应证、并发症和临床应用，既使学生掌握操作要领，又能灵活运用这些方法去解决临床具体问题。同时介绍了一些值得尝试的新方法，进一步开拓读者的视野。体现了医学教材“思想性、科学性、先进性、启发性和适用性”辩证统一的指导思想。

特别值得提出的是，随着医学发展专科性的不断加强，疾病的临床分类更加细致，要求对疾病的治疗更加系统和完备，而不是仅仅拘泥于某一两种治疗方法，介入放射学也是如此。基于此点，本版教材分别阐述了肿瘤、周围血管病、肝硬化及神经系统疾病的综合介入治疗方案，使学生能够在今后的医疗实践中，时刻牢记综合运用所学的各部分知识，通过对介入治疗器材及药物的广泛理解，对穿刺引流术、血管栓塞及灌注术、管腔成形术三大基础介入放射学治疗技术合理的整合应用，达到对疾病治疗更加系统、完善、彻底的目的。这也是介入放射学发展，乃至整个医学发展的终极要求。

同上版教材一样，为与本专业其他教材相呼应，省略了相关内容，请读者参考相应教材。

本教材在改版过程中得到了中国高等教育学会医学教育专业委员会的关怀指导，各位编者付出了辛勤的努力，总结了以往的经验和教训，综合考虑了各方面专家及广大读者提出的宝贵意见和建议，在此一并表示衷心感谢。

虽然力图在短时间内写出高水平的教材，但由于作者水平有限，书中缺点、错误在所难免，还望广大读者不吝赐教，以便再版时能够进一步改进和提高。

郭启勇

2017年2月

# 目录

## 第三章　经导管血管栓塞与灌注术　30



## 第四章　经皮经腔血管成形术　53

## 第五章　非血管管腔成形术　69



## 第六章　其他介入治疗技术　88

## 第七章 肿瘤介入及综合治疗 119

# 第一章 总论

介入放射学(interventional radiology,IVR or IR)是以影像诊断为基础,在医学影像诊断设备的引导下,利用穿刺针、导管及其他介入器材,对疾病进行治疗或采集组织学、细菌学及生理、生化资料进行诊断的学科。本书将从介入放射学的方法入手,着重介绍和阐述每种方法的具体操作要点、适应证、并发症,目的在于使读者不拘泥于每种疾病的治疗,而在于如何去理解和实际应用各种技术达到治疗不同疾病的目的,并且专门介绍了结合多种方法应用的综合介入放射学的概念和具体实例,目的也在于将各种不同的治疗方法综合应用到临床的疾病治疗中去,为病人解决更多的病痛。

## 第一节 介入放射学的发展简史

### 一、世界介入放射学发展简史

介入放射学同其他学科一样,也是在不断探索、创新和完善中发展起来的。1928 年 Santos 等完成第 1 例经皮直接穿刺主动脉造影,1931 年 Dos Stantos 首先用针穿刺腹主动脉完成了最早的动脉造影,1940 年古巴放射学家 Farinas 采用股动脉切开的方法将导管送入主动脉,但是此方法由于操作繁杂并未被推广。20 世纪 40 年代,根据 Cournand 及 Richards 的经验开展了右心房、右心室及肺动脉的导管介入技术。40 年代后期,瑞典学者 Jonsson 首先采用同轴针经皮穿刺颈总动脉,将细针芯抽出后,通过外套管送入细银线,再通过细银线作引导将外套针向下送至主动脉弓行血管造影。综上所述,在 20 世纪上半叶,科学家们冒着很大的风险,进行了艰难的探索和尝试,为今后介入放射学的发展奠定了良好、坚实的基础,但这一时期的发展步伐较为缓慢,直至 Seldinger 技术的出现,血管造影术这一介入放射学的基本操作技术才真正迅速地发展起来。

1953 年,瑞典医生 Sven-Ivar Seldinger 首创了采用套管针、导丝和导管经皮股动脉插管行血管造影的技术,大大提高了介入放射操作的安全性,奠定了当代介入放射学的操作基础。20 世纪 50 年代中期至 60 年代,Seldinger 技术开始应用于许多领域,如经皮、经肝胆管造影、经皮肾盂、输尿管造影等。应用初期由于一些临床医师对其可行性持怀疑态度而发展缓慢,1956 年 Oedman、Morino 与 Tillander 等分别提出用导管作选择性插管术,使血管造影术逐渐成熟。20 世纪七八十年代,随着自然科学、生物技术的发展以及新材料的发现,介入相关器材得到了极大的改善和迅速的发展,从而大大促进了经皮穿刺技术的应用和发展。尤其是近年来得益于高分辨率影像增强器和数字减影血管造影(digital subtraction angiography,DSA)技术的普及,全身各部位的血管造影以及血管腔内介入疗法,因其侵袭程度小,治疗效果显著,而在世界各国广泛迅速地开展起来。非血管性介入疗法如经皮、经肝胆管引流,经皮脓腔或囊腔穿刺引流术等也都是采用这种方法,北美放射学会因此而授予 Seldinger 荣誉会员称号。

1964 年美国放射学家 Dotter 开发了使用同轴导管系统的血管成形术,虽然现在来看当时的技术创伤性较大,且疗效欠佳,但仍是介入放射学新的亚专业——成形术实践和理论的奠基石。在此基础上,才有球囊导管扩张术和金属支架植入术的出现。1967 年 Margulis 在美国放射学杂志 *AJR* 上最早提出"interventional diagnostic radiology-a new subspecialty",但是介入放射学(interventional radiology)被学术界广泛认可是在 1976 年 Wallace 在 *Cancer* 杂志上以"interventional radiology"为题系统地阐述了介入放射学的概念以后,并于 1979 年欧洲放射学会第一次介入放射学学术会议上作了专题介绍,此命名方逐步在国际学术界达成共识。可见一种观点和定义的形成需要较长的时间,并且需要在非本学科的权威性媒体上发表以后,才能被公认。

在介入放射学的进展过程中,许多技术都来自外科手术,以后被放射学家采用并逐步改良以适应介入放射学的应用,并将一些原仅用于诊断的手段发展为介入治疗方法,包括经皮管腔成形术、血管栓塞术、经动脉灌注术等;经皮活检、抽吸与引流术等也成为非血管系统介入放射学的重要组成部分。1964

年 Charles Dotter 首次应用经皮穿刺插管，用不同直径的聚四氟乙烯同轴导管（coaxial teflon-catheter）扩张技术治疗外周动脉粥样硬化获得初步成功。1973 年 Andreas Grüntzig 发明了球囊导管（balloon catheter）后，经皮腔内血管成形术得以在临床上普遍应用。1977 年 Eurich 首次把经皮血管成形术应用于冠状动脉，继而在欧美普遍开展起来。Dotter 在 1969 年首先完成了血管内支架植入术的动物实验，即将不锈钢制作的金属钢圈植入犬的腘动脉内进行实验。1983 年 Dotter 又首创了镍钛记忆合金螺旋管状支架。1985 年 Gianturco 和 Palmaz 分别创造了不锈钢 Z 形自膨式和球囊扩张式支架。1988 年 Roesh 等人又对 Z 形支架进行了改良，此后又有一些新类型支架相继问世，并相继广泛应用于临床。金属支架的出现克服了球囊扩张成形术后早期出现再狭窄的缺点，在临床得到了迅速的推广应用，并在应用中得到了不断地完善。

1930 年，Brooks 首次应用肌肉片栓塞创伤性颈动脉-海绵窦瘘获得成功，从而开创了栓塞治疗的历史。1963 年 Nusbaum 和 Baum 首次报道，应用血管造影术可发现流速低至 0. 5ml/min 的活动性出血，继而采用经导管动脉内连续注入加压素控制出血。随后，Roesh、Dotter、Brown 报道经导管注入自体血凝块栓塞胃网膜右动脉治疗急性胃出血。20 世纪 70 年代初期，随着各种栓塞剂（如吸收性明胶海绵、聚乙烯醇、组织黏合剂、可脱球囊等）的发展及导管技术的改进，推动了栓塞治疗在临床上的应用。20 世纪 70 年代中期，Gianturco 和 Wallace 研制了用于栓塞的钢丝圈，目前仍被广泛应用。1981 年 Ellman 等报道用无水酒精消除组织或器官功能，并首次用于栓塞肾脏获得成功。近年来随着微导管、微钢圈的应用，使外周血管和神经系统血管病变的介入治疗更为有效。日本学者打田日出夫、山田龙作等将栓塞术引入肿瘤治疗范围，率先开展了肝细胞癌的经动脉经导管化疗栓塞术，目前已被各国学者广泛接受和推广。

设备的改良在介入放射学的发展中也起了重要的作用。1932 年 Moniz 与 Caldas 第一次使用人工快速换片机，能连续进行动脉相、毛细血管相及静脉相摄片。1943 年 J Sanchez-Perez 开始使用自动换片机。20 世纪 80 年代后，介入放射学的发展更为迅速，如影像增强器、自动注射器等，随之出现电视影像增强透视、电影摄影和电视录像。Johnson 等利用杠杆原理发明了不锈钢高压注射器，其后不久，瑞典人 Ake Gilund 发明了第一个高压注射器与双向卷片换片器。DSA 的出现，是介入放射学发展历程上的一个里程碑，它能够使用浓度较低的对比剂，并且得到清晰的减影后的血管造影图像（原理见《医学影像学》教材），使介入放射学更易于开展。

在监视手段上，超声应用到临床之前，一般依靠普通 X 射线通过骨性解剖标志进行穿刺，这固然存在着危险性大、准确性小的问题。超声实时监视穿刺和 CT 引导穿刺方法的出现，降低了血管损伤等并发症的出现，穿刺成功率明显提高。随后又出现了 MR 引导下的介入操作，使介入诊断与治疗更加精确与丰富，并且减少了介入放射学医生的放射性损伤。

对比剂也由不良反应较多且易发生过敏的离子型对比剂，改良为非离子型对比剂；由于对比剂的不良反应轻微，不至于掩盖与疾病本身相关或手术相关的症状，术者能够准确判断出现某种症状的原因，从而进行针对性的处理，使并发症大为减少，进一步有利于介入放射学的开展。

在影像监视手段不断提高和完善的同时，介入放射学使用的器材也得到巨大的发展，为介入放射学安全、高效、可靠的发展提供基本的条件，如穿刺针、导管等经皮导入的介入器材整体由外径较粗、内径较小、对病人损伤较大、不便于介入操作逐渐发展到外径越来越细，内径越来越大，为介入操作提供了方便。在球囊导管的外径越来越小的同时，球囊的可达直径则越来越大，所能承受的内压也越来越大；同样金属支架在保证生物相容性的基础上，推送器的直径越来越小，而支架的直径越来越大，并且更加能够适应生理弯曲，使得管腔成形术蓬勃发展起来。

除了一些传统的可直接应用到介入放射学的器材，一些本来在其他领域得到广泛应用的激光、微波等热源亦被发展到可以通过穿刺途径，送达肿瘤内部进行治疗的阶段。另外，还有将旋切技术与导管技术相结合发明出来的旋切导管应用到血栓治疗方面等。更多新的技术和新的器材不断出现并应用到介入放射学中。

## 二、我国介入放射学发展简史

我国介入放射学的发展也是世界介入放射学发展的一部分。介入放射学的开展使放射学界产生了巨大的飞跃。我国在1984年开展了支气管动脉抗癌药物灌注治疗肺癌,1985年开展了食管球囊扩张,1986年开展了肾动脉扩张。《介入放射学》虽然是译著,但是为当时缺乏理论和实践依据的介入放射学提供了发展基础。从20世纪80年代早期起,国内连续举办介入放射学学习班,培养了100余名介入放射医生,这批学员现已成为国内各大医院最早开展介入工作的骨干力量。早期介入放射学开展的形式多种多样,有的是与内、外科联合治疗,有的则单独建立了介入病房。虽然早期工作环境简陋、设备陈旧,但丝毫没有动摇他们开展介入工作的决心,我国的介入放射学也就是在这种艰苦条件下从萌芽状态开始成长并迅速发展起来的。老一辈科学家在设备和器材相当落后的条件下,为了解除病人的病痛、为了学科的发展,牺牲自己的健康,值得我们永远颂扬和学习。

随着一批留学国外的医学工作者学成归国,中华医学会放射学分会介入放射学组的设立,以及各种形式的介入放射学习班及研讨会的举办,我国的介入放射学事业逐步走向理性、走向成熟。1986年中华放射学会在山东潍坊召开首届介入放射学学术会议,邀请到了日本打田日出夫、山田龙作等介入放射学专家,会议以肝细胞癌的介入学治疗为主要内容,对介入放射学在我国的蓬勃兴起起到了里程碑的作用。1990年卫生部文件决定将开展了介入放射学的放射科改为临床科室,从而根本改变了放射科在医院和医学界的地位。20世纪90年代兴起的三级医院评审,将介入放射学的开展与否作为三级甲等医院的重要评审要求,也对介入放射学的发展起到了极大的推动作用。1997年国家科委、卫生部联合将介入放射学项目列为"九五"攻关课题,再一次从国家角度对介入放射学进行了肯定,为21世纪介入放射学的蓬勃发展奠定了良好的基础。

我国介入放射学事业的早期工作,大都是从肿瘤化疗栓塞术及经皮穿刺技术开始的,主要与国内此类病人较多有关,部分医院还开展了管腔成形术,如食管球囊导管成形术治疗食管癌术后吻合口狭窄、肾动脉球囊导管扩张治疗肾性高血压等。随着对介入放射学认识的加深,我国学者开始涉足于各种管腔成形术,尤其在支架应用方面更取得了可喜的发展。1993年国内首先报道了经颈静脉肝内门体静脉支架分流术(transjugular intrahepatic portasystemic stent shunt,TIPSS)后,作为一项由放射科独立完成的肝硬化、门静脉高压、消化道出血治疗方法,一度风靡全国,对介入放射学的发展起到了重要作用。但由于支架再狭窄出现较早、效果与费用的比例不符合国情等问题不能得到解决,近年来已呈谨慎态度。1993年报道了沸腾盐水直接注入,1997年报道了加热碘油栓塞肝动脉治疗肝细胞癌,1998年报道了灌注泵治疗肝肿瘤,为肝脏肿瘤的治疗提供了更多的选择,同时降低了对正常肝脏的损伤,提高了肿瘤治疗效率,为肝脏肿瘤的治疗提供了新的思路。

近年来,对于胆管、气管支架成形术的研究也见诸报道。虽然我国的介入放射学研究工作同国际上相比较,基础研究和实验研究较少,在一定程度上阻碍了介入医学的进一步发展,但是20世纪90年代中后期,我国学者逐渐认识到了这一点,正在逐步开展和加强基础实验研究。

# 第二节　介入放射学所需器材

## 一、影像监视设备

介入放射学如定义所述,它不同于外科手术的局部治疗不在于其不直视治疗局部,而是通过影像设备的监视,利用导管、导丝的操作达到局部治疗的目的。所以监视手段及监视手段的选择至关重要。每一种监视手段都有其各自的特点，取其长避其短才能保证介入放射学操作的顺利进行。下面就简述这些监视手段的特点，鉴于篇幅所限，各种方法的原理等请参考相关专业书籍。

**1. 直接X线透视** 是指X线穿透人体后在荧光屏上成像的方法，是介入放射学传统的、基本的监视手段，应用历史最早，范围最广泛。过去用于血管系统介入放射学及胆管系统、泌尿道系统等利用碘对比剂显影的非血管介入放射学的监视方法。作为一种实时显像的监测手段，X线透视下进行介入放射学操作被更广泛的应用，其优点无需赘述。现在应用的各种导管等介入器械几乎都被设计成X线下可视或标记可视，从这一点来看，X线透视已完全被介入放射学医生所接受。但由于成像层次重叠，密度差异小，尤其在实质脏器，且大部分监视尚需依赖对比剂的使用。此外，直接X线透视需要暗室操作，图像质量差，不便于介入操作，同时X射线对病人，尤其是对术者的放射损伤也是其不可忽视的缺点。

**2. 间接X线透视与DSA** 间接X线透视是将通过人体的X射线通过光电转换器并经摄像系统传递到显示器上成像的方法，由于使用了影像增强器图像清晰明亮，便于观察，所以作为介入放射学的监视方法间接X线透视已基本取代直接X线透视。并且X线暴线量明显减少，对病人和操作者都带来很大的益处。DSA是在间接X线透视基础上发展起来的，由于其计算机技术消除了骨骼、软组织对于注入血管系统对比剂影像的影响，提高了血管显示的清晰度，并减少了对比剂的用量，使器官、组织及病变的血流动力学显示得更加清楚，目前是血管系统介入放射学首选的监视方法。

**3. 超声波检查仪** 超声也可作为介入放射学的影像监视设备，使用方便和实时显像是其最大的特点，而且超声波目前还未发现对人体有明显的伤害作用。作为穿刺的定位手段，有其独特的优越性。特别是对于胸、腹腔积液或脓肿，腹部实质性脏器以及胸膜病变，乳腺或其他体表病变的穿刺定位，超声检查仪具备良好的监视能力。超声探头可随时变换角度扫查，对于操作者来说立体感更强，准确性明显提高。值得特别提出的是，肝胆系统经皮穿刺等操作，超声检查更应作为首选的影像监视方法。但是由于受声学成像的特点所制约，超声检查易受骨质、气体等因素影响，要求操作具有一定的技巧。除部分脏器，如肺、头无法使用超声检查外，本来适合超声扫查的某些脏器也会出现相对的盲区（如肝脏紧贴膈下的部位等）。由于探头对于靶器官的位置千变万化，对于操作者的经验和技术提出了更高的要求。另外，其断层成像的特点，造成对脏器整体观较差。

**4. CT** 同样具有X线影像的特点，但由于是断层影像能够使病灶显示得更加清楚，尤其是近年来出现的CT透视更加为介入放射学的开展提供了便利条件，在非超声监视适应证的穿刺技术中得到广泛应用。如颅内出血穿刺抽吸减压治疗、肺内病变的活检等。但是由于CT机价格远远超过超声，所以在治疗费用上较高，且具有放射损伤，不宜作为首选的监视方法。

**5. MR** MR没有射线损伤，观察范围大，近年来出现的开放型MR和透视技术，方便了介入放射学的操作，并且可以达到实时监视的程度，从而越来越被临床所认识，应用范围也越来越广。虽然现在由于设备的普及程度、性能和专用无磁性介入放射学器材开发程度所限，尚未在临床得到广泛使用，但是仍具有广阔的应用前景。

## 二、使用器材

介入放射学器材的种类繁多，且随着新技术的发明和医疗器械工业的发展，不断有新的器材被开发应用到临床。下面介绍的是介入放射学最基本的器材，详细内容将在各论中叙述。

**1. 穿刺针** 不论是血管系统介入放射学，还是非血管系统介入放射学，穿刺针都是最基本的器材。经过穿刺针建立通道，才能进行下一步操作，如血管穿刺、胆管穿刺、组织活检等，无一能够缺少穿刺针。穿刺针的主要目的在于建立通道后，通过导丝导入各种导管进行下一步操作，或直接经建立的通道，采取病理组织、抽吸内容物、注入药物等。所以穿刺针在完成通道建立的前提下，如何尽量减少正常组织的损伤，是穿刺针研究及发展的关键。穿刺针一般由锐利的针芯和外套管构成，根据用途的不同也可以是两层以上的外套管，或单纯用于血管穿刺的没有针芯的中空穿刺针。穿刺针的外径用号表示，内径为了和通过的导丝相对应而用英寸表示。

**2. 导管** 导管是介入放射学的主要器材，根据使用目的可分为造影导管、引流导管、球囊扩张导管等，分别用于造影、引流、扩张狭窄管腔之用。由于使用部位和用途的不同，各种导管的长短、粗细、形状均不同。根据导管直径的不同，又有微导管或同轴导管的分别。微导管中根据用途也可分为造影导管和球囊扩张导管。一般导管直径用 F（Franch，1Franch＝0. 335mm）来表示，球囊长度和直径用厘米来表示，而导管内径则用英寸来表示（表 1-2-1）。

表 1-2-1 长度对照表

| | 厘米（cm） | 英寸 | Franch |
|---|---|---|---|
| 1 厘米（cm） | 1. 000 | 0. 039 | 30. 00 |
| 1 英寸 | 2. 54 | 1 | 7. 62 |
| 1 Franch | 0. 033 | 0. 013 | 1 |

**3. 导丝** 导丝是通过穿刺针的外套管利用交换法送入导管，或经导管利用其导向性能，将导管选择性插入的重要器材。根据使用物理特性不同可以分为超滑导丝、超硬导丝、超长的交换导丝，根据用途的不同可以有中空的溶栓导丝等。导丝的直径用英寸表示。

**4. 导管鞘** 是为了避免导管反复出入组织或管壁对局部造成的损伤，尤其在血管操作时避免损伤血管壁而使用的一种器材。它由带反流阀的外鞘和能够通过导丝的中空内芯组成，用硅胶制成的反流阀在防止血液外溢同时，可以反复通过相应口径的导管，而血管壁不会受损伤；内芯较硬，前端呈锥状，以保证导管鞘可以顺利沿导丝送入。导管鞘的外套管的直径用 F 表示，而内芯的内径为了与能通过的导丝相对应，用英寸表示，但是外套管的内径则为了与通过的导管一致，用 F 表示。进行高龄病人血管系统介入放射学治疗时，导管鞘的长度需尽量达到拟操作目的血管的位置，以防止动脉迂曲、钙化造成导管操作的困难。在非血管系统介入放射学操作时，利用导管鞘有助于同时送入 1 根以上的导丝。

**5. 支架** 支架用于支撑狭窄管腔以达到恢复管腔流通功能之用，广义上可以分为内涵管和金属支架，狭义的支架仅指金属支架。内涵管仅用于非血管系统，外径虽然有粗细之分，但是内腔直径远小于金属支架所能达到的内径，且其管腔内易发生沉积物附着，容易早期出现再狭窄，但是可以通过介入放射学技术或内镜将其取出再重新留置，这又是内涵管的优点。金属支架根据其扩张的特性可分为自膨式和球囊扩张式，其性能、材料及制作方式均各有差异，如 Palmaz stent、Z stent 等。金属支架既可用于血管系统，也可用于非血管系统。

**6. 其他** 上述五种是在介入放射学中最基本的器材，也是应用最广泛的。根据介入放射学治疗的要求还有很多特殊器材，如：用于防止下肢静脉血栓脱落造成肺梗死的下腔静脉过滤器，用于取异物或结石的网篮，用于肿瘤穿刺治疗用的激光、微波、冷冻等器材，用于治疗血栓的旋切导管等。介入放射学使用的器材种类繁多，随着介入放射学和医疗器械工业的发展，不断有新的器材被开发，并在临床得到应用和推广。

## 第三节 介入放射学使用药物

介入放射学不同于内科、外科之处在于利用影像监视和介入放射学器材而不用手术切开就可以进行局部治疗，但是在治疗的过程中，必须或经常使用各种药物，而且药物的使用又有其特殊性，不同于一般的临床应用。本节将着重介绍介入放射学的一些常用药物、使用目的和特殊的用法。由于篇幅所限，不到之处，请参考相关书籍。

## 一、血管收缩与扩张药物

血管收缩与扩张类药物主要用于需要改变血流速度的造影或治疗，使用得当将会带来很好的造影及治疗效果。这些药物的使用均应在选择性插管的前提下进行，扩张类药物在较粗的血管分支内注入，为了达到分布广泛、均匀的目的，注入速度应较快；而血管收缩类药物应在准确的分支血管内注入，注入速度应较慢，以没有反流为标准。

### （一）血管扩张类药物

主要用于血管造影时增加被造影血管的血流量，使图像更加清晰，如经肠系膜上动脉门静脉造影，为了增加肠系膜上动脉的血流量，使门静脉显影更加清楚而使用血管扩张剂；或诊断出血的血管造影出血影像不明确时，可以应用该类药物，显示出血部位后，再进行栓塞治疗。

**1. 罂粟碱（帕帕非林，papaverine）** 对血管、支气管、胃肠道、胆管等的平滑肌都有松弛作用。利用其松弛冠状动脉及脑动脉的扩张作用，主要用于防止脑血栓形成、冠心病和肺梗死。亦可用于下肢远端动脉痉挛及动脉血栓性疼痛。介入手术中，常用其扩张血管，增加血流量，改善血管造影效果。常用剂量：肌注或静注，每次 30 ~ 60mg，24 小时不超过 300mg。

**2. 前列腺素（prostaglandin，PG）** 为目前最理想的血管扩张剂。在药物血管造影中多用 PGE1 和 PGF2a 这两类。现已用于四肢动脉造影、动脉性门脉造影、盆部动脉造影及胃肠道出血的诊断。用于解除插管所致的血管痉挛也极为有效。常用剂量：注射剂：2mg/支，另附每支 1mg 碳酸钠溶液及 10ml 生理盐水用以稀释，静脉滴注，每次 2mg。

**3. 妥拉唑啉（tolazoline，priscoline）** 可直接作用于血管平滑肌，使动脉扩张，随之血流量增加。常用于改善肢体动脉造影质量以及动脉性门脉造影的显影密度。常用剂量：口服：25 毫克，3 ~ 4 次/天；肌注或皮下注射：25 毫克/次。

### （二）血管收缩类药物

主要用于减少或降低动脉血流速度或减少正常组织血流速度，常用于小量消化道出血的造影、治疗或肿瘤栓塞。如肾静脉造影时，为了降低在静脉注入对比剂时的压力，在同侧的肾动脉内注入血管收缩药物后，再进行肾静脉造影。又如进行早期肝脏肿瘤造影或栓塞时，由于肿瘤血管缺少或没有毛细血管前动脉，对血管收缩药物没有或缺少反应，注入血管收缩药物，正常肝脏毛细血管前动脉收缩，血流减慢，使病灶显示更加清楚，或由于正常肝脏组织毛细血管前动脉收缩，血流速度变慢，相应肿瘤血管的血流比例增大，使栓塞药物大部分进入肿瘤血管，而不进入或少进入正常肝脏。还可使用该类药物，使内分泌腺体增加分泌，用于胰腺内分泌肿瘤经静脉采血样之用。

**1. 肾上腺素（epinephrine）** 为最常使用的血管收缩剂，常用于肾动脉改造影、肾上腺动脉造影和肾静脉造影。肾上腺素肾动脉造影主要用于肿瘤诊断，因为肿瘤新生血管壁仅为单层内皮细胞，缺乏 α 受体，注入肾上腺素 3 ~ 6μg 后，对比剂流向无收缩反应的肿瘤血管，增强了肿瘤染色的显示。选择性肾静脉造影前，在肾动脉内注入 10 ~ 12μg 肾上腺素造成肾动脉收缩，会显著提高肾静脉造影效果。胰动脉缺乏 α 受体，在腹腔动脉或肠系膜上动脉内注入 5 ~ 8μg 肾上腺素后，进入胰血管内的对比剂增加，胰腺或胰内病变显示得更好。常用剂量：总量 0.3 毫克/次，不宜超过 1mg。

**2. 加压素（vasopressin）** 也称为抗利尿激素（ADH），既作为诊断性药物进行血管造影，又用于治疗胃肠道出血。前者多用于腹腔动脉造影和肝动脉造影，可明显改善胰内血管的显影质量。用于治疗时，可经肠系膜上动脉或腹腔动脉滴注加压素或作静脉滴注。副作用有血压升高、心动过缓、冠状动脉收缩、尿量减少以及兴奋胃肠道平滑肌引起的腹部绞痛等。常用剂量：5 毫克/次。

**3. 血管紧张素（angiotensinamide）** 是目前已知的最强烈的血管收缩剂，为 8 肽激素，作用部位在末梢，不影响主干和大分支。常用于肾肿瘤、胰腺病变、肝肿瘤以及骨和软组织肿瘤的动脉造影。其副作用为血压升高、心动过缓,但造影时用量的副作用不明显。常用剂量:1 毫克/次,溶于 5% 葡萄糖注射液或等渗氯化钠注射液 500~1000ml。缓慢静脉滴注,1~10μg/min,不宜突然中途停药。

## 二、止血与抗凝、溶栓药物

止血与抗凝类药物主要用于血管性疾病的介入放射学治疗,用量与方法由于疾病的不同,药物种类的不同,投药途径的不同而有很大的差别。

### (一) 止血类药物

多用于防治各种出血。如外伤出血、咯血、吐血及便血等。在介入放射学中,可以配合上述的血管收缩类药物,由选择性动脉插管,直接注入出血局部达到止血的目的。但是这类药物(包括血管收缩剂),仅对毛细血管出血等面积大、范围广、血管造影所见出血血管不明确的病例有效,对较大血管出血仅起辅助作用,还需通过后述的栓塞疗法进行治疗。

常用止血药物:

**1. 维生素 $K_3$(vitamin $K_3$)** 天然的维生素 K 存在于苜蓿、菠菜、番茄及鱼糜等中。有些是细菌的产物,人肠内细菌也能合成,分别命名为维生素 $K_1$ 及 $K_2$。维生素 $K_3$ 及 $K_4$ 均为人工合成品。$K_3$ 为亚硫酸氢钠甲萘醌,$K_4$ 为乙酰甲萘醌。主要用于凝血酶原过低症、维生素 K 缺乏症及新生儿自然出血症的防治,以及因服双香豆素类和水杨酸类等过量所致的出血;另外阻塞性黄疸及胆漏管手术前注射本品可减少出血。亦可用于长期使用广谱抗菌药引起的维生素 K 缺乏性出血,在介入放射学中主要用于肝脏疾病的病人。常用剂量:肌注,4 毫克/次,2~3 次/日。

**2. 维生素 $K_1$(vitamin $K_1$)** 其特点为作用较迅速,不良反应较少。本品系脂溶性,口服必须有胆汁或胆盐存在才能吸收,一般肌注为主。近有报道,维生素 $K_1$ 可降低慢性肝炎病人的转氨酶,促使黄疸消退,主要用于肝脏疾病的病人。常用剂量:肌注或静注,10 毫克/次,2 次/日。术前用量可为 25~50 毫克/日。

**3. 氨甲苯酸(止血芳酸)(aminomethylbenzoic acid,PAMBA,AMCA)** 多用于纤维蛋白溶解过程亢进所引起的出血,而对非纤维蛋白溶解所致的出血无效。其止血作用机制是抑制纤溶酶原的激活酶,使之不能被激活转变成纤溶酶,从而阻断纤维蛋白的溶解,保护伤口处血凝块的生成,也可防止血浆中纤维蛋白等因子受到破坏。介入放射学中主要用于出血的全身治疗和穿刺等操作造成的并发症出血的治疗。常用剂量:0.1~0.3 克/次,溶于 5% 葡萄糖注射液或等渗氯化钠注射液 10~20ml 缓慢注射,每日最大量 0.6g。

**4. 鱼精蛋白(protamine)** 是从鱼类精子中提取出来的鱼精蛋白硫酸盐,其分子中含有较强的氨基酸(如精氨酸),在体内与肝素结合,能使其失去抗凝能力(可能由于中和肝素分子的电荷而拮抗肝素凝血作用)。用于抗凝治疗中肝素过量所引起的出血的止血。鱼精蛋白本身也有抗凝血作用,是因它干扰凝血酶原激活因子的生成,但较肝素弱,故不能使用过量。常用剂量:抗肝素过量的治疗用量须与所用肝素(最后一次使用量)相当,40~50mg 本品可以中和 5000U 肝素(注意 1 次用量不得超过 50mg),由静脉缓慢注入,注射过快会产生不良反应。抗自发性出血每日 5~8mg/kg(成人每日用量为 300mg),分 2 次静脉滴注,间隔 6 小时,以 300~500ml 生理盐水稀释后用,3 日后改用半量。

**5. 酚磺乙胺(止血敏,止血定)(etamsylate,dicynone)** 促使血小板循环量增加,增强血小板集聚性与黏附性及促使凝血活性物质从血小板释放,从而缩短凝血时间加速血块收缩。此外,还可增强微血管壁抵抗力,降低其通透性,防止血液外渗。主要用于防治各种手术前后的出血,如脑出血、胆管出血、胃肠道出血、泌尿道出血、眼底出血、鼻出血、齿龈出血及血小板减少性紫癜等。常用剂量:10~30 分钟肌注或静注 0.25~0.5g 或口服 0.5~1.0 克/次,2 次/日。肌注或静注时,用 5% 葡萄糖注射液稀释。

**6. 凝血酶(thrombin)** 凝血酶能直接作用于血液中的纤维蛋白原,促使转变为纤维蛋白,加速血液的凝固,达到止血的目的。一般结扎(用于)止血困难的小血管、毛细血管以及实质性脏器出血的止血。介入放射学主要用于肝硬化所致的消化道出血及穿刺局部的出血。常用剂量:局部止血用灭菌生理盐水溶解成每毫升含本品 50 ~ 1000U,喷雾或灌注创面;或以吸收性明胶海绵、纱条蘸凝血酶贴敷创面;也可直接撒布粉末状凝血酶至创面。消化道出血用生理盐水或牛奶(温度不超过 37℃)溶解本品,使每毫升含 50 ~ 500U 溶液口服或灌注,用量 500 ~ 20 000U/次,每 1 ~ 6 小时用 1 次。根据出血部位和程度,可适当增减浓度、用量及次数。

**(二) 抗凝药物**

抗凝血药主要用于防治深部动静脉血栓、肺血栓及其他血栓性疾病,在介入放射学中,除治疗血栓外,还主要用于血管系统的球囊扩张或留置金属支架后的抗凝治疗。它们通过影响血液凝固过程中的不同环节而发挥作用。抗凝血药中,常用药物的作用主要是阻止纤维蛋白的形成,如肝素及华法林等,也有的可以促进纤溶酶形成而加强纤维蛋白的溶解(如链激酶等)。

常用抗凝药物列举如下:

**1. 肝素钠(肝素,肝磷脂)(heparin sodium, calciparine, hepathrom, heparin)** 肝素是一种黏多糖,在人体内系由肥大细胞分泌而自然存于血液中。在体内外均能延缓或阻止血液凝固。其抗凝血作用机制极为复杂,对凝血过程的各个环节均有影响:①阻止血小板凝集和破坏,妨碍凝血激活酶的形成。②对抗凝血激活酶,妨碍凝血酶原变为凝血酶。③抑制凝血酶从而妨碍纤维蛋白原变成纤维蛋白。肝素在抑制作用期间并不消耗。血中浓度 0. 1 ~ 0. 6μg/ml 即可使凝血时间延长。肝素口服无效,必须注射,注射后 5 ~ 10 分钟显效,能使凝血时间延长 5 倍,作用维持时间约 4 小时。肝素的抗凝作用于(与)其带阴电荷有关,鱼精蛋白因中和其阴电荷故能抑制其抗凝血作用。肝素在血管系统介入放射学中应用最为广泛,几乎与对比剂相同。常用剂量:血管造影中 6250U 加入 500ml 生理盐水中,制成肝素盐水,用于导管的冲洗、抗凝。脑血管造影或介入治疗前、血管狭窄球囊扩张前,以及血管狭窄留置金属支架后,6250 ~ 12 500U 加入 10ml 生理盐水中,直接经导管注入动脉或静脉,达到全身肝素化,防止血栓形成。操作时间长于 4 小时可追加 1 次。球囊扩张或留置金属支架后 3 ~ 7 天内,用肝素 5000U 加入 5% ~ 10% 葡萄糖溶液或注射用生理盐水 100ml 中滴注,速度每分钟 20 ~ 30 滴。皮下注射作用发生慢,但较持久。

**2. 华法林(warfarin sodium)** 该药属双香豆素衍生物,能和维生素 K 竞争性地与肝脏有关的酶蛋白结合,阻碍维生素 K 的利用而抗凝。介入放射学主要用于治疗血栓栓塞性疾病,防止血栓的形成发展,溶栓治疗术后、球囊扩张术后、留置金属支架术后的抗凝治疗。口服、肌注、静注均可,效果相同,最常用为口服。用药后 12 ~ 18 小时即可出现凝血酶原时间延长,作用可持续 4 ~ 5 日。常用剂量:一般可每 3 日给药 1 次,成人首剂为 15 ~ 20mg(年老体弱及糖尿病病人用半量即可),次日 5 ~ 10mg,3 日后即可给维持量 2. 5 ~ 5mg/d。

**3. 阿司匹林(aspirin)** 本品为抗血小板聚集药,能抑制血小板的前列腺素环氧酶,使花生四烯酸不能转变为过氧化物酶,能抑制血小板内血栓素 A2(ATX2)的释放,从而抑制血小板聚集,降低其黏附率,阻止血栓形成。介入放射学主要用于治疗血栓栓塞性疾病,防止血栓的形成发展,溶栓治疗术后、球囊扩张术后、留置金属支架术后的抗凝治疗。常用剂量:口服,40mg/d。

**4. 双嘧达莫(潘生丁)(dipyridamole, persantin)** 本品有抗血栓形成作用,可抑制血小板聚集与释放反应。用于防治血栓形成。本品常与华法林或阿司匹林合用。介入放射学主要用于治疗血栓栓塞性疾病,防止血栓的形成发展,溶栓治疗术后、球囊扩张术后、留置金属支架术后的抗凝治疗。常用剂量:口服,25 ~ 100 毫克/次,每日 3 次。用于抑制血栓时,可增至 300 ~ 400mg/d。

**5. 氯吡格雷(波立维)** 是一种血小板聚集抑制剂,通过选择性抑制二磷酸腺苷(ADP)与血小板结合及继发由 ADP 介导的糖蛋白复合物活化。适用于有过近期发作的脑卒中、心肌梗死和确诊外周动脉硬化的病人,可减少动脉粥样硬化性事件的发生(如心肌梗死,脑卒中和血管性死亡)。推荐剂量每日 75mg，对老年病人和肾病病人不需调整剂量。常见不良反应有出血、胃肠道反应、皮疹、中枢和周围神经系统异常等。

**（三）溶栓药物**

溶栓药物主要用于动脉血栓的介入放射学治疗，及部分静脉血栓的治疗。在药物的选择上，现在临床使用最为广泛，并发症最少的是尿激酶。但是尿激酶由于生产厂家的不同，在用量上有较大的差别，应根据临床实际情况决定。

常用溶栓药物如下：

**1. 链激酶（溶栓酶）（streptokinase，plasminokinase）** 本品具有溶解血栓的作用，它先与血浆纤溶酶原结合构成激活剂，再去激活剩余的纤溶酶原为纤溶酶，用以溶解纤维蛋白原和纤维蛋白，从而使血栓溶解。临床用于多种血栓栓塞疾病，以急性广泛深静脉血栓形成、急性大块肺栓塞、动静脉插管造成阻塞和周围动脉急性血栓栓塞最为有效。常用剂量：介入治疗术中直接动脉灌注 100 万 U/h，利用高压注射器或手推缓慢注入。静脉滴注初次剂量，50 万 U 溶于 100ml 生理盐水或 5% 葡萄糖溶液中，于 30 分钟滴完。维持量为 60 万 U，溶于 250～500ml 葡萄糖注射液中，加入皮质醇 25～50mg 或地塞米松 1.25～2.5mg（以预防不良反应），6 小时滴完，4 次/日，24 小时不间断。疗程长短视病情而定，一般 12 小时于 5 日。治疗结束时，可用低分子右旋糖酐作为过渡，以防血栓再度形成。

**2. 尿激酶（urokinase）** 本品为高效的血栓溶解剂，作用机制与链激酶不同，本品可直接促使无活性的纤溶酶原变为有活性的纤溶酶，使组成血栓的纤维蛋白水解，由于本品是人体内存在的蛋白质，比链激酶不良反应小，且疗效高，是介入放射学治疗血栓的最常用药物。常用剂量：介入治疗术中直接动脉灌注 50 万 U/h，利用高压注射器或手推缓慢注入。静脉滴注 1 次 25 万～50 万 U，加入 5% 葡萄糖液 500ml 内应用，1～2 次/日，连用 5～7 日。以后每日肌注 5000U 维持。

## 三、抗肿瘤药物

抗肿瘤药物是介入放射学治疗肿瘤时使用最多的药物之一，作为一名介入放射学的医生，对于各种抗肿瘤药物的特性、作用部位应该准确掌握。但是由于篇幅所限，在此仅介绍一些选择的原则和常用的抗肿瘤药物，进一步学习请参考其他专业书籍。

**（一）抗肿瘤药物的分类**

常用的抗肿瘤药物目前按药物来源一般分为六类，即烷化剂、抗代谢药、抗生素、植物药、激素及其他类型。近年来还发展了提高机体免疫功能及抗转移等新型抗肿瘤药物。大多数抗肿瘤药物的作用机制主要是阻止脱氧核糖核酸（DNA）、核糖核酸（RNA）或蛋白质的合成，或直接对这些大分子发生作用，从而抑制肿瘤细胞的分裂增殖，使之死亡。有些药物也可通过改变体内激素平衡而抑制肿瘤生长。

由于各期肿瘤细胞对药物的敏感性不同，可根据对细胞增殖周期不同时相的作用，将抗肿瘤药物分为两大类：①细胞周期非特异性药物：此类药物主要影响 DNA 分子的复制或功能，用于增殖细胞群的各期，甚至作用于非增殖细胞。如烷化剂、大部分抗癌抗生素以及糖皮质激素。②细胞周期特异性药物：此类药物仅对于增殖细胞群的某一期有作用，主要包括作用于 S 期的抗代谢药以及作用于 M 期的长春新碱等。应当指出，此两类药物的分类只是相对而言，某些 S 期特异性的药物，如氟尿嘧啶、甲氨蝶呤等对 $G_1$ 期或其他各期也有一定作用。所以掌握细胞增殖动力学的知识对于合理设计抗肿瘤药物给药方案，提高治疗效果，具有重要意义。

**（二）烷化剂**

烷化剂又称烃化剂或细胞毒类药物。此类药物具有易与组织及细胞发生反应的功能基团，如 β-氯乙胺基、乙烯亚胺基及磺酸酯基等，其化学活性很强。其功能基团与细胞的巯基、氨基、羧基和磷酸基起烷化作用，使细胞的 DNA、RNA、酶及蛋白质等变性或功能改变，抑制肿瘤细胞的增长和繁殖，但烷化剂对人体的肿瘤组织和正常组织均有杀伤作用，尤其对生长较快的组织如骨髓及黏膜上皮组织的作用更为明显，所以应用此类药物时，应密切观察血象的变化。烷化剂为细胞周期非特异性药物，对增殖细胞群和非增殖细胞群的肿瘤细胞都有杀伤作用。

常用烷化剂抗癌药如下：

环磷酰胺（cyclophosphamide，cytoxan，endoxan，CTX）及异环磷酰胺：本品在体外无抗肿瘤活性，进入体内后，在肝微粒体酶催化下分解释出烷化作用很强的氯乙基磷酰胺（或称磷酰胺氮芥），发挥抗癌作用。据认为本品选择性抗肿瘤作用较强是因为在敏感肿瘤组织中产生磷酰胺氮芥较多，而在肝、肾等正常组织中可转化为活性较弱的衍生物，故受损害较轻。本药主要与DNA形成交叉联结等共价结合，破坏DNA的结构与功能，使肿瘤细胞死亡。属细胞周期非特异性药物，但主要杀灭$G_2$期细胞。本品的抗肿瘤谱较广，在介入治疗中最常用于肺癌的灌注治疗。常用剂量：200～400mg溶于50ml生理盐水中，经选择性动脉插管缓慢注入。

**（三）抗代谢药**

抗代谢类药物是一类能干扰细胞正常代谢过程的药物。它们可抑制细胞增殖，导致细胞死亡，达到抗癌目的。由于它们在结构上与相应代谢物相似，可与代谢物在酶上竞争，阻止正常代谢过程的进行或以伪代谢物身份参加反应，合成异常化合物，引起死亡性合成，阻止代谢。抗代谢药较有选择性地抑制体内繁殖最旺盛的细胞，包括骨髓、消化道黏膜、生殖细胞、毛发、指甲、发育中的胎儿和恶性肿瘤。抗代谢药物为细胞周期特异性药物，它主要抑制细胞DNA的合成，因而对S期最敏感，有时也可抑制RNA与蛋白质合成，故对$G_1$期和$G_2$期也有作用，因此有些抗代谢剂如甲氨蝶呤、氟尿嘧啶和巯嘌呤等常呈一定程度的自身限制作用。临床上常用的抗代谢药，一般分为抗叶酸类、抗嘌呤类及抗嘧啶类等。主要用于治疗急性白血病，但对一些实体瘤也有一定疗效。抗代谢药多数作用于核酸合成。对肿瘤组织和正常组织的作用选择性小，但因其抑制酶系不同，作用点各异，所以各药物之间一般无交叉耐药性，与其他类型药物也无交叉耐药性。

常用抗代谢抗癌药：

氟尿嘧啶（5-氟尿嘧啶）（fluorouracil，5-FU）为尿嘧啶类抗代谢药，在体内受酶催化先转变为氟尿嘧啶脱氧核苷，继而转变为氟尿嘧啶脱氧核苷酸。后者是活化型，能干扰核酸和DNA的生物合成，从而抑制肿瘤生长。本品属细胞周期特异性药物，主要杀灭S期细胞，但它又能以伪代谢物形式掺入RNA中影响其功能，因此对增殖细胞各期都有一定影响。氟尿嘧啶主要在肝脏分解代谢。静脉注射后很快从血浆中消失，血浆t约10～20分钟，24小时内尿中排出约10%。静脉滴注或动脉灌注血浓度较稳定，代谢转化及分解亦较完全。骨髓中的药物浓度较血中为低。口服后血浆浓度的个体差异较大，而骨髓中浓度与血浓度相似。口服用药对骨髓细胞DNA的抑制较静注为久。乳剂及水溶液的吸收优于片剂。空腹服药吸收较好。本品的抗癌谱较广，临床用于治疗消化道癌，常与丝裂霉素、阿霉素或阿糖胞苷合用，亦可与卡莫司汀、长春新碱、达卡巴嗪等合用（FIVB方案）。用于原发性或转移性肝癌，宜用动脉插管注药或用输液泵连续给药。对绒毛膜上皮癌，使用较大剂量或与放线菌素D合用，疗效较好。也用于乳腺癌、卵巢癌、肺癌、宫颈癌、胃癌、膀胱癌及胰腺癌等。治疗宫颈癌可局部注射合并全身治疗。亦用于多发性基底细胞癌及角化棘皮瘤等。常用剂量：氟尿嘧啶作静脉推注与滴注所用剂量相差甚大，必须注意。推注剂量一般为每日10～12mg/kg，有用到15mg/kg。用3～5日，然后改为每次5～10mg/kg，隔1～2日1次，疗程量5～7g（甚至10g）。亦有主张每周1次静注10～15mg/kg作为维持量。静脉滴注，如每日用到15～30mg/kg时，每次滴注时间不得短于6～8小时，此量不能用于推注，以10日为一疗程。胸腹腔内注射0.75～1克/次，5～7日1次。瘤内注射，如用于宫颈癌等，0.25～0.5克/次，可以注射器直接应用，不必稀释。口服，0.15～0.3g/d，分次服，疗程量10～15g。此外，还可用5%～10%软膏或20%霜剂外敷。

**（四）抗肿瘤抗生素**

同其他抗生素一样，这些药是由微生物的发酵作用而产生，通过抑制细胞DNA的结合而发挥它们的细胞毒性作用。由于抗肿瘤抗生素的胃肠道吸收很差,通常由静脉给药。此类药物中的氨基葡萄糖能帮助药物进入细胞内。尤其是心肌细胞,因此柔红霉素和阿霉素都对心肌有明显毒性作用。

常用抗肿瘤抗生素类药物:

**1. 丝裂霉素 C(mitomycin C,MMC)** 本品具有两个烷化中心,即乙烯亚胺基和氨甲酰基,可使细胞的 DNA 解聚,同时阻碍 DNA 的复制,从而抑制肿瘤细胞分裂。本品为细胞周期非特异性药物,其抗肿瘤谱较广,作用迅速,但治疗指数不高,毒性较大。静脉注射后迅速由血中消失,在数小时内由尿排出约 35%。临床适用于消化道癌,如胃癌、肠癌、肝癌及胰腺癌等,疗效较好。对肺癌、乳腺癌、宫颈癌及绒毛膜上皮癌等也有效。还可用于恶性淋巴瘤、癌性胸腹腔积液。常用剂量:介入治疗中直接动脉灌注 4 ~8 毫克/次,静注成人 4 ~6 毫克/次,用注射用水或生理盐水 20 ~40ml 溶解,1 ~2 次/周,疗程量 40 ~60mg。近来有人采用 10 毫克/次,1 次/周。也可将药物溶于 200ml 生理盐水中静脉滴注(在 1 小时内滴完)。动脉注射,剂量同静注。腔内注射,4 ~10 毫克/次,5 ~7 日 1 次,4 ~6 次为一疗程,也可作膀胱内灌注。口服,2 ~6 毫克/日,总量 100 ~150mg 为一疗程。

**2. 阿霉素(14-羟柔红霉素)(adriamycin,doxorubicin,ADM)** 本品的作用机制与柔红霉素相同,抗瘤谱较广,抑瘤率也高于正定霉素,而毒性略低。阿霉素为细胞周期非特异性药物,对 S 期及 M 期作用最强,对 $G_1$ 及 $G_2$ 期也有作用。本品和柔红霉素及长春新碱有交叉耐药性。本品在血浆中迅速消失,广泛分布于肝、脾、肾、肺和心脏中,主要在肝脏代谢,从尿中排出只有 5%,因此,如肝肾功能不良可使毒性增加。临床上不仅用于急慢性白血病及恶性淋巴瘤,而且曾用于胃癌、肺癌、膀胱癌、软组织肉瘤、乳腺癌、网状细胞肉瘤、恶性畸胎瘤、恶性淋巴肉芽肿、鼻咽癌、恶性黑色素瘤、胃肠道癌、神经母细胞瘤、绒毛膜上皮瘤、甲状腺癌及骨肉瘤等。常与阿糖胞苷、长春新碱、博来霉素及环磷酰胺等合用,以增强疗效。常用剂量:介入治疗中直接动脉灌注 4 ~8 毫克/次,静注,一般主张间断给药,每次 40 ~60mg/m$^2$,3 周 1 次。或每日 20mg/m$^2$,连续 3 日,间隔 3 周再给药。也有人用 20 ~35mg/m$^2$,1 次/周。目前认为总量不宜超过 450 ~550mg/m$^2$,以免发生严重心脏毒性。

**3. 表柔比星(pharmorubicin,epirubicin,EPB)** 表柔比星为阿霉素的同分异构体,其作用机制及主要用途均类似阿霉素,但对心脏毒性及骨髓抑制作用较小,治疗指数较高,经广泛临床使用证明,表柔比星的疗效优于阿霉素。常用剂量:同阿霉素。

**(五)植物类抗肿瘤药**

从植物中提取的生物碱类,它们是有丝分裂的抑制剂。通过结合微管蛋白、微管和有丝分裂锤的蛋白组成部分。因而,干扰微管的组合并阻断中期的细胞分裂。此类药胃肠道吸收差,可静脉内用药。它们对组织的刺激很强,必须保持小心,防止外渗。

常用植物类抗肿瘤药:

依托泊苷(etoposide)本品为细胞周期依赖性和特异性的抗肿瘤药。主要作用于细胞周期的 S 期和 $G_2$ 期,抑制有丝分裂前期的 DNA 合成。用于小细胞肺癌、睾丸癌、霍奇金病、非霍奇金淋巴瘤及急性非淋巴细胞白血病。常用剂量:介入治疗中直接动脉灌注 40 ~80 毫克/次,静脉滴注 60 ~100 毫克/日,连续 3 ~5 日,每隔 3 ~4 周重复给药。用 5% 葡萄糖注射液或生理盐水稀释本品,每毫升不超过 0. 25mg 的浓度后,缓慢滴注,时间不少于 30 分钟。

**(六)杂类**

包括抗肿瘤作用机制未明,难于定位的药物。

常用杂类抗肿瘤药物:

**1. 顺铂(二氯二氨铂,顺氯氨铂)(cisplatin,CDDP)** 本品属细胞周期非特异性药物,具有细胞毒性,可抑制癌细胞的 DNA 复制过程,并损伤其细胞膜上结构,有较强的广谱抗癌作用。临床用于卵巢癌、前列腺癌及睾丸癌等泌尿生殖系恶性肿瘤,有较高的疗效,与其他抗癌药物(长春新碱、环磷酰胺、5-氟尿嘧啶等)联用,对恶性淋巴瘤、乳腺癌、头颈部鳞癌、甲状腺癌及成骨肉瘤等多种实体肿瘤均能显示疗效。顺铂配合放射治疗晚期非小细胞型肺癌、鼻咽癌及食管癌等，疗效突出，对肝癌和软组织肉瘤也有一定疗效。常用剂量：介入治疗中直接动脉灌注 20～40 毫克/次，静脉滴注，成人常用剂量 10～20 毫克/日，溶于 200～300ml 生理盐水中，静脉滴注，避光 2 小时内滴完，每疗程为 200～400mg，在用量达到 100～200mg 后，需间隔 1～2 周。总用量达 200mg 时，多数病人呈现主客观缓解。

**2. 卡铂（carboplatin）** 卡铂对小细胞肺癌、卵巢癌、睾丸肿瘤、头颈部鳞癌及恶性淋巴瘤有较好的疗效；对膀胱癌及子宫颈癌也有一定疗效。常用剂量：同顺铂。

**（七）激素类**

激素是一类对机体功能起调节作用的化学物质。激素失调能诱发各种肿瘤，如腺垂体、卵巢、睾丸、肾上腺皮质及甲状腺的肿瘤。激素对许多肿瘤的发病和生长有密切关系，改变激素不平衡可以有效抑制肿瘤生长。临床常用于治疗肿瘤的激素可分为两类。

**1. 性激素** 包括雄激素、雌激素和孕激素，雄激素对乳腺癌有时有效，特别是在绝经期前的病人及骨转移者。此类药物与其他抗肿瘤药联合应用，可提高治疗效果，并对骨髓有一定保护作用。雌激素治疗前列腺癌和绝经后病人的转移性乳腺癌（特别是软组织转移者）有效。近又合成了一些抗雌激素药如他莫昔芬等，临床表明对乳腺癌有一定疗效。大剂量黄体酮可使子宫内膜腺癌及其转移癌类萎缩，得到暂时性客观好转。对肾癌亦有效。

**2. 肾上腺皮质激素** 肾上腺皮质激素对淋巴细胞有直接的溶解作用和抑制有丝分裂的作用，为细胞周期非特异性药物，作用于 S 及 $G_2$期，并对 $G_1$～S 边界有延缓作用。现认为皮质激素通过促进淋巴细胞（尤其是敏感的淋巴细胞）的脂肪分解增加，脂肪酸利用减少，引起细胞内脂肪酸含量过高，而致细胞核及细胞崩解死亡。肾上腺皮质激素在急性淋巴细胞性白血病中，可产生相当高的暂时缓解率。还常用于减轻由于肿瘤侵犯重要生命器官所引起的炎症。近年来，此类药物在合并用药方案中是常用的药物，如 POMP、VAMP 等方案即是与长春新碱、甲氨蝶呤、6-巯基嘌呤和泼尼松四种药不同剂量的合并应用。

**（八）免疫增强剂**

肿瘤的免疫治疗是近 10 年来综合治疗的新途径之一，其基本原理是调动机体的积极性，提高机体抗肿瘤的免疫能力，以杀灭或抑制肿瘤细胞的生长繁殖。

肿瘤免疫治疗有主动免疫、被动免疫及继承免疫等。被动免疫和继承免疫是抗血清和免疫细胞或免疫效应因子的传输；主动免疫系利用抗原刺激的方法，促使机体产生免疫反应，以对抗入侵的抗原。主动免疫治疗中有特异性免疫疗法和非特异性免疫疗法两种。特异性免疫疗法是以肿瘤抗原来激发宿主对瘤细胞的免疫杀伤或细胞毒作用；非特异性免疫疗法是采用一些能提高机体免疫力的药物或疫苗以激发机体对肿瘤细胞的抵抗能力或杀灭癌细胞。

## 第四节 栓塞物质

栓塞的目的是为了阻断血流，即可以使血管闭塞、血流停止，所以原则上讲任何可以使血管闭塞的物质或因素都可以作为栓塞物质使用，如无水酒精、热碘油等化学物理因素。但是各种栓塞物质因栓塞的血管部位和性质不同，达到闭塞血管、阻断血流的效果就不同，所以根据栓塞目的选择适当的栓塞物质，才能达到预期目的，如使用吸收性明胶海绵对肝细胞癌栓塞治疗，由于吸收性明胶海绵可以在 1～2 周内阻断血管，造成肿瘤坏死，且 1～2 周后血管可以再次开通，为下一次治疗提供了方便条件；再如金属钢圈栓塞动脉瘤，由于金属钢圈释放后体积变大，不能从动脉瘤的引流血管流走，达到栓塞目的。

作为栓塞物质的使用原则是：栓塞物质在使用中，必须保证能够在 X 射线或其他影像手段下显影，释放或留置的全程必须在 X 射线或其他影像手段监视下完成，否则易造成异位栓塞、过度栓塞或栓塞物质反流。

为了全面了解栓塞物质及其特性，本节按栓塞物质的性质，分类介绍临床应用较多或具有一定特点的栓塞物质。

## 一、生物栓塞物质

生物栓塞物质多取自病人自体组织，如自体血凝块、肌肉与皮下组织等，少数取自同种异体或异种组织，如干冻硬脑膜、牛心包膜等均为生物组织，机体对其耐受性好。上述肌肉与皮下组织属于最早的栓塞材料组织片，由于取材往往需另作切片，甚至损伤组织，因此现已放弃使用。

### （一）血凝块

自体血凝块(gore)是最早使用于临床的栓塞物质之一，容易取得。它的弹性好，便于从导管中注入。不存在生物适应性问题。在没有脏器远端梗死时，被栓塞的动脉并没有急性或慢性炎症改变。自体血凝块是一种短期作用栓塞剂，它可在6～24小时分裂消散。因此，当不希望永久栓塞时，它是一种优点。

制备方法：从导管抽出20ml自体血，放在灭菌杯内，当血块形成后分别切成4mm×8mm或3mm×3mm的条状，使用时将血凝块0.5～1ml放入注射器内，再抽适量对比剂，即可从导管注入。如果抽的血在20分钟不形成固体血凝块，可在20ml血内加入100～200U的凝血酶或2ml的5-氨基己酸，血凝块即可形成。如果再不形成可将血放入无菌盆内加热到65℃或150F，即可形成血块。虽然自体血凝块在6～24小时即可溶解，使血管再通，但常常在24～48小时再通，有时长达14天仍可见栓塞。

### （二）冻干硬脑膜（lyodura）

冻干硬脑膜是法国Rene Djindjian于1975年首先提出，此材料制备容易，不被吸收，是目前可塑材料中较好的一种，为片状，使用时裁成0.2mm×0.2mm×0.2mm微粒，与稀释的对比剂一起注入，无不良反应。

## 二、海绵类

### （一）吸收性明胶海绵（gelfoam）

吸收性明胶海绵是一种无毒、无抗原性的蛋白胶类物质，是外科常用的止血剂，可以根据需要切割成任意大小的碎块，是最有价值的栓塞材料；而且制备方便、价格低廉、栓塞可靠、安全有效、有优良的可压缩性和遇水再膨胀性。属中期栓塞物质。吸收性明胶海绵栓塞机制除机械栓塞外，其海绵状框架可被红细胞填塞，它在血管内引起血小板凝集和纤维蛋白原沉积，很快形成血栓，加之它引起血管痉挛也促使血栓形成，帮助血管栓塞。血管栓塞后14～19天开始吸收，3个月后组织的病理学检查可见完全吸收。但Jander认为如果血管内挤满了吸收性明胶海绵，那么它可能是永久栓塞剂，观察到长达4个月之久的吸收性明胶海绵仍栓塞了血管；相反，也有个别的被栓血管3天就被溶解再通。如将吸收性明胶海绵做高压灭菌后注入，会延迟组织吸收。为了增强血栓形成和栓塞血管的硬化，延长栓塞效果，可将它与硬化剂混合使用，常为3%的Sotradecol即14羟基硫酸钠，使用时将吸收性明胶海绵颗粒泡在此液中，使形成胶状物，可用1ml注射器注入血管。

### （二）聚乙烯醇颗粒（polyvinyl alcohol，PVA）

聚乙烯醇颗粒是一种高分子材料，呈白色或微黄色质轻而软的多孔海绵颗粒状物，具有良好的生物安全性，不溶于水，因此在体内不降解，可机械栓塞病变部位血管，血液在PVA颗粒间隙中凝结、机化，使血管永久栓塞，属于永久栓塞物质。PVA颗粒有多种直径可供选择，从150μm到2000μm不等，主要适应证为出血性疾病(动静脉畸形、外伤及其他原因出血)和肿瘤性病变(肝癌、肾癌、子宫肌瘤、肝血管瘤等)。此外，也可用于甲状腺功能亢进的治疗和为减少手术中出血过多的肿瘤术前栓塞等。

## 三、簧圈类

### （一）不锈钢圈（steel coil）

钢圈最初于1975年由Gianturco等人发明，用于永久性血管栓塞。最初的钢圈仅在钢圈的近端附有羊毛条，用以阻滞血流并构成血凝块，那时的钢圈只能用于导管头部不缩细的7F Teflon导管。到1987年改良成微型钢圈，可以通过5F导管放入，到1980年再次改良成目前常用的钢圈，在钢圈全长均附有Dacron线。栓塞时，用选择性导管插入靶血管，先作诊断性血管造影，以证实导管在位，然后根据钢圈子螺旋的直径选择适当大小的钢圈，临床常用的有3mm、5mm和8mm直径三种，其大小要与被栓塞的血管粗细相同，术者可从造影片中测得，如果钢圈太大，它就会在血管内拉长，而不是盘曲。市售的钢圈均先将钢圈装在钢圈载体内。一旦选出大小合适的钢圈，在钢圈载体帮助下放入导管，使用时先将钢圈载体插入三通或直接与导管的管座连接下来，使它位于导管管座喇叭口内。注意所用导管、导丝与钢圈大小的一致，如果所用推动的导丝直径过小，钢圈就会阻塞在导管壁与导丝之间，或钢圈近端本身可能弯曲，使钢圈卡在导管壁与导丝之间。不锈钢圈是一种局部的永久性栓塞，在钢圈的近端与远端还都有机化性血栓形成，这一血栓一直延伸到近侧第一个分支处，不过侧支循环可能也会沟通近远两端的血液循环。不锈钢圈的主要特点为：①永久性栓塞。②栓塞定位准确。栓塞时选择直径稍大于或相等于血管直径的簧圈，即可造成预定部位的栓塞。③能通过较细的导管完成较大直径的血管栓塞。目前市售的有3mm、5mm和8mm直径（卷曲后）的簧圈。微小簧圈为2mm直径，常用于脑血管畸形的栓塞。④能由X线平片长期随访观察。不锈钢圈适用于动静脉畸形、动静脉瘘、真性与假性动脉瘤的栓塞；肿瘤的术前栓塞；脾栓塞、精索静脉曲张和为动脉内化疗灌注前作血流改道的栓塞等。

### （二）微型铂金丝圈（microcol）

铂金丝先缠成0.013或0.014英寸，长0.5～1.5cm，再卷曲成直径1～2mm的圈，在酒精灯上加热后立即在冷水中冷却，即成钢圈，将其装入特制的平头针头内，消毒备用，这种微型圈可通过2.2F微导管，用于治疗创伤性和自发性颈动脉海绵窦瘘。也可用于治疗硬膜动静脉瘘，近来也有把微型钢圈放入动脉瘤栓塞。

## 四、可脱落球囊

最初由前苏联Serbinenko使用，用于栓塞脑内动静脉畸形。之后，Debrun等推出了另一种可脱落球囊，两者投放球囊的原理与方式完全不相同。下面将分别介绍。

### （一）Serbinenko球囊

用硅胶囊作为栓塞材料，分1mm与2mm两种，1mm球囊可闭塞4mm粗的血管，2mm的球囊可闭塞9mm粗的血管。这一技术利用水流压力与病灶的虹吸作用原理，将球囊从体外直接经引导导管射入病灶处释放。

### （二）Debrun球囊

这是用共轴导管原理释放球囊。即用3根导管共轴地套在一起，内部1根是110cm长、直径2F的Teflon导管，中间是100cm长、直径5F的PE导管，但其头端直径为2F，外面是80～90cm长、直径9F的引导导管。用弹力细丝将乳胶球囊（长约半厘米的柱形球囊）结扎在2F的Teflon导管头端，套在PE导管内，通过PE导管推送球囊并释放。

## 五、组织坏死剂

### （一）无水乙醇

无水乙醇（ethanol）又称无水酒精，是一种良好的血管内组织坏死剂。它容易取得（市售分析纯无水乙醇即可应用），本身就是灭菌的，不必另行制备，注射容易，且可通过最细的导管释放。具有强烈的局部作用而没有严重的全身性反应，安全可靠，栓塞后侧支循环不易建立，因而被广泛应用。它具有强烈的蛋白凝固作用，能造成局部血管的内皮和血管周围组织坏死，破坏与其接触的血液有形成分及蛋白质，使之成为泥浆样，阻塞毛细血管床。同时它又可直接破坏此动脉供养的组织器官。加上继发性的广泛血栓形成，使无水乙醇成为良好的永久性栓塞剂。它的另一特点为栓塞后侧支循环不易建立，缺点为不能作 X 线跟踪，注射时有一过性疼痛。

**（二）鱼肝油酸钠**

鱼肝油酸钠（natrii morrhua）系不饱和脂肪酸盐，呈弱碱性（pH7.5）。临床常用 5% 鱼肝油酸钠溶液，主要用于曲张静脉、血管瘤的治疗。该药可使小血管血流变慢，血液淤滞，还可使血管内皮细胞损伤、脱落。具有较强的溶血作用和诱导血小板聚集作用，无直接促使血液凝固的作用，也不引起血管痉挛。引起静脉内血栓形成的机制可能为静脉内皮细胞损伤、脱落。血管内皮下的胶原暴露，激活内源凝血系统，使聚集起来的血小板黏附于内皮细胞使其损伤，终致管腔内混合血栓的形成，为永久栓塞物质。对动脉栓塞的机制表现为：①它首先使微循环及动脉末梢受损，表现为通透性增加和组织内的出血性渗出；②使血细胞崩解，血浆成分析出，其沉淀物导致小血管的广泛淤塞；③被激活的内源凝血系统使较大动脉内继发血栓形成。本品最初使用时一般不超过 5ml，但目前临床上已使用大剂量鱼肝油酸钠的血管瘤注射，总量达 40ml，尚无不良反应。注射时可引起瞬间疼痛，但较无水乙醇轻。偶尔引起过敏反应，出现皮疹等，多不严重。为慎重起见作微量过敏试验。为防止反流，使用中混以对比剂，在透视监视下注入。

## 六、微粒、微球、微囊类

微粒、微球与微囊均指直径在 50～200μm 大小的颗粒状栓塞剂，用于栓塞毛细血管床或前小动脉。对三者的区别至今并无明确定义。通常将大块物质如吸收性明胶海绵、干脑膜或真丝线段处理成微小颗粒时称微粒，将某种物体如乙基纤维制成能包裹其他药物的微小囊袋称为微囊，而微小实体，如矽球、钢球等称微球较为合理，但实际上很混乱。

**（一）微球**

矽球是最早应用的微球（microspheres），1960 年 Luessenhop 与 Spence 将它用于脑血管内，他们所用的矽球较粗大，直径为 0.5～3mm，是不可吸收的，具有良好生物相容性，与硫酸钡混合而不透 X 线。至 1968 年 Doppman 与 Dichir 提出应用钢球，1970 年 Boulos 与 Krichef 提出用聚四氟乙烯球，治疗颅内血管畸形，现已少用，不再赘述。1978 年 Kato 制成含抗肿瘤药物的乙基纤维素微球，这一方法将化疗与栓塞结合在一起，首次提出化疗性栓塞的概念。所制微球能栓塞微小动脉，克服了中枢性栓塞剂栓塞后易在短期形成侧支循环的缺点，又弥补单纯药物灌注时，药物一冲即过的不足。

**（二）氧化纤维**

氧化纤维（oxidized cellulose 或 oxycel）是中期栓塞物，对于 1mm 直径的血管，常在 30 天内再吸收，并产生暂时性血管炎。由于它与吸收性明胶海绵相比并没有更多优点，却有引起导管堵塞的可能性，所以已被放弃使用。

**（三）微纤维胶原**

微纤维胶原（avitene）是一种粉状牛型纯胶原，是作为止血而闻名的。它很容易在对比剂内形成各种稠度的浆状物，其稀浆易于注入小血管，这一点比其他颗粒物质好。avitene 十分适合于多血管性肿瘤的术前栓塞，尤其是头颈部。因为它可能不形成侧支循环，所以不希望产生组织梗死的部位如胃肠道和盆腔等处，就不适合应用。如盆腔部使用时可能阻塞坐骨神经的血供，引起一些并发症。

**（四）聚丙烯腈**

聚丙烯腈（polyacrylonitrile，PAN）有液态与微粒两种，微粒为 100～400μm 直径。PAN 的基质是亲水性聚合物，遇到血液时，基质迅速与血中的水分交换，PAN 成柔软团块，在血流冲击下分散进入较小血管,逐渐变硬堵塞血管。本剂有良好的组织相容性,可经细至 3F 导管注射,不会使导管与血管粘连。小剂量时无毒性,大剂量时毒性也低于无水酒精。

**(五) 真丝微粒与线段**

真丝微粒与线段(silk particulases and line)是我国学者马廉亭提出的设想,1990 年正式发表,引起国内外学者广泛重视。真丝线段或微粒有很好的生物相容性,能有效地闭塞血管,加工容易、易推注,取材方便,价廉,无需进口等优点。使用时将微粒与稀释的对比剂混合后注入,线段则是用注射器先抽吸稀释的对比剂,再将线段从注射器乳头处插入即可使用。

**(六) 葡聚糖凝胶**

葡聚糖凝胶(dextran)为葡萄糖交联聚合而成的珠状颗粒,中文名称为葡聚糖凝胶。直径为 50 ~ 150μm。发现此微球具有注射容易、不破碎、不结块、栓塞作用持久等特点。可均匀地栓塞末梢小动脉,在性能上优于 PVA 与硅微球。除上述优点外,还有制备简单,栓子无结块倾向,栓子混悬液比重接近全血的比重,在血管内可进行性膨胀,以至栓塞更完全,价格便宜,无抗原性,无局部组织及全身毒性反应,无被栓塞血管及组织炎症改变等特点。在临床上对肝癌的治疗有显著效果,对其他部位的栓塞也有肯定效果。

**(七) 丝裂霉素葡聚糖**

魏树礼于 1988 年最早报道丝裂霉素与葡聚糖结合与释放的方式。微粒大小为 10 ~ 100μm,丝裂霉素含量为 5% ~7%。膨胀性好,在液体中 24 小时可膨胀 100%,溶解性在 5 周内<30%,体外试验 5 小时可释放 75% 丝裂霉素。

**(八) 顺铂-乙基纤维**

顺铂-乙基纤维(CDDP-ms)属中性,不溶于水和酒精,微囊在水中 1 小时释放 30% 左右,24 小时释放 60%,微粒径直径 50 ~ 150μm,通常用量为 80 ~ 120mg。过量注入可引起剧烈炎症反应并出现生理障碍,但在短期内可恢复正常,无严重损害遗留。

## 七、碘油

1979 年 Nakamura 从肝动脉注入碘油(lipiodol),发现其选择性地长时间滞留于肝癌组织内,从而可用于小肝癌及肝癌子灶的诊断。Konno 进一步将一种分子脂溶性抗癌药聚苯乙烯马来酸亲制癌素(SMANCS)溶于碘油后注入肝动脉,抗癌药在肿瘤内部可长时间保持较高浓度,取得了一定疗效。自此以后,各种碘油抗癌药化疗栓塞剂被广泛应用于肝癌的诊断和治疗。碘油经肝动脉注射后长期滞留于肝癌组织内,时间可达数月甚至 1 年以上,而正常肝组织内数天后就消失,这一特征是栓塞治疗的基础。这种选择性长期滞留在肝癌中的机制目前还不很清楚,可能的机制是:①肿瘤内新生血管丰富,血流量大,碘油可由于虹吸作用而选择性地流向肿瘤区;②肿瘤血管扭曲、不规则,缺乏肌层和弹力层,缺乏神经调节,血流缓慢,不足以冲刷附着的碘油;③肿瘤细胞分泌的渗透增强因子有利于包括碘油在内的各种物质渗透出毛细血管,使碘油易滞留于肿瘤内;④肿瘤组织内缺乏能清除碘油的单核巨噬系统和淋巴系统;⑤坏死所致的死腔形成,单核巨噬系统难以将其清除。碘油的治疗作用主要在于其能与抗癌药制成乳剂或混悬剂,作为抗癌药物载体,使药物能以高浓度长时间滞留于肿瘤内缓慢释放,增强了药物的抗癌作用。另外,进入非肿瘤组织的药量降低及总用药量的减少,减轻了药物的毒副作用。无动静脉瘘的病人,肝动脉与门静脉间可通过肝窦相通。碘油经肝动脉注入后能滞留于肝窦内,偶然可反流入门静脉。同时由于肝内转移灶,包膜外浸润病灶由肝窦供血,所以碘油抗癌药化疗栓塞剂对肝内转移灶、包膜外浸润病灶和门静脉癌栓也有治疗作用。

肝动脉内注入碘油抗癌药化疗栓塞剂已作为治疗肝癌的常用方法。其疗效亦已得到公认,明显优于全身性化疗及一般肝动脉栓塞或其他化疗栓塞。1 年与 2 年生存率分别为 12.6% ~71% 与 15% ~ 45%。用于与碘油混合而行化疗栓塞的抗癌药有两类,即脂溶性的与水溶性的。常用的脂溶性抗癌药物为SMANCS,可直接溶于碘油(1mg/ml)制成油溶液,但国内无此药。水溶性抗癌药与碘油混合制成的剂型有两类,即混悬剂与乳剂。混悬剂是抗癌药与碘油直接混合,应该是相当稳定的。对混悬剂的要求是:混悬的微粒应细微均匀,下沉缓慢,下沉后的微粒不结块,稍加振摇即能均匀分散,在长期贮存中粒子大小保持不变,不太黏稠,易倾倒。而乳剂是将抗癌药先溶于水或对比剂,再将它们与碘油混合。这两种方法国内外应用较普遍,均有一定的缺陷。实验表明混悬剂经导管注入阻力太大,而未加乳化剂制成的乳剂不稳定,油水很容易分层。解决这两个缺点的办法是:①将普通碘油换成超液态碘油,制成的混悬液不太黏稠,注射阻力减少;②在上述乳剂中再加入表面活性剂(乳化剂),其稳定性明显增加。

## 八、中药类

### (一) 白芨

白芨(bletilla striata)作为中药止血剂历史悠久。市售白芨为干块状,将它洗净、干燥、碾粉、过筛后,封装于安瓿内高温消毒,即成栓塞剂。

### (二) 鸦胆子油微囊

胡自伦、李树新报道以精制鸦胆子油为芯料,以明胶和阿拉伯胶为囊材,采用相分离-凝聚法制成鸦胆子油-明胶阿拉伯胶微囊,直径在27~125μm之间。经动物实验,表明为永久性栓塞剂,栓后1天仍可见球囊,表明有延迟释放药液作用。血管周围有轻微细胞浸润,无炎症反应。药理上鸦胆子对癌有抑制作用。有效率达71.6%,全身副作用小,对骨髓造血功能有保护作用,亦有增强癌细胞周围免疫反应的趋势。含药微囊既有化疗又有栓塞作用。

## 九、物理因素

### (一) 电凝法

国外最早由Philips于1973年提出。多采用直流恒流电源,阳极用不锈钢导丝,阴极多用外科电刀设备上的接地板。国内韩希年最先研究用自制直流电源及自制阳极导丝,设定额定电流为15~20mA。电凝法作用机制较复杂,一般认为是多种因素综合作用的结果。正常血管壁内、外存在着内负外正的电位差,而血小板、血细胞及蛋白质带负电荷,当使血管壁成内正外负的电压时,电位差倒转,吸附上述负电荷物质沉积而凝血。此外,离子因素、平滑肌收缩因素与高温因素等均有提到。韩希年认为血管内膜广泛损伤是电凝法主要的作用机制。电凝法优点:①定位精确;②栓塞永久;③无反流性误栓;④不引入异物;⑤可用于血小板减少或肝素化等。缺点为:①阳极导丝易被腐蚀而断裂;②所需通电时间难以预计;③不锈钢微粒可能脱落;④耗时;⑤需特殊设备与阳极导丝。

### (二) 热对比剂

将泛影葡胺加热到100℃,通过导管以3ml/s速度注入静脉内。Pholl发现在栓后1~5天即有血栓形成。镜下见血管内膜坏死,管腔闭塞,而周围肌肉、血管均无坏死,注射远端血管轻度扩张,既无坏死,也无血栓形成。1~2周后血栓机化。并不引起全身不良反应。Cragg等将它用于动脉栓塞,在球囊阻断后注入10~30ml,所见与Pholl静脉注射相似。本法的机制为引起血管壁损伤,注入后1~5天才有血栓形成,2周后出现机化。引起血管闭塞为永久性的。同理,等渗盐水、葡萄糖液都可以加热后注入,采用对比剂加热的优点是它可在透视下注入,观察其引起血管损伤的长度,可避免过量注入。

## 十、黏胶类

液体组织黏合剂均为液态物质,多用于血管畸形的栓塞。由于是液态,操作较固态栓塞物质难以控制。包括氰基丙烯酸异丁酯(isobutyl-2-cyanoacrylate或IBC或burcylate)、乙基阻塞胶(ethibloc occlusion gel)、蓝色组织胶(histoacryl blue或NBCA)、EVAL等。

## 第五节 介入放射学的分类与范畴

介入放射学为了理解各种方法的应用范围和综合应用，可以根据操作方法分类；也可以按照血管系统和非血管系统来分类。本节分别介绍两种分类方法，本教材是按照介入放射学方法分类编写的。

### 一、按照介入放射学方法分类

**（一）穿刺/引流术（percutaneous puncture/drainage technique）**

**1.** 血管穿刺，如动静脉或门静脉的穿刺。

**2.** 囊肿、脓肿、血肿、积液的穿刺治疗，如肝囊肿的穿刺治疗。

**3.** 实质脏器肿瘤的穿刺治疗（消融术），如肝细胞癌的穿刺治疗。

**4.** 采取组织学标本，如经皮经肝的穿刺活检。

**5.** 阻断、破坏神经传导用于止痛，如腹后壁神经丛的固定治疗晚期胰腺癌的腹痛。

**（二）灌注/栓塞术（transcatheter arterial infusion/embolization）**

**1.** 各种原因出血的治疗，如消化道出血。

**2.** 实质脏器肿瘤的治疗，如肝细胞癌的栓塞治疗。

**3.** 消除或减少器官功能，如部分性脾栓塞治疗脾功能亢进。

**4.** 非特异性炎症，如非特异性结肠炎的治疗。

**（三）成形术（angioplasty）**

**1.** 恢复管腔脏器的形态，如动脉狭窄。

**2.** 建立新的通道，如经颈内静脉肝内门腔静脉分流术。

**3.** 消除异常通道，如闭塞气管食管漏。

**（四）其他**

非包含在以上三项内的内容，如医源性的血管内异物。

### 二、按照治疗领域分类

**（一）血管系统介入放射学（vascular interventional radiology）**

**1.** 血管本身的病变，利用成形术及灌注（栓塞）术治疗血管狭窄、血管畸形、动静脉漏及血管破裂出血。

**2.** 利用灌注（栓塞）术对肿瘤性疾病进行治疗，如化疗药物混合碘油加吸收性明胶海绵栓塞肝动脉治疗肝细胞癌。

**3.** 利用动脉栓塞术消除器官功能，如部分性脾栓塞治疗脾功能亢进。

**4.** 利用灌注术治疗非特异性炎症，如非特异性结肠炎。

**5.** 血管造影及血管造影与其他影像设备相结合的侵袭性影像诊断。

**（二）非血管系统介入放射学（non-vascular interventional radiology）**

**1.** 利用成形术治疗各种原因造成的管腔狭窄，如食管狭窄。

**2.** 利用穿刺（引流）术治疗囊肿、脓肿、血肿、积液和梗阻性黄疸、肾盂积水等。

**3.** 利用穿刺术采取组织、病理学标本。

**4.** 利用穿刺术通过穿刺针注入药物或施加物理、化学因素治疗肿瘤或治疗疼痛。

### 三、介入放射学的范畴

介入放射学正如定义中所述：是对疾病进行治疗或采集组织学、细菌学及生理、生化资料进行诊断的学科，几乎涵盖全身所有部位和器官，从分类中也可以看到介入放射学适应证广泛。在心血管系统不论是冠状动脉，还是其他部位的血管狭窄或闭塞，都可以利用介入放射学的成形术进行治疗。不论是神经系统血管畸形还是其他部位的血流动力学改变，都可以通过栓塞术进行治疗。以肝细胞癌为代表的肿瘤，利用灌注（栓塞）术治疗，虽然不能彻底根除病变，但是在改善生存质量、延长生存时间方面得到了明显的疗效。对于脓肿、囊肿类病变的治疗更是简便、快捷，并能得到良好的治疗效果。通过多种介入放射学方法的组合，即所谓的综合介入放射学，能够独立的对一些复杂病态、内外科治疗难以取得较好疗效的疾病进行卓有成效的治疗，如肝硬化、肝内胆管细胞癌等。

## 第六节　介入放射学地位与未来

在介入放射学出现以前放射科仅仅是一个诊断科室，以医疗辅助科室的身份出现在医院内。虽然在发达国家对于诊断科室非常重视，不论是临床医生，还是病人本人，都能够充分认识治疗前明确诊断的重要性，但是在我国的国情下，放射科医生仍然是医辅人员，甚至有些医院的放射科医生连医生的服装和医生的印章都没有，可见其地位之低。

但是介入放射学的出现，给放射科带来了新的生机、活力和崭新的地位，它一出现就以强大的生命力迅速发展。由于利用介入放射学技术能够迅速解决很多以往临床不能解决，或很难解决的棘手问题，如术后出血、感染等术后并发症的治疗，所以迅速得到临床的认可和支持，当然同时伴随着竞争。

介入放射学 20 世纪 80 年代末开始在我国兴起，在放射学界以至于医学影像学界是一个全新的领域，充满了机遇和挑战，同时也带来了人才的积聚，所以在放射学界，人才竞争最激烈的是介入放射学领域，同时也给这个领域带来勃勃生机。随着医学影像技术和设备的发展，影像诊断医生面临的是如何迅速的掌握新的技术、如何将病变显示得更清楚，而单纯只有影像诊断医生能看懂，临床医生看不懂的影像诊断将越来越少，影像诊断医生的工作将逐渐转向介入放射学，同时兼任这个领域的影像诊断工作，所以在近 10 年里，介入放射学将在放射学界，以至医学影像学界起主导作用。

作为介入放射学医生应该明确身肩的重任，如何掌握医学影像诊断知识和介入放射学知识，使介入放射学发展的同时，发展医学影像诊断学，如将血管造影和其他影像诊断手段相结合，来提高医学影像诊断的水平，充分利用临床的特点，进行综合影像诊断和比较影像诊断的研究和学习，进一步提高放射学以至医学影像诊断学在医学中的地位，为人民的身体健康、为医学影像学的发展作出自己最大的贡献。同时也要求介入放射学医生对影像诊断、影像解剖和介入放射学技术精益求精，才能保证放射科或影像诊断科的介入放射学工作持续开展和不断的提高。

减少治疗中对正常组织的侵袭是当今所有治疗所追求的目标，外科手术是直接的局部治疗，但是不论手术本身还是麻醉给病人带来的侵袭都是巨大的；内科治疗又非对局部施加治疗因素，使用药物将分布全身后才能对局部起到治疗作用。而介入放射学的治疗随着技术和器材水平的提高，越来越达到初始的目的，尽量减少对病变周围正常组织的损伤，最大限度地达到对病变的治疗效果。如经动脉经导管灌注药物治疗首先在局部起到治疗效果后才以低浓度分布全身，明显降低了对正常组织和器官的伤害，如肿瘤的抗癌药物灌注治疗和动脉溶栓治疗等。并且以远比外科手术损伤程度小的代价，达到了局部治疗的目的，如出血的栓塞治疗、肿瘤的栓塞治疗等。有一些治疗方法超过了以往内科、外科治疗的极限，并且大大地降低了手术的危险和侵袭程度，如留置金属支架治疗布加（柏查）综合征、留置加膜金属支架治疗主动脉夹层动脉瘤等，无一不是以往治疗手段难度大、治疗危险程度高的疾病，而依靠介入放射学可以简单、快捷达到治疗目的。

介入放射学正如定义所说的那样，它必须以影像诊断为基础，所以就要求介入放射学医生必须掌握影像诊断的知识和能力；另外介入放射学又是在影像诊断手段的监视下进行操作，完成治疗过程的，所以又要求介入放射学医生必须掌握这些影像诊断设备和影像解剖学，才能准确的操作和控制穿刺针、导管、导丝及其他介入器材，完成对病人的治疗。正是这两点，保证了介入放射学的主要工作将由放射科或影像诊断科来完成，当然有一些特殊介入放射学，如：心脏的介入放射学的开展，需要坚实的临床知识，由于部位比较单一，影像解剖简单、专一，而由相应的临床科室开展也是现实情况。

介入放射学在神经系统、心血管系统中的应用，虽然在国外也仍把它叫做介入放射学，但是由于涉及因素复杂，术中和术后相关因素较多，放射科医生较少参与，尤其是心脏介入治疗常常由相关的内、外科医生来完成。

随着介入放射学的发展，介入放射学将成为医学影像学的一个新型分支学科，集诊断与治疗为一体，逐步代替部分内科治疗与外科手术。同时伴随着介入性诊断与治疗手段应用范围越来越广，几乎用于人体所有的系统与器官，带来的将是学科的进一步分化，如同内外科那样，成为神经放射学科，其中含介入与诊断；或成为一个独立的学科，以至于有人提出应该称之为介入医学。在21世纪，介入放射学毋庸置疑将得到更大的发展，成为与内、外科鼎立的三大治疗手段之一。

（卢再鸣　郭启勇）

# 第二章　经皮穿刺引流术

经皮穿刺引流术是指在X线、B超、CT等影像设备引导下，经皮穿刺将引流管置入体内液体潴留处的一种介入治疗技术，用于治疗胆道或泌尿道梗阻，或用于全身各部位的脓肿、囊肿和组织间隙积液的引流。引流出的液体可进行细胞学、细菌学和生化检测，在作出诊断的同时，还可以经引流导管进行局部药物冲洗等治疗，从而达到减压、消炎与囊肿灭能等效果。现阶段，影像导引下的穿刺引流技术因其创伤小，疗效确切，已广泛应用于临床。

## 第一节　影像设备与引流器械

### 一、影像设备

**（一）X线**

X线透视能够提供实时、动态的图像信息，在操作过程中通过抽吸到积液及通过注入对比剂来确认是否穿刺成功。缺点是穿刺具有一定盲目性，不能显示穿刺路径的解剖结构，并且对操作者有放射性辐射。

**（二）B超**

超声导引能够提供实时、动态的图像信息，并且可实时导引穿刺针穿刺靶标，减少穿刺次数。缺点是容易受到气体、骨质影响，造成图像盲区，从而不能有效显示穿刺路径。

**（三）CT**

CT扫描图像可提供详细的解剖信息，显示安全穿刺通路，但不能提供实时、动态的图像，穿刺过程容易受呼吸运动所致的位置移动的影响。

### 二、穿刺引流器械

**（一）微穿刺系统**

微穿刺系统通常由穿刺针、微导丝与交换套管组成。微穿刺针的规格为21～23G，由针芯与套针组成，尖端多数为吻合的斜面（图2-1-1）。微穿刺针创伤轻微，可以反复穿刺，尤其适用于胆道、肾盂等的穿刺。使用时外面的套针与内部的针芯套在一起穿刺，穿至目标部位后拔除针芯，通过套针引入微导丝到达腔道。由于微导丝过于柔软，无法直接将引流管引入，所以需要经微导丝引入交换套管后交换成0.035英寸的导丝。交换套管由三部分组成（图2-1-2），从外向内包括6F平头的外套管、4F缩细的内管以及可通过微导丝的钝头金属支撑管，近端三者通过螺旋套合，远端的内管冒出，支撑管顶住内管缩细的近端。交换套管到位后将内管、支撑管与微导丝一同撤出，这样便可通过交换套管的外套管引入0.035英寸的导丝，用于引流导管的导入。

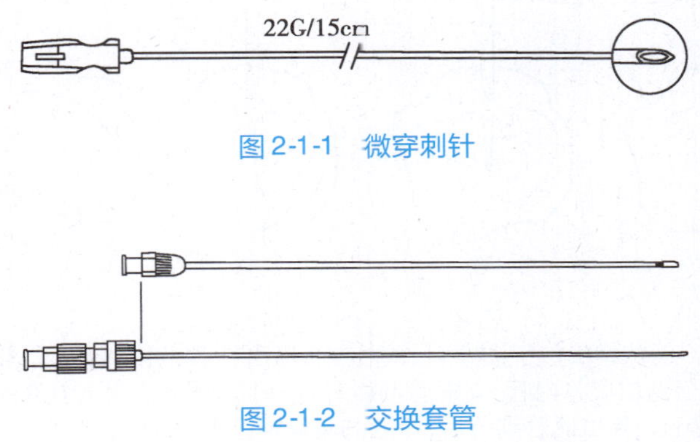


图2-1-1　微穿刺针

图2-1-2　交换套管

### （二）引流导管

最常用的引流管是猪尾巴引流管，特点是导管头端到位后通过收紧近端丝线来使导管远端盘曲成猪尾巴圈，从而防止导管脱出。引流管的尺寸应根据引流液黏稠度来选择，稀薄的引流液可用较细的引流管，稠厚的脓液或血肿血凝块宜用较粗的引流管。猪尾巴引流管通常配合导管导入套管（图 2-1-3）或套管针（图 2-1-4）使用。

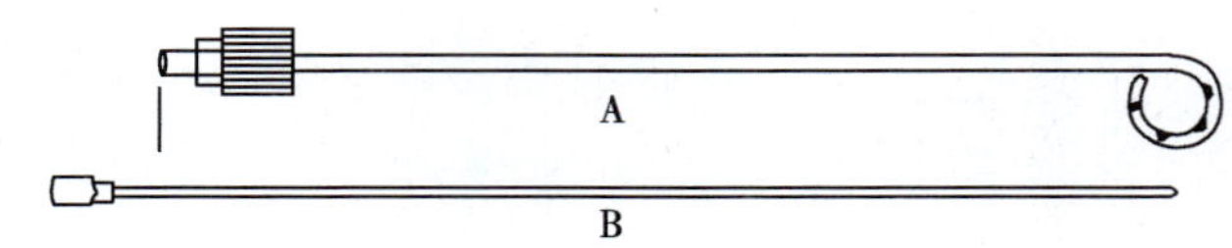


图 2-1-3 猪尾巴引流管

注：A. 猪尾巴引流管；B. 导管导入套管

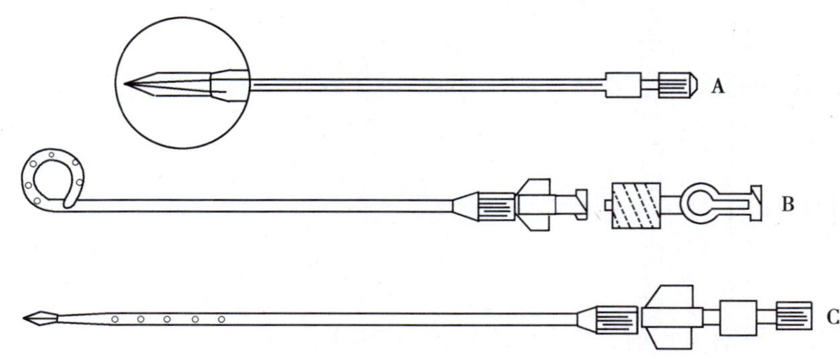


图 2-1-4 引流穿刺针

注：A. 穿刺针；B. 猪尾巴引流管；C. 套合后用于穿刺状态

**1. Seldinger 技术** 应用导管导入套管将猪尾巴引流导管撑直，通过 0.035 英寸导丝经过组织引入体内（图 2-1-5）。

**2. 直接穿刺技术** 套管针与引流管套合在一起，在超声或 CT 的精确导引下，整体穿入空腔脏器，

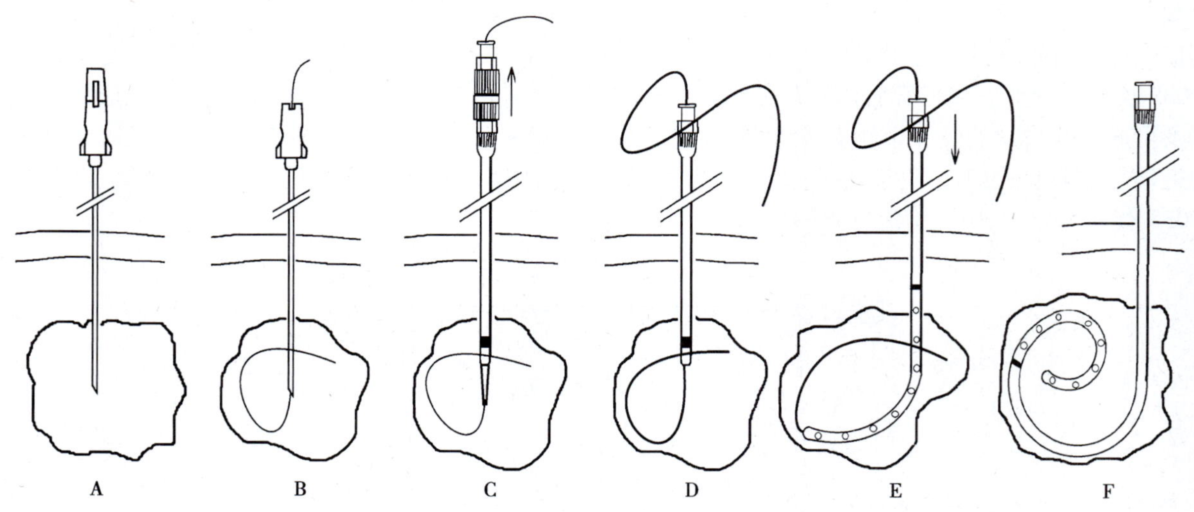


图 2-1-5 Seldinger 技术

注：A. 微穿刺针穿刺病灶；B. 确认针尖位于欲穿刺的管腔内，退出针芯，引入微导丝；C. 退出套针，沿微导丝引入交换套管三件套；D. 交换套管到位后将内管、支撑管与微导丝一同撤出，后引入 0.035 英寸超滑导丝；E. 退出交换套管，经导丝引入外引流管；F. 外引流管到位后，盘区前端猪尾巴圈，并固定

当证实穿刺针到位后，推进外面的导管，拔出套管针，留下导管，直接用以引流（图 2-1-6）。

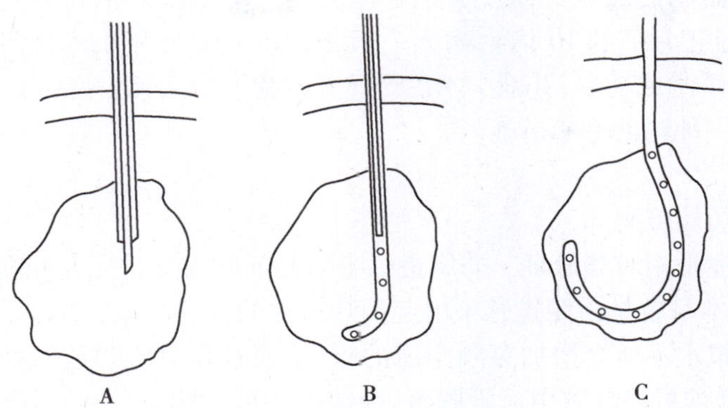


图 2-1-6　直接穿刺技术
注：A. 穿刺到位；B. 引流管顺套针送入；C. 留下引流管

**3. 内-外引流管**　主要用于胆道的内外引流（图 2-1-7），远端有一细线，牵拉后使头端成袢状或猪尾巴状，管的中部与远侧均有侧孔，中部侧孔在阻塞段之上，远侧侧孔在阻塞段之下。置管后胆汁可作外引流，也可通过管道使近侧的胆汁流到远侧胆道内作内引流，远端通常置于肠道内。

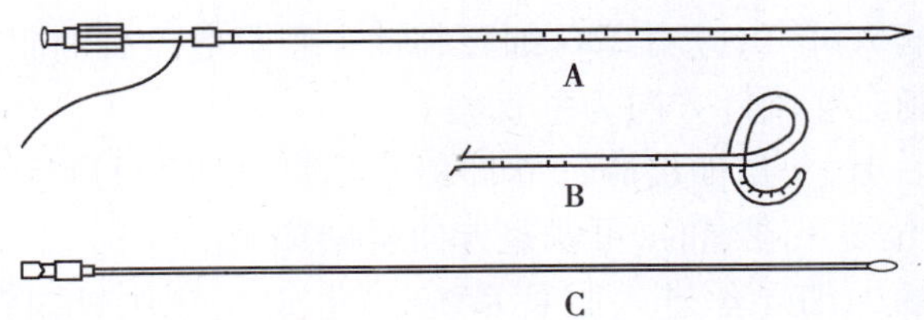


图 2-1-7　内外引流管
注：A. 引流管置入前形状；B. 引流管置入后形状；C. 引流管芯

**4. 引流管的拔除**　引流管撤出前，将导管近端的丝线解开，引入导丝将远端的猪尾状导管解袢，即可拔出引流管。

## 第二节　穿刺引流的临床应用

### 一、胆道梗阻

由于某种原因使胆道阻塞，造成小胆管与毛细胆管内压力升高，管腔扩张、破裂，胆汁溢出至小静脉，反流至血液循环，使血中胆红素增高。临床上梗阻性黄疸的病人除巩膜与皮肤黄染外，尚有明显瘙痒，如有胆石症或癌肿的病史与体征则有助于诊断。血清学检查显示血液中胆红素成分主要为直接胆红素，谷丙转氨酶（ALT）与谷草转氨酶（AST）早期不增高。尿中尿胆原常消失或显著减少而含有大量胆红素，大便呈陶土色。

影像学检查包括超声、CT 与 MRI。CT 和 MRI 增强扫描可以明确阻塞性黄疸的诊断，显示阻塞的部位，并可以显示对肿瘤与结石等阻塞的原因做出诊断；MRCP 能够整体显示扩张胆道相关的立体关系。

#### （一）适应证

**1.** 无法手术切除的原发性或转移性恶性肿瘤所导致的黄疸。

**2.** 良性狭窄，尤其是胆肠吻合处的狭窄引起的梗阻性黄疸。

**3.** 胆道梗阻导致的败血症。

**4. 黄疸病人手术前的胆道减压** 重度胆道梗阻、感染或积脓，肝内胆管直径≥3mm，血清胆红素(TBIL)>170μmol/L(超过正常值的10倍)，病人一般条件不容许外科手术；胆道外引流术可作为外科术前减压措施，以利提高手术成功率，并减少术后严重并发症及术后死亡率。

**5.** 作为其他治疗的一种辅助治疗措施。

**(二) 禁忌证**

**1.** 不能纠正的凝血功能障碍。

**2. 脓毒血症及败血症是相对禁忌证** 非胆道感染引起的败血症给予足量抗生素控制感染后，仍可以行PTCD。同时PTCD本身就是由胆道感染引起的败血症的首选治疗方法。

**3. 大量腹水** 大量腹水不但会增加穿刺胆道的难度，而且在放置引流管后，一方面腹水会沿引流管外渗，另一方面，腹水增加可能导致引流管脱落，引起胆汁性腹膜炎。故对于大量腹水病人，PTCD的时机应选择在有效控制腹水以后。如果肝左叶与前腹壁紧贴，引流又必需时，仍可慎重选择左肝管途径穿刺引流。

**4.** 肝内胆汁淤积性黄疸。

**(三) 操作方法**

**1.** 右侧胆管穿刺一般选择右侧腋中线肋膈角以下2cm左右的肋上缘作为穿刺点；左侧胆管穿刺一般选择剑突下偏左作为穿刺点。根据术前增强CT或MRI选择目标胆道分支。

**2.** 局部消毒、麻醉。嘱病人屏气，应用22G细穿刺针穿刺胆道。右侧胆道穿刺时针尖朝向第11胸椎右侧2cm处；左侧胆道穿刺时穿刺针方向为垂直偏右。

**3.** 拔出针芯，边抽吸边后退，一旦抽出胆汁立即停止退针，然后通过穿刺针注入造影剂，显示胆管系统。当所穿刺的胆道分支位置不理想时，可调整方向重新穿刺。

**4.** 穿刺到位后，经套针插入细导丝进入胆管系统远端，退出穿刺针，将交换套管顺细导丝引入胆管，注意避免金属管进入胆道，后保留外套管将内管、支撑管与细导丝一起退出。从外套管引入0.035英寸的导丝。

**5.** 如只行外引流，则退出外套管后直接引入外引流管并固定。经引流管推注稀释造影剂判断引流管的侧孔段是否全部在胆管内(图2-2-1)。

**(四) 围术期注意事项**

**1.** 急性化脓性胆管炎通常伴有脱水症状，穿刺引流术前应予以全身水化、抗感染治疗并加用肾上腺皮质激素。如有低血压，应予纠正，同时防止全身弥散性血管内凝血的发生。

**2.** 如左右肝管均梗阻，最好分别穿刺插管引流，或对最大的分支作引流。

**3.** 一旦引流管脱出，立即重放。

**4.** 监测生命体征和症状变化，记录每天引流胆汁量(正常成人每天分泌胆汁800～1000ml)，定期检测血清胆红素及电解质水平。

**(五) 并发症**

**1. 胆道出血** 引流管胆汁内出现凝血块或大量鲜血时，应在透视下观察引流管侧孔是否位于肝实质内，根据情况调整导管位置。

**2. 胆汁漏** 胆汁漏入腹腔内时，可造成胆汁性腹膜炎，表现为腹痛，可有局限性压痛、反跳痛，给予对症治疗后多可自行缓解，必要时可腹腔置管行腹腔灌洗治疗。

**3. 胆道感染** 胆道感染较为常见，多数病人术前就存在胆道感染，在操作过程中由于注入造影剂，增加了胆道内的压力，造成感染的胆汁入血加重感染，表现为寒战、发热，胆汁呈绿色或混浊，应采样送检和进行细菌培养及药敏试验，感染者可经引流管注入相应抗生素冲洗。

**4.** 导管阻塞可用导丝疏通，引流管脱出可再行送入，必要时更换引流管。

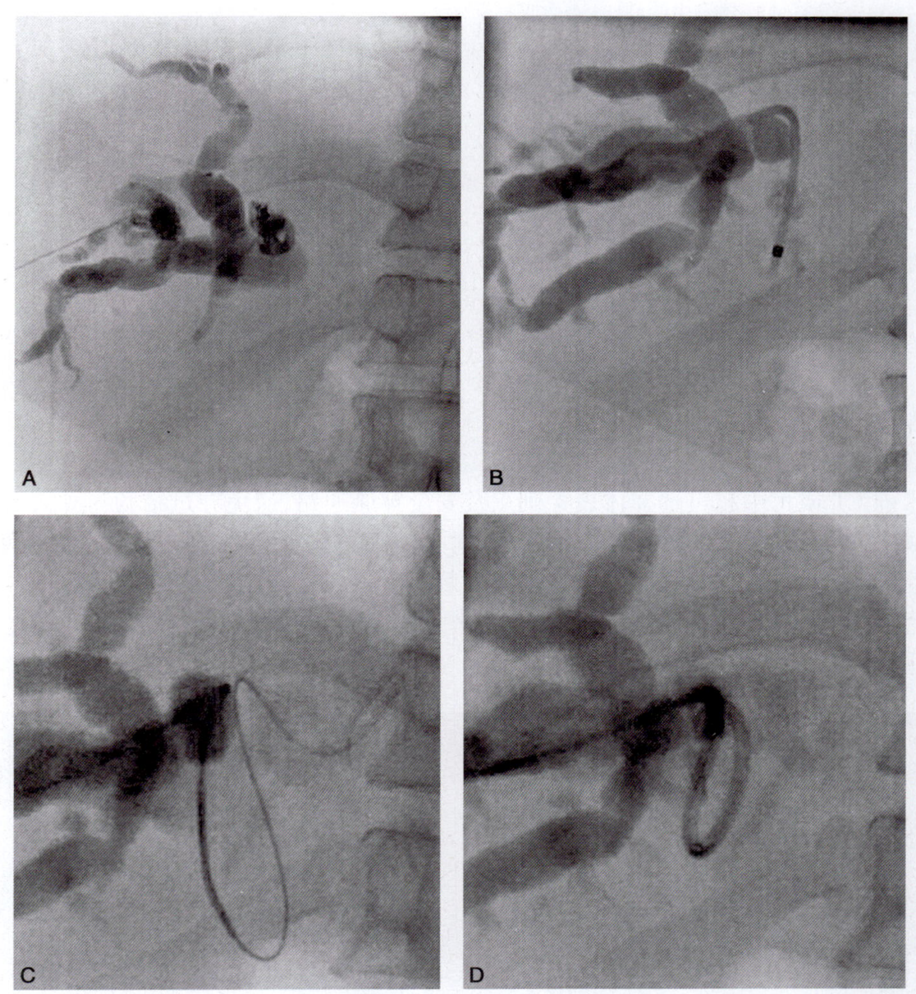

图 2-2-1　胆道外引流

注：A. 经皮穿刺入肝内胆管造影提示肝门部胆道梗阻；B. 经导丝交换入交换套管；C. 再经交换套管交换入导丝及导管；D. 经寻丝引入外引流管

### （六）疗效评价

梗阻性黄疸的介入治疗目前在临床上应用非常广泛，已发展成为一种比较成熟的技术，其胆道引流的技术成功率接近 100%，明显高于 ERCP 下的胆道引流术，且很少发生急性胰腺炎等并发症。这一治疗手段既可以作为恶性肿瘤病人的姑息性治疗手段，以减轻病人的痛苦，延长生命；还可以用于改善病人的肝脏功能及一般情况，为外科手术、全身化疗或其他后续治疗提供机会。

## 二、肾盂积水

肾盂积水可由肾盂至尿道口的任何部位的梗阻导致，会导致肾功能损害，甚至尿毒症。梗阻原因在儿童以畸形多见，在成人常以结石、创伤、炎症、结核、肿瘤为主要原因。泌尿系梗阻顺行性泌尿系造影可表现为肾实质及集合系统显影时间延长，梗阻以上输尿管与肾盂肾盏扩张。腹部超声检查可对肾结水做出诊断，并且对泌尿系结石比较敏感。CT 也能明确诊断肾积水，并且还能对梗阻的原因做出判断，如结石、肿瘤等。

肾盂积水的治疗目的包括解除梗阻原因和引流梗阻尿液，引流梗阻尿液可通过降低肾盂压力缓解病人症状，并且保护肾功能。经皮穿刺肾盂造瘘术比外科手术造瘘创伤小，住院时间短，成功率几乎为 100%，是治疗肾盂积水的重要手段。

（一）**适应证**

**1.** 解除尿路梗阻所致的肾盂肾盏和上段输尿管扩张。

**2.** 输尿管瘘者作上段尿分流。

**3.** 扩张狭窄的输尿管或灌注药物。

**4.** 引流后作其他腔内介入治疗，如取石、活检或肾镜检查等。

（二）**禁忌证**

**1.** 出血性或凝血障碍性疾病。

**2.** 严重高血压，为相对禁忌证，药物降压后仍可作造瘘术。

**3.** 穿刺道局部感染者，如活动性肾结核经皮肾造瘘术会引起结核播散，应在作短期抗结核治疗后再作肾造瘘。肾结核合并有梗阻性肾衰竭倾向时仍应作急诊造瘘术，以引流尿液，抢救病人生命，同时应用足量抗结核药物。

（三）**操作方法**

**1.** 结合术前 CT 或术中超声选择体表穿刺点及安全穿刺通路，避免穿过结肠与肿大的肝或脾。

**2.** 通常取俯卧位，先在 12 肋下脊柱旁肾盂方向垂直穿刺进入肾盂做造影，注入造影剂使下肾盏显影。

**3.** 在腋后线取穿刺点，透视下用 22G 穿刺针穿刺下肾盏，进入肾盏并抽得尿液后，引入 0.018 英寸导丝，退针后引入交换套管，将内管、支撑管与细导丝一起退出，从外套管引入 0.035 英寸的导丝，然后植入引流管（图 2-2-2）。

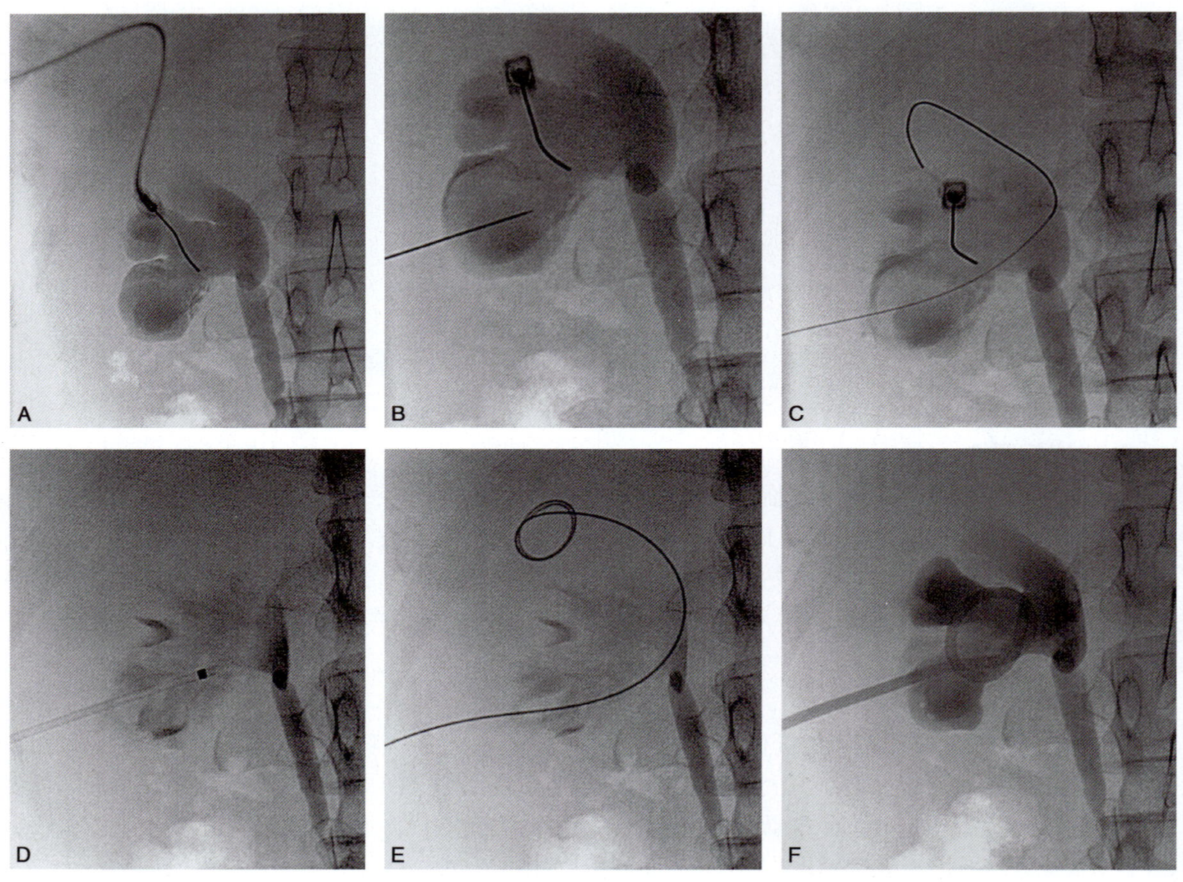


图 2-2-2 经皮穿刺肾盂造瘘术

注：A. 22G 穿刺针垂直穿刺肾盂，抽吸到尿液后，注入造影剂显示肾盂；B. 第 2 根 22G 穿刺针经腋后线穿刺肾下盏；C. 穿刺成功后，植入 0.018 英寸导丝于肾盂内；D. 沿导丝引入交换套管，并保留 6F 外套管；E. 经外套管引入 0.035 英寸超滑导丝，盘曲在肾盂内；F. 引入 8F 猪尾引流管，并固定

**（四）并发症**

常见并发症包括尿瘘、疼痛、出血、感染与毒血症、肾周围脓肿、尿囊肿、导管阻塞等，总体发生率为4%～5%，死亡率为0.2%。

**（五）疗效评价**

经皮穿刺肾盂造瘘术后可立刻使肾盂积水、腹痛、恶心、呕吐等临床症状明显缓解，挽救肾功能。1周以内的完全性梗阻解除后肾功能可完全恢复，2周以上的梗阻解除后肾功能仅能恢复70%，4周以上者仅能恢复30%，8周以上者肾功能不可逆性丧失。

## 三、肾囊肿

肾囊肿的发生可能是发育性的、后天性的或遗传性的，临床常见有多囊肾与单纯性肾囊肿等。多囊肾（polycystic renal disease）：两侧肾脏均见大小不等的多个囊肿，由于囊肿增大引起病人不适、疼痛、腰部肿物、肉眼血尿与急性感染。当肾组织明显受压时肾功能受损，出现慢性肾功能不全，导致尿毒症，部分病人有高血压。单纯性肾囊肿（simple renal cyst）常为孤立的、单侧病变，周围的肾实质被压迫而呈一薄壁，CT常显示清楚与光滑的边界。临床上常不产生症状，偶被发现。介入治疗肾囊肿以穿刺抽吸灭能术为主，由于介入治疗疗效显著，故现在一般不采用手术治疗。

**（一）适应证**

**1.** 大囊肿压迫肾动脉引起高血压、胀痛；

**2.** 囊肿压迫尿路引起肾积水、结石、周围肾实质萎缩或肾静脉血栓形成而致蛋白尿；

**3.** 囊肿感染；

**4.** 囊肿引起病人情绪不稳定者。

**（二）禁忌证**

不能纠正的出血体质。

**（三）操作方法**

**1.** 病人取俯卧位，在超声或CT导向下，确定穿刺通路。

**2.** 消毒、铺巾，局麻后用22G针穿刺，按计划穿刺角度与深度进针，抽吸得囊液后，并用超声或CT扫描观察证实针尖位于囊腔内，尽可能将液体抽尽。

**3.** 注入抽出液体量的50%的无水酒精，并改变体位，数分钟后完全抽出注入的酒精，重复2～3次后拔管。

**4.** 酒精注入量每次100～200ml以内为安全量。如有剧烈疼痛应停止酒精注入，改用其他药物。

**（四）注意事项**

**1.** 必须无菌操作，避免将无菌囊肿变成感染囊肿。

**2.** 在影像导向下令病人吸气后屏气，穿刺直达囊肿。

**3.** 针入囊腔后，将针尖推进达囊肿最低处，这样可避免抽液后囊壁塌陷而使针尖脱离囊腔。

**4.** 良性囊液为淡黄色清澈透明，恶性或感染性囊液可能染血或混浊。应将全部囊液作离心沉淀后检验，以减少假阴性的机会。

**5.** 多囊肾的抽吸应选最大的囊腔，并尽量争取一针能同时通过几个囊腔，先抽吸离皮肤穿刺点最远的，最后抽吸距皮肤最近的囊液。

## 四、肝脓肿

细菌性肝脓肿多由肝外胆系疾患逆行感染所致，可能与门静脉内微栓塞继发感染有关。临床上多见于青壮年，以右半肝为主。以乏力、发热与腹痛为主要症状，其次为盗汗、消瘦、厌食、恶心与腹泻等，表现可不典型。

脓肿治疗以往首选大剂量广谱抗生素，近年来在B超与CT的导引下，穿刺置管引流操作简单、安全、成功率高且并发症少，已成为首选技术。当有腹腔脓肿或其他伴发病（脓肿穿孔、胆道阻塞等）应剖腹探查做手术引流。

**（一）适应证**

已有液化区的肝内脓肿，体积较大，并有明显症状与体征者。

**（二）禁忌证**

凝血功能异常者。

**（三）操作方法**

参照本章第一节。

**（四）注意事项**

**1.** 套管法穿刺，确定病灶位置和选择最佳引流途径后，要求穿刺一次成功。

**2.** 要选择外鞘引流导管针，将穿刺针和引流管同时插入脓腔，操作更简单，且创伤较小。

**3.** 多发性或分隔多房性肝脓肿有时需要插入2~3根引流管。对单个残留脓腔较大者，有时可以追加1根引流管。

**4.** 引流管植入后，每天用抗生素等渗盐水反复冲洗脓腔，直至洗出液不再混浊。记录每天排脓量，定期检测周围血象。当无脓汁或液体排出，且症状和血象明显改善，则关闭引流管2~3天，无发热或疼痛症状出现时，可以拔管。一般留管10天左右，如拔管过早，容易复发。拔管之前应再作脓腔造影或其他影像学检查证实脓腔缩小消失，即可拔管。

## 五、腹腔和盆腔脓肿

脓肿可能发生在实质脏器如肝、脾，也可以发生在体腔内，如胸腔、腹腔或盆腔。一旦炎性脓腔形成，临床可能出现严重急性症状，内科治疗效果缓慢，外科切开引流可取得立竿见影的效果。目前，在影像导向下的穿刺引流术可以微创、安全、有效的对脓肿进行充分引流，效果肯定。

**（一）适应证**

**1.** 较大的腹腔脓肿或腹腔脏器脓肿。

**2.** 需经肝、胃等较复杂通道进行引流的脓肿。

**3.** 膈下或盆腔脓肿。

**（二）禁忌证**

**1.** 缺乏安全的经皮穿刺引流途径。

**2.** 无法纠正的凝血障碍。

**3.** 病人有腹膜刺激征或需要急诊外科手术。

**4.** 不能被经皮穿刺引流而需要外科手术引流。

**（三）操作方法**

**1. 穿刺道的选择**　穿刺引流前需要影像学检查如超声或CT检查，明确液体聚集的范围和程度，并估计经皮穿刺的安全路径。穿刺通路应避开血管、神经、肠管等重要组织，在影像导向下穿刺进入脓腔，保留引流管。

**2. 置管引流的方法**　置管引流可以采用套管法或细针穿刺引流法，大多数市场销售的导管包装内都包含了上述两种方法的器械，采用哪一种方法更好，取决于路径的难度与风险、脓腔的大小、术者的使用习惯和经验。

**（四）注意事项**

**1.** 腹腔或盆腔的脓肿，通过穿刺针吸除脓液是困难的，必须置管引流，对于脓液黏稠的脓腔应该放置管径较大的引流管。

**2.** 蜂窝织炎是不能被引流的感染，需要和脓肿进行鉴别，增强 CT 或 MR 检查，有助于两者的鉴别。

**3.** 其他注意事项类似于肝脓肿引流。

## 小结

经皮穿刺引流术是一种微创的手术操作，在熟知手六适应证的情况下，手术操作安全性高，在多种疾病的治疗中具有很好的效果。

（施海彬）

# 第三章 经导管血管栓塞与灌注术

## 第一节 经导管血管栓塞术

经导管血管栓塞术(transcatheterarterialembolization,TAE,简称栓塞术),是介入放射学的最重要的基本技术之一,是在X线电视透视下经导管向靶血管内注入或送入栓塞物质,使之闭塞从而达到预期治疗目的的技术。

### 一、栓塞术的治疗机制

栓塞术对病变起治疗作用的机制主要为:阻塞靶血管使肿瘤或靶器官造成缺血坏死;阻塞或破坏异常血管床、腔隙和通道使血流动力学恢复正常;阻塞血管使之远端压力下降或直接从血管内封堵破裂的血管,以达到止血目的以及用栓塞物(通常用弹簧圈等)填塞异常突出的血管腔如动脉瘤,以防其破裂出血。

栓塞物质经导管注入靶血管内,随之血管被栓塞,进而对靶血管、靶器官和局部血流动力学造成不同程度的影响,了解这些影响有助于理解栓塞的治疗机制。

**(一)对靶血管的影响**

预计被栓塞的血管称之为靶血管。栓塞剂对靶血管的影响与其性质有关。①固体栓塞剂,如吸收性明胶海绵、PVA颗粒或金属弹簧圈等进入靶血管后,一般在与其直径相同的血管停留,形成机械性栓塞,在此基础上栓子周围及被栓血管的远端和近端常可并发血栓形成,造成局部血流中断。固体栓子对血管壁的结构基本不产生破坏。栓塞后早期镜下观察血管壁的内皮、肌层和外层保持完整。栓子周围可见异物反应。随着时间的延长,可吸收的栓塞剂被吸收后,可观察到血管的机化和血管的再通。未再通者血管萎缩变细,结构模糊,甚至消失,局部纤维化,血管永久性闭塞。②液性栓塞剂,如无水乙醇、鱼肝油酸钠,多通过化学破坏作用损伤血管内皮,并使血液有形成分凝固破坏成泥状,从而淤塞毛细血管床,并引起小动脉继发血栓形成。栓塞后早期镜下即可见小动脉及毛细血管广泛血栓形成,血管内皮细胞肿胀,脱落。栓塞后1个月左右,镜下可见血栓机化,血管结构破坏,甚至仅轮廓残存。

血管再通现象可发生于栓塞术后1周至数周内,影响血管是否再通的因素主要有栓塞物是否可被吸收、靶血管损害程度、栓塞的靶血管是否为终末血管以及靶器官坏死程度。

不能被吸收的固体栓塞物质如PVA颗粒,造成的局部血管栓塞多不再通;可被吸收的栓塞物如吸收性明胶海绵则较易再通。对靶血管造成严重伤害的栓塞剂,栓塞后血管较难再通。栓塞的靶血管为终末血管,缺乏侧支循环栓塞后不易再通。靶器官栓塞后大部坏死,则血管难再通。

**(二)对靶器官的影响**

被栓塞血管供养的器官和肿瘤或血管本身统称为靶器官。栓塞靶器官的供血动脉的直接后果是造成局部不同程度缺血。根据不同靶器官对缺血的耐受性和不同栓塞程度以及栓塞方式而产生下列影响。

**1. 靶器官缺血、坏死**

(1)重度大部分缺血坏死:常伴随功能丧失和随后的萎缩吸收或液化坏死。此后果多发生在缺少侧支血供的独立器官,如肾、脾和一些肿瘤。只要栓塞程度足够,这些器官或肿瘤的坏死程度可达95%以上。

(2)中度部分缺血坏死:通常发生在栓塞程度较轻、小动脉栓塞或靶器官存在较丰富的侧支循环等情况下,可伴有器官功能的部分丧失,如脑动脉栓塞,部分性脾、肾动脉栓塞。

(3)轻度缺血不产生坏死:缺血可通过侧支循环血供代偿而恢复,因此对器官的功能影响为一过性,多无严重的后遗症。此影响多发生于血供丰富的器官,如胃、十二指肠、头面部和盆腔;双重血供的器官,如肝脏、肺脏;或较大的栓塞物栓塞动脉主干,如脾动脉主干栓塞。

**2. 不同栓塞水平对靶器官的影响**　栓塞水平是指栓塞剂到达或闭塞血管的位置，对于经动脉栓塞，通常包括主干、小动脉和末梢及广泛性栓塞；对于静脉则有主支和区域性栓塞之分。不同的栓塞水平对靶器官的影响有较大的差别。

（1）毛细血管栓塞：又称为末梢性栓塞，指直径1mm以下的血管被栓塞。通常使用微小颗粒或液态栓塞剂方可造成毛细血管水平的栓塞。一定范围的毛细血管栓塞可造成靶器官的严重缺血，以致部分或大部分组织坏死。如果造成毛细血管内皮坏死，血管结构则难以恢复重建（图3-1-1）。

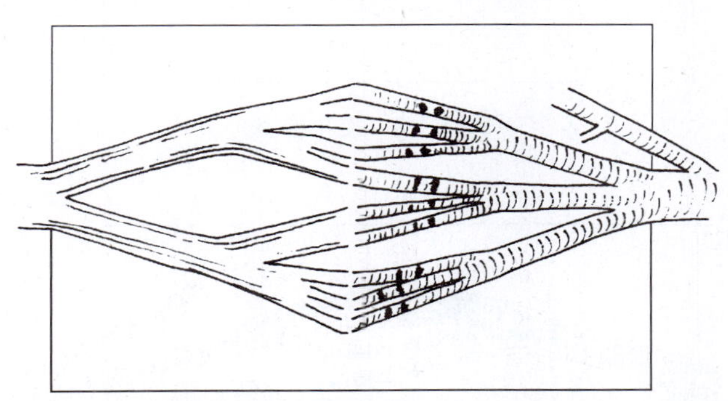

图3-1-1　末梢性栓塞

（2）小动脉栓塞：指直径1～2mm的动脉被相应大小的颗粒栓塞剂栓塞。在被栓塞的小动脉远端的毛细血管保持较好的情况下，其对靶器官的影响则较前者稍弱。组织的缺血程度和是否会发生坏死往往取决于栓塞范围的大小和侧支循环建立的好坏。在被栓塞的小动脉为靶器官的终末血供，不易得到侧支血供，较大范围栓塞时则可产生组织不同程度的坏死，如肠动脉弓三级分支的栓塞。反之则可造成不同程度的缺血反应，对缺血耐受性较好和较容易得到侧支血供的组织器官多不产生坏死，如胃十二指肠动脉栓塞（图3-1-2）。

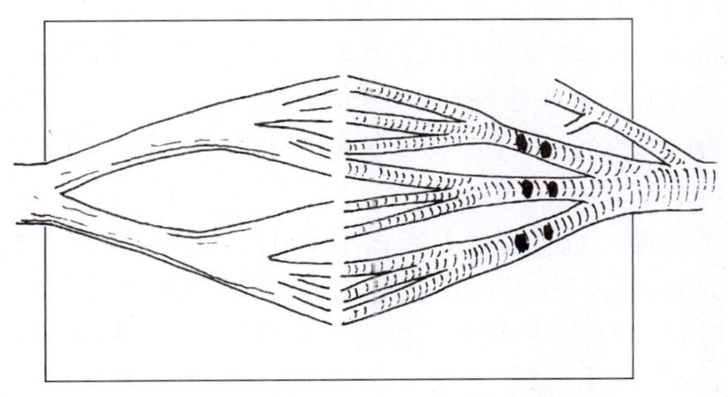

图3-1-2　小动脉栓塞

（3）主干栓塞：指器官供血动脉的主干或主支被相应大小的栓塞物栓塞，其直径通常>2mm。如果其远端的小动脉和毛细血管未被直接栓塞，侧支循环又迅速建立的情况下，对靶器官的影响较小，但对缺血耐受性极差的心、脑等器官则可造成严重后果。主干栓塞主要用于改变局部血流方向，治疗血管破裂出血和动脉瘤等（图3-1-3）。

（4）广泛栓塞：也可以称为完全性栓塞，指靶血管支配范围内的毛细血管、小动脉和主干均被栓塞的情况，可造成靶器官的广泛坏死。此水平的栓塞可发生在使用大量的液态或微粒栓塞剂，或者分别使用不同大小的栓塞剂进行前三种水平的栓塞的情况下。临床上主要用于治疗血供丰富的良恶性肿瘤和病肾的内科性切除（图3-1-4）。

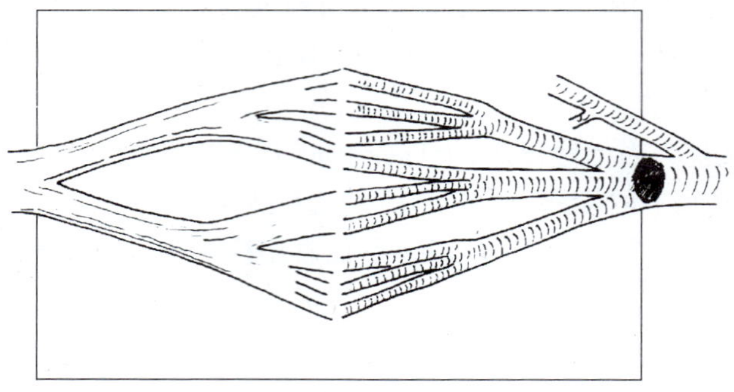

图 3-1-3　主干栓塞

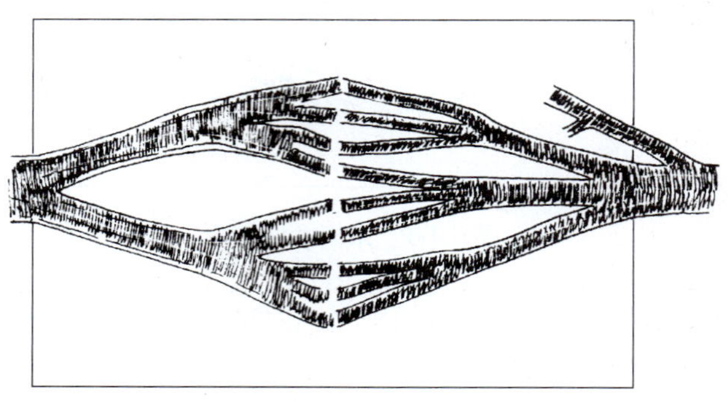

图 3-1-4　广泛栓塞

（5）静脉栓塞：静脉的解剖学和血流动力学特点决定了静脉栓塞不同于动脉栓塞，其特点为在正常情况下除肝的门静脉以外，其他静脉均为向心性血流，回流血管的直径逐渐增大，对其进行栓塞，栓塞物（剂）易被血流冲走，导致肺栓塞。然而，在静脉曲张情况下，局部静脉的血流方向往往是逆流的，如曲张的精索静脉和卵巢静脉，但逆流的血管直径仍比较大，因此，静脉栓塞常用大的栓塞物和（或）无水酒精、鱼肝油酸钠等，一般不宜采用颗粒栓塞剂。静脉栓塞主要适用于对静脉病变的治疗，如静脉曲张或合并出血。静脉栓塞分为区域性栓塞、主支栓塞。前者主要是改变其血流方向，后者则以破坏异常静脉为目的。

**3. 栓塞程度对靶器官的影响**　栓塞程度是指在小动脉栓塞时靶血管所属分支闭塞的比例，或可表述为栓塞后靶血管血流减少的程度。栓塞程度很难精确计算，临床上主要根据术者的经验来观察“冒烟”时造影剂的排空速度或造影复查进行判断。栓塞程度分为：小部分（<40%）、部分（40%～60%）、大部分（61%～95%）和完全（>95%）栓塞。

一般而言栓塞程度越高，坏死程度越大。二者虽有明显的相关性，但并非简单的线性相关。坏死程度常小于估算的栓塞程度，其主要原因为栓塞术的不完全清除特性。在大多数情况下，即使靶血管已被认为达到完全性栓塞，但由于潜在的侧支循环的存在，通常难以造成靶器官类似外科手术切除式的完全坏死（清除），使得部分器官或肿瘤组织得以残存。与外科的完全性切除术比，这就是栓塞术所具有的不完全清除特性。血管门残留现象是不完全清除特性的一个重要的临床表现。所谓血管门是指器官的动静脉等进出处，如肝门、肾门等；而肿瘤供养动脉进入肿瘤的部位可谓之肿瘤门。血管门残留现象是指对靶器官或病变进行完全性栓塞过程中或术后随访过程中，发现位于血管门区的组织不能被有效栓塞或仍有活组织和肿瘤复发。残留现象主要见于实体脏器和其他较大的实体瘤的栓塞治疗中，如块状型肝癌。残留现象形成的主要原因如下：

（1）器官和肿瘤的插入式供血方式：供血动脉树枝状分布是该现象发生的解剖学基础。近肿瘤门区的血管管径较粗大，末梢血管细小，注入的栓塞剂优先流向远端末梢血管并停留下来。只有在远端血管栓塞致血流停滞后，后续的栓塞剂才能栓塞血管门区的供血动脉根部发出的细小动脉，特别是在恶性肿瘤有较多的丛状小血管。此种情况下，超选择插管几乎不可能成功，导致技术角度上血管或肿瘤门残留。

（2）假性完全性栓塞：是指在栓塞后造影复查显示局部血流完全停滞，被认为已达到完全性栓塞，间歇几分钟后再造影复查，仍可观察到少量血流向器官或肿瘤供血。导致该现象的一项重要原因是在开始栓塞剂以较快的速度注入时，靶血管易受刺激发生痉挛，同时大量栓塞剂集中进入血管造成拥挤，不易形成长段铸形栓塞。当经过一段时间的动脉血流的脉冲式锤击和血管痉挛缓解后，栓塞剂前移，使器官或肿瘤门区的血流有所恢复，导致血管或肿瘤门残留。

（3）存在侧支血供：肿瘤或血管门区的组织附近常有较多的供血动脉，在栓塞后最易得到侧支血供，以至于处于缺血和缺氧状态的濒死组织得以起死回生。

（4）存在多支血供：由于器官和肿瘤本身血供较为复杂，常有明显的或潜在的多个血管门（多支供血），而且部分明显的和所有潜在的血供在动脉造影中难以被发现，所以漏栓的血管门区的组织存活是可以预见的。这也属于残留现象发生的基础之一。

**（三）对局部血流动力学的影响**

血管一旦被栓塞，局部血流动力学会随之产生改变，了解这些改变有益于理解栓塞术的作用、结果和并发症等。

**1. 局部血供改变**　局部血供中断或明显减少，潜在的侧支通路开放对靶器官供血。此情况常出现于动脉主干及小动脉水平的栓塞，由于远端的毛细血管床尚未严重受累，且呈低压状态，侧支循环易于形成。若对毛细血管床水平进行完全性栓塞，则侧支循环难以建立。

**2. 栓塞后血液重分布**　对于二重血供的器官，如头面部、胃十二指肠、盆腔等，对其一支或一侧动脉主干的栓塞，很快可由另一支或对侧动脉增粗供血。虽然血供不能恢复到先前的状态，但在一般情况下不致产生缺血坏死症状，且随着时间的延长，局部供血量可恢复至接近栓塞前（图 3-1-5）。

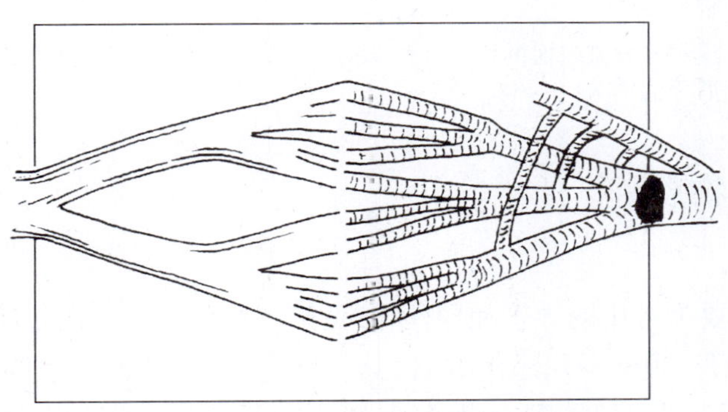

图 3-1-5　侧支循环形成

**3. 纠正异常的血流动力学改变**　在原已存在异常血流动力学改变时，正确的栓塞可使异常循环所致的盗血、分流、涡流等现象得到纠正或解除，如各种动静脉畸形、动静脉瘘、动脉瘤和静脉曲张等（图 3-1-6）。

**（四）止血作用**

通过直接用栓塞剂堵塞破裂的血管，或将出血动脉近端栓塞，使之压力下降并继发局部血管痉挛性收缩或继发性血栓形成而达到止血的目的（图 3-1-7）。

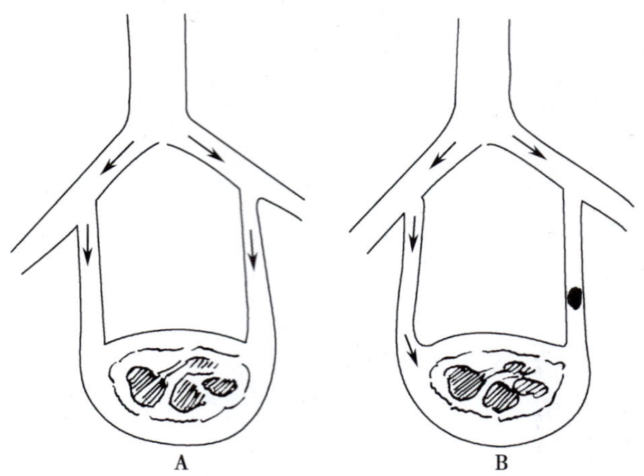


图 3-1-6 纠正异常的血流动力学改变

注:A. 正常血流;B. 栓塞后血流由一侧供给

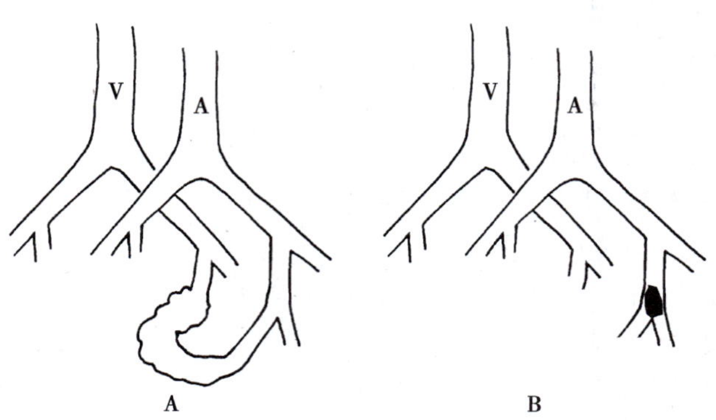


图 3-1-7 止血

注:A. 分流盗血的纠正动静脉短路,形成动静脉瘘;B. 栓塞后分流消失

## 二、栓塞器材及栓塞物质

### (一) 栓塞器材

用于栓塞术的器材主要为常用的导管和导丝,参见第一章第二节。在此仅介绍较新的特殊器材。

**1. 导管** 除常规导管外,现常采用超滑导管,其外层涂有亲水膜,遇水则变得十分光滑,易于随导丝跟进靶血管。微导管,外径小于 3F,配有微导丝,可由内径大于 0.035 英寸的同轴导管送入,用于超选择插入迂曲的或细小的靶动脉。

**2. 导丝** 为了超选择性插管,目前超滑导丝和超硬导丝亦较常用,前者主要用于进入迂曲的血管,同时可减少血管损伤。超硬导丝可起到良好的支撑力,可引导导管进入成角较大的血管。

### (二) 栓塞物

用于经导管注入并达到血管栓塞的材料称为栓塞物,一般也可以称为栓塞剂或栓塞材料。栓塞物可为固体,液态物质和一些药物。

**1. 对栓塞物的要求** 一般栓塞物应达到下列要求:

(1) 能顺利通过导管注入或送入血管内,起到相应的栓塞作用。

(2) 无毒或低毒。

（3）无抗原性。

（4）人体组织相容性良好，不引起排异或严重异物反应。

（5）无致畸和致癌性。

**2. 常用栓塞物** 根据不同标准可将栓塞剂进行多种分类。按栓塞时间长短分为短期栓塞剂，如自体血栓等；中期栓塞剂，如吸收性明胶海绵颗粒；长期性栓塞剂，如钢圈、医用胶等。按栓塞剂性质分为液态栓塞剂，如无水乙醇等；固态栓塞剂，如吸收性明胶海绵等。按栓塞血管直径大小可分为大、中、小型栓塞剂等。但所有的分类均难以概括栓塞剂的特性，故在此仅根据栓塞物的物理形状简要介绍目前常用的几种栓塞剂的一般性状、性能和使用方法。

（1）海绵状栓塞剂：包括吸收性明胶海绵和泡沫聚乙烯醇（ivalon）。此类栓塞物的特点为：具有可压缩性，被压缩后能通过直径较小的导管，到血管后再膨胀复原，完成栓塞。吸收性明胶海绵无毒，无抗原性，来源充沛，价格低廉，制备简单，具有较好的可压缩性和再膨胀性，易于注射，栓塞作用可靠，所以成为临床常用的栓塞剂。吸收性明胶海绵颗粒注入血管后停留在直径与其相当的血管内，形成机械性栓塞。其海绵状框架由红细胞填充，并引起血小板和纤维蛋白原沉积，促进其周围血栓形成，使靶血管栓塞。早期实验研究表明其在血管内 7～21 天被吸收，血管可再通，因而被认为是中期栓塞剂。但如前述影响血管再通的因素很多，如大量吸收性明胶海绵颗粒栓塞一长段靶动脉后，其难以被吸收，亦难再通，如仅少量颗粒栓塞，则易被吸收和再通。

泡沫聚乙烯醇具有不可吸收的特点。其摩擦系数较吸收性明胶海绵大，同等大小颗粒时，注射难度稍大。国内甚少采用。

（2）液态栓塞剂：包括无水乙醇、医用胶等，其共同的特点是易通过导管甚至微导管注入，但其栓塞机制不同。

无水乙醇，又称无水酒精，它靠强烈的蛋白凝固作用造成注入部位血管内皮细胞和中层肌的坏死，血液有形成分蛋白凝固和细胞崩解成泥样淤塞毛细血管，并继发局部广泛血管内血栓形成，造成靶器官的缺血坏死。其栓塞能力与到达靶血管内的瞬间浓度有关。缺点为：不宜与常规造影剂混合，难在透视下显影以监测其走向。此外，注射时可产生局部剧痛。

鱼肝油酸钠和十四烷基硫酸钠为血管硬化剂，其作用机制和使用方法与无水乙醇类似，作用稍弱，但能与少量造影剂混合应用 X 线示踪，与吸收性明胶海绵合用则可增强栓塞效果，减少其用量。

二氰基丙烯酸异丁酯（butylate）是一种高分子聚合物，为液态，与离子性液体如血液、盐水等接触后，会发生快速聚合反应，形成固体，同时释放热量。固化后的 IBCA 降解反应十分缓慢，被视为长期性栓塞剂。其聚合反应速度极快，可能一被注出导管即将血管壁与导管端部粘连，造成拔管困难而使手术失败，所以操作者必须技术熟练。所用导管等器材亦必须反复用葡萄糖水等非离子液体冲洗干净，以防导管被黏堵。为了达到不同的栓塞水平，可用碘苯酯或超液化碘油（lipiodol）混合后使用。一般混合的比率与聚合时间成明显的相关性，碘油越多，则聚合时间越延长，使 IBCA 入血后能在聚合前流入毛细血管床，然后聚合完成末梢性栓塞。反之聚合时间越短，IBCA 出导管后在靶动脉干快速聚合，则可栓塞小动脉干或其近端。以往 IBCA 常用于颅内及其他部位的 AVM，小动脉瘤等的治疗（现已经采用新型的组织胶将其取代），亦用于静脉曲张的栓塞治疗，较少用于肿瘤等。

碘油，包括 40% 的碘化油，碘苯酯和超液化碘油，能否称得上真正的栓塞剂尚有不同见解。碘油快速注入正常小动脉后，形成油珠或油柱，对血管有短暂的栓塞作用，几分钟后即可见被栓塞的血管很快再通。如注射速度很慢可不产生血管栓塞。而在一些特定的有病理性血流动力学存在的场所，如富血性肿瘤，特别是肝癌，海绵状血管瘤的血窦，其存留时间明显延长，可达数天至数月，但对局部血供的影响并不显著，这种长期滞留的机制尚不清楚。因此碘油类很少单独用作栓塞剂，但与其他药物或加温后注入可成为真正的栓塞剂。可将碘油加温至 100～120℃，注入肿瘤供血动脉可造成局部广泛的血管栓塞。碘油与化疗药物混合称为碘油化疗乳剂。其中碘油所起的携带化疗药物选择性滞留于肿瘤的作用称之为导向或靶向作用，可使药物大部分进入肿瘤内并延长药物作用的时间（缓释作用）。由于其在肿瘤内滞留，亦可提高常规 CT 检查难以显示的微小肝癌和血管瘤的显示率，以助诊断。

碘油与平阳霉素、丝裂霉素等具有强烈血管内皮损伤作用的化疗药物混合制成乳剂或混悬剂可作为血管栓塞剂使用，其栓塞作用的特点为迟发渐进性，只对滞留区的小血管发生栓塞，对排空较快的正常血管和大血管的影响为可恢复性以及有选择性。当用于治疗血管畸形等血管病变，碘油平阳霉素乳剂也被称为血管硬化剂。

ONYX 是由次乙烯醇异分子聚合物（EVOH）、二甲基亚砜（DMSO）及钽粉微粒按一定比例组成的混悬液，是一种新型血管内非黏附性液体栓塞剂。其工作原理：EVOH 为非水溶性，但可溶于 DMSO 中，当与水性溶液（如血液）接触时 DMSO 快速弥撒到水性溶液中，EVOH 则沉淀为固体而起到栓塞作用。ONYX 非黏附性可避免微导管与血管的粘连。此外，ONYX 具有良好的弥散性能，能够渗透到微导管无法到达的分支血管中，从而达到病灶完全栓塞。但 ONYX 价格昂贵，溶剂 DMSO 有一定的潜在血管毒性和腐蚀性，使用适应证较严格，对于操作医师的要求也较高。目前，ONYX 主要用于脑动静脉畸形和硬脑膜动静脉瘘的栓塞治疗。

（3）大型栓塞物：包括金属弹簧圈类和可脱离球囊等。通常此类栓塞物能通过细小的导管内径，出导管后膨胀或盘曲成形，栓塞较导管直径大得多的血管或血管瘤腔。

不锈钢圈（spring coil，简称钢圈）早先是由抽芯后的导丝加工而成。商品化的钢圈由不锈钢缠绕成与导丝类同的弹簧状，再将其淬火制成不同直径的较大的弹簧圈，并绕以羊毛或涤纶纤维。将其装入直塑料导管，对准导管尾部，用导丝将其推出导管。出导管后钢圈自动卷曲复原，并伴随纤维引起的血栓形成而栓塞血管。其直径通常为 3mm、4mm、5mm、8mm 不等，可栓塞相应直径的血管。如单个钢圈不足以阻断血流可追加数个，直至血流中断。其形态主要为管状，亦有三角形、塔形等（图 3-1-8）。钢圈主要用于栓塞较大血管的主干，多不造成栓塞远端的缺血性梗死，常用于动静脉瘘、动脉瘤、血流再分布、大血管出血和静脉曲张等的治疗。

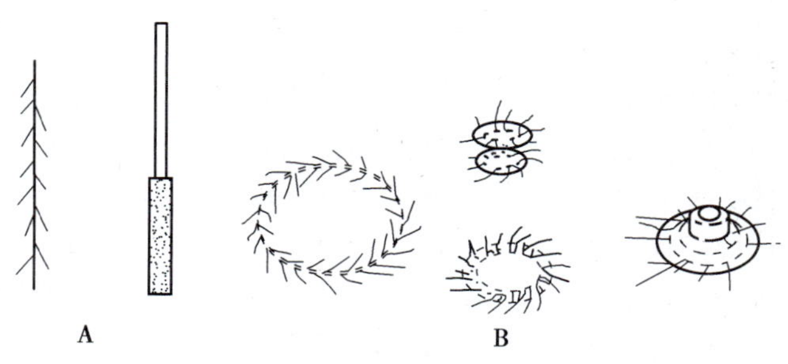


图 3-1-8 不锈钢圈

注：A. 不锈钢圈拉直植入释放器；B. 钢圈释放后成各种形态

可脱卸弹簧圈（detachable coil）是指一种可控制其释放或在释放前可回收的金属圈。其中一种为上述钢圈的改进型，弹簧圈尾部有一小珠，可卡在推送导丝的凹槽内，当弹簧圈大部分推出导管后，即可造影证实其所在位置是否正确。如不正确可由导丝将其拉回。反之可推出导管，小珠与导丝脱离即可释放。另一种为细的铂金丝与推送导丝焊接在一起，其推出导管后自动盘曲，证实其所在位置正确后，通过直流电或者使用液压，将弹簧圈与导丝焊接处解离。目前，可脱卸弹簧圈是用于脑动脉瘤栓塞的相对安全和有效的栓子（图 3-1-9）。

可脱球囊可由乳胶和硅胶两种材料制成，注入稀释造影剂后可膨胀，其尾端为弹性良好的小胶圈，与直径 3F 的微导管相连，当球囊到达预期栓塞的部位时，经微导管注入稀释的造影剂，使其膨胀。确认位置正确后，即可撤微导管，弹性胶圈自动封闭，防止造影剂流出，膨胀后的球囊直径可达 10mm 以上，通常用于较大直径血管和动静脉瘘的栓塞（图 3-1-10）。

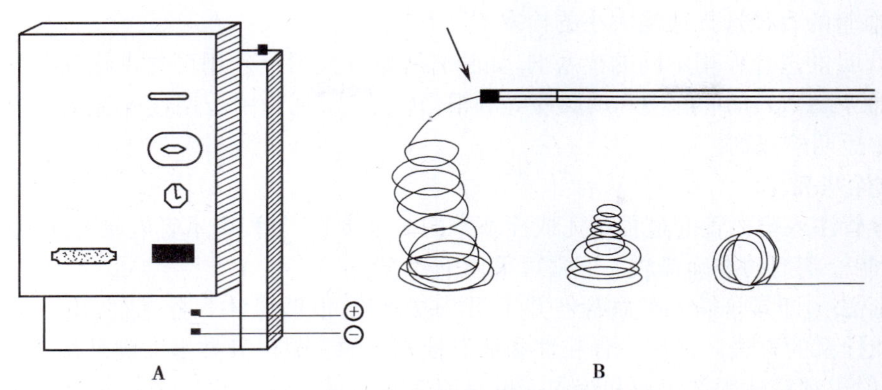


图 3-1-9　GDC 栓塞器材

注：A. GDC 电源；B. 各个形态 GDC

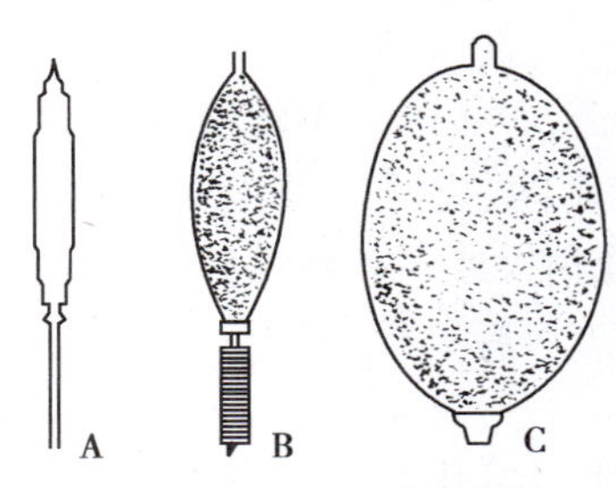


图 3-1-10　可脱球囊

注：A. 未膨胀球囊；B. 用造影剂充盈球囊；C. 球囊充盈后脱离，阀门自动关闭

（4）微小栓塞剂：指用于毛细血管和小动脉末梢栓塞的直径在 50～700μm 大小的微粒、微球和微囊，可通过微导管注入。其中微囊多包有抗癌药物，如丝裂霉素、阿霉素或中药鸭胆子油等，利用微囊的不断溶解、破裂达到药物缓释和栓塞二重作用。微小栓塞剂的制作材料有多种，如 PVA、乙基纤维素、葡聚糖凝胶和明胶蛋白等。根据其是否可被吸收而达到中短期或长期栓塞的效果。其中短期栓塞者，如明胶粉，可用于肿瘤和弥漫性胃出血的治疗。长期栓塞者，如 PVA 微粒，可用于 AVM 和恶性肿瘤的治疗。

微球（包括载药微球）是近年来研究发展成熟的一类新型栓塞剂，它具有表面光滑、通过血管腔阻力小以及可压缩性等特点，故可进入比自身颗粒直径更小的远端血管，从而达到更彻底的栓塞效果。此类栓塞剂应用前景远大。

## 三、操作技术

血管栓塞术对术者的综合要求比较高，正确合理的操作技术有赖于对血管影像和血流动力学改变的正确诊断，以及准确的靶血管插管、选择适当的栓塞剂、把握栓塞剂的释放方法、随时监测栓塞程度和控制栓塞范围。

### （一）血管造影诊断

栓塞术前的血管造影检查是十分必要的，其目的为：

**1. 明确疾病的诊断**　即使已有其他影像学甚至病理学资料，亦应对病变从血管造影诊断方面加以研究。主要包括病变部位和性质的确定，了解血管本身的解剖位置和变异情况。

**2. 明确靶动脉的血流动力学改变**　主要包括血管的走行、直径、动静脉显影的时间和顺序、血流速度、侧支循环，以及病变的显影程度和造影剂排空时间等。

3. 评估术后栓塞程度和范围。

### （二）靶血管插管

选择或超选择性靶血管插管水平可影响栓塞术的疗效和并发症的发生率，原则上要求导管应插入欲被栓塞的血管，并尽量避开非靶血管。对于走行迂曲、复杂的靶血管，超选择性插管往往很困难，可采用改变插管入路，选用不同形状的超滑导管和超滑、超硬导丝，甚至微导管等，可提高超选择性插管的成功率。

### （三）选择栓塞剂

栓塞剂的选择是栓塞术的重要一环。选择适当的栓塞剂可提高疗效，减少并发症。选择的原则为：

**1.** 根据靶血管的直径选择适当大小的栓塞剂。

**2.** 根据治疗目的选择作用不同的栓塞剂，如肿瘤的姑息性治疗选用可携带化疗药物的微囊、碘油、吸收性明胶海绵等，AVM、动静脉瘘和动脉瘤等的根治性治疗，则选用长期性栓塞剂。出血或肿瘤术前栓塞则可选用中短期栓塞剂。

### （四）释放栓塞剂

栓塞剂经导管注入靶血管的过程是完成栓塞术的关键步骤，过程中术者应始终注视动态影像，手眼协调动作，以控制栓塞剂的准确释放。通常可采用下列方法。

**1. 低压流控法** 即导管插入靶血管但并不阻断其血流，以低压注入栓塞剂，由血流将栓塞剂带到血管远端而形成栓塞的方法。常用于颗粒性和液态栓塞剂的释放。其技术关键是在透视监视下低压注入栓塞剂，边注射边观察造影剂流速和流向。一旦流速减慢或明显减慢即意味着靶动脉前端部分或大部分栓塞，造影剂停滞或返流时证实前方血管已近全部堵塞。过程中切忌高压快速注入栓塞剂，否则极易造成栓塞剂由靶血管反流而造成非靶血管的误栓。

**2. 阻控法** 即以导管端部嵌入靶血管或以球囊导管阻断其血流，然后再注入栓塞剂的方法。多用于液态栓塞剂的释放，有助于减少血流对液态栓塞剂的稀释，亦防止其反流，本技术并不常用。

**3. 定位法** 即导管准确插入靶动脉的欲被栓塞的部位，然后送出栓塞物，完成局部栓塞。常用于大型栓塞物的释放。技术关键是定位准确，选用栓塞物较被栓塞血管直径稍大或与动脉瘤腔大小相适。透视下将栓塞物经导管送入被栓塞的部位，经注射造影剂证实位置正确，方可释放栓塞物。

### （五）栓塞程度的监测和控制

目前，对术中栓塞程度和范围的监测，仍主要依靠术者的经验，缺乏实时量化监测的有效手段。栓塞不足效果欠佳，而过度栓塞则可能造成并发症。通常术者根据注入造影剂显示靶血管的血流速度判断栓塞程度。一般认为可见流速变慢时栓塞程度约达30% ~50%，明显减慢时约达60% ~90%，造影剂呈蠕动样前进或停滞则栓塞程度约达90%以上。此种监测方法易受术者经验、血管痉挛等因素影响。分次少量注入栓塞剂并不断造影复查了解栓塞程度是较好的控制方法。

## 四、适应证和禁忌证

### （一）适应证

**1. 异常血流动力学的纠正或恢复** 通过局部血管栓塞可对局部血流动力学造成影响，利用此机制可对下列病变进行治疗：

（1）AVM：包括脑、脊髓、颌面部、肾、肺、肝、盆腔、四肢等部位的AVM，通过栓塞术可使异常血管床闭塞，起到根治性、术前辅助性治疗或姑息性治疗的目的。

（2）动静脉瘘：多由外伤、肿瘤、手术引起或为先天性（AVM的一种表现），可发生在全身各部位，最常见的有颈内动脉海绵窦瘘、肝癌并肝动脉-门静脉瘘等，通常通过栓塞瘘的动脉端可达根治的目的。

（3）静脉曲张：主要有食管胃底静脉曲张和精索静脉曲张。

（4）填塞异常血管腔：利用栓子填入动脉瘤内并促使其血栓形成而使动脉瘤闭塞。

**2. 止血** 尤其适用于动脉性出血，如外伤性盆腔和内脏出血、泌尿系统出血、消化道出血、严重鼻出血和颌面部出血、大咯血、手术后所发生的内出血等。

静脉性出血，主要为保守治疗无效的食管静脉曲张出血，可通过经皮肝穿门脉插管入曲张的胃冠状静脉栓塞止血。

**3. 血流重新分布** 对正常的动脉血供进行栓塞，使之血供由其他动脉供给，而达到某种治疗目的。栓塞的前提是不造成被栓血管供养器官的缺血坏死。在进行栓塞或化疗药物动脉内灌注过程中，某些非靶血管难以避开，可能造成不必要的副作用和并发症，如胃、十二指肠动脉为非靶血管时，可先用钢圈将胃十二指肠动脉主干栓塞，然后再行下一步治疗。靶器官由二重动脉供血，如盆腔，需行长期动脉内化疗药物灌注治疗时，可将一侧动脉主干栓塞，而对侧用作插管灌注，使药物较均匀分布于靶器官。

**4. 治疗肿瘤** 恶性肿瘤适于栓塞治疗的主要为各种实体瘤，如头颈部恶性肿瘤、肺癌、原发性或转移性肝癌、肾癌、肾上腺癌、盆腔各种富血性恶性肿瘤、四肢、脊柱及骨盆恶性骨肿瘤等。对恶性肿瘤的栓塞常与化疗药物的局部灌注合并进行，特别是使用碘油化疗乳剂，称之为化疗性栓塞（chemoembolization）。

良性肿瘤适于栓塞治疗的有脑膜瘤、鼻咽血管纤维瘤、颈动脉球瘤、肾巨大血管平滑肌脂肪瘤、骨盆巨大骨巨细胞瘤、椎体动脉瘤样骨囊肿和血管瘤、症状性子宫肌瘤、肝海绵状血管瘤等。

**5. 内科性器官切除** 对器官的栓塞治疗主要目的为消除或抑制其亢进的功能、减少体积或使之彻底消除。适于栓塞治疗的主要有：脾功能亢进和巨脾。肾病引起的顽固性高血压和大量蛋白尿，在肾透析和肾移植的支持下可行栓塞术，使相关的症状和体征改善或消失。异位妊娠可通过动脉栓塞术并灌注甲氨蝶呤而中止。

**（二）禁忌证**

由于栓塞术包含了不同的栓塞方法，使用栓塞剂和栓塞程度亦不同，因而其禁忌证有所不同。在此不再详述，仅列出一般原则。

1. 难以恢复的肝、肾衰竭和恶病质病人。
2. 导管不能插入并固定于靶动脉处，在栓塞过程中随时有可能退出者。
3. 导管不能选择性插管以避开重要的非靶血管，可能发生严重并发症者。

## 五、栓塞反应及并发症

**（一）栓塞反应**

栓塞反应是指靶器官栓塞后出现的、预料中的症状和体征，多为自然过程，对症处理后可康复。其表现及程度与使用栓塞剂的种类、栓塞水平和程度，不同靶器官有关，轻者可无明显症状和体征，重者可出现下列反应，称之为栓塞后综合征。

**1. 疼痛** 栓塞后靶器官缺血，造成器官损伤，释放致痛物质或局部肿胀刺激包膜引起。与栓塞程度和栓塞水平有关，栓塞程度越大，越接近毛细血管水平，疼痛越重。如用无水酒精本身亦造成严重疼痛。疼痛可持续1～10天，并逐渐缓解，疼痛剧烈者可用镇痛剂。疼痛较严重且持续时间较长者，应注意排除发生并发症的可能。

**2. 发热** 可能与坏死组织释放的致热物质和坏死组织的吸收热有关，多为低热。一般坏死组织越多，体温越高，持续时间亦越长。此种反应性发热一般不予特殊处理；对于持续性高热，可予退热处理。应注意排除合并感染引起的发热。

**3. 消化道反应** 主要有恶心、呕吐、食欲下降和腹胀等。多发生于腹部脏器的栓塞治疗后，常持续1～3天，并逐渐好转，严重者需对症处理。

**（二）并发症**

栓塞术引起的并发症是指术后出现的不期望发生的症状和体征。轻型者可通过适当的治疗好转，严重者可致残或致死，应引起重视，尽量避免其发生。

**1. 过度栓塞引起的并发症** 过度栓塞是指栓塞程度和范围过大，尤其是在使用液态栓塞剂和过量使用颗粒或微小栓塞剂时。其后果是造成大范围组织坏死，引起相应的肝、肾衰竭，胃肠、胆管穿孔，胆汁湖，皮肤坏死，脾液化等。所以术中掌握栓塞程度是十分重要的。

**2. 误栓** 指非靶血管或器官的意外栓塞。其后果与被误栓器官的重要性和误栓程度有关。提高操作技术水平和在有经验的医生指导下进行栓塞可减少或避免其发生。通常有以下两种误栓：

（1）返流性误栓：是指栓塞剂由靶动脉返流出来，被血流冲走，导致栓塞其他动脉。常发生于靶动脉前端已被阻塞，而再注入栓塞剂，或注入栓塞剂时用力过大或过猛所致。

（2）顺流性误栓：当靶动脉大部分已被栓塞，原潜在的侧支通道即开放，追加栓塞剂时，由于注射压力较大，或导管嵌入靶动脉可使栓塞剂顺行经开放的侧支进入前端的非靶动脉。另一种顺行性误栓的原因是较小的栓子，通过业已存在的动静脉瘘，进入体静脉造成肺梗死。个别情况下导管内有血栓形成或气泡，在一次注射时将其推出亦可造成顺行性误栓。

**3. 感染** 可发生于所用器材和栓塞剂污染及手术场所消毒不严的情况下，栓塞后大量组织坏死时亦可为感染埋下伏笔。感染常发生在实质性器官，如肝和脾。

## 六、临床应用

血管栓塞术的临床应用甚广，既可用于血管性病变如血管破裂、动静脉畸形、动脉瘤、动静脉瘘等的治疗，也可用于富血性肿瘤、肿瘤样病变及器官功能亢进等的治疗。简而言之，无论何种病变，只要能够通过栓塞靶血管取得临床治疗目的，而不致引起重要组织、器官功能损害，且病人能够承受术后反应者，均可考虑实施血管栓塞术治疗。

### （一）出血

动脉、静脉破裂引起的出血是血管栓塞治疗最常见的临床应用之一。动脉出血根据出血部位分为：

**1. 颌面部出血** 主要包括口腔和鼻出血，系富血性肿瘤、动静脉畸形等引起。

**2. 呼吸道出血** 多由支气管扩张、肺结核、肺癌、肺血管畸形所致的咯血。

**3. 消化道出血** 出血原因包括溃疡、出血性胃炎、肿瘤、憩室、息肉、动脉瘤、血管畸形、内脏破裂等。

**4. 泌尿生殖系出血** 常见原因为结核、肿瘤、结石、动静脉畸形、膀胱癌、产后出血、妇科肿瘤等。

**5. 盆腔出血** 主要原因为妇科疾患、宫外孕破裂等。

**6.** 创伤性出血由创伤所致身体各部位的出血。

动脉出血栓塞止血有以下两种止血机制：

（1）栓塞物直接堵塞出血部位，如肿瘤、动静脉畸形、动脉瘤栓塞。静脉性出血的常见原因为门脉高压胃底静脉曲张破裂。

（2）降低阻塞远端的血管压力，血流减慢，利于血小板在破裂口局部聚集成堆，进而启动内、外凝血机制形成血栓封闭裂口。

### （二）血管性病变

血管病变种类繁多，临床上，血管栓塞主要用于动脉瘤，静脉曲张，动静脉畸形治疗。其治疗的目的是隔绝血管性病变、消除异常动静脉分流、纠正血流逆流。

### （三）富血供肿瘤栓塞

血管栓塞术已广泛应用于人体各部的富血供肿瘤的治疗。根据治疗目的可分为术前辅助性栓塞和姑息性栓塞治疗两类。

**1. 术前辅助性栓塞** 主要用于良性肿瘤、肿瘤样变及有手术指征的恶性肿瘤，如脑膜瘤、颈静脉球瘤、颈动脉体瘤、肾癌等。适当的术前辅助栓塞治疗可减少术中出血，使手术野更清晰，肿瘤与周边组织形成水肿带或假包膜，易于剥离，降低手术时间，提高肿瘤手术切除率。通过栓塞治疗使肿瘤缩小，使无法一期手术切除的肿瘤获得二期手术切除。栓塞后肿瘤血供减少，使手术中出血减少，手术野清楚，可缩短手术时间，提高肿瘤切除率。

**2. 姑息性栓塞治疗** 常用于不能切除的中晚期恶性肿瘤的姑息性治疗，如肝癌、富血性肝转移瘤、肾癌、膀胱癌、前列腺癌、宫颈癌、卵巢癌和骨肉瘤等。其中原发性肝癌的栓塞治疗临床应用最广。治疗的目的是，抑制肿瘤生长，减少肿瘤体积，减轻肿瘤引起的症状和体征，如疼痛、食欲和体重下降等，提高病人晚期生存质量及延长生存时间。

**（四）介入性器官切除**

内科性内脏切除是应用栓塞剂，栓塞某些器官的终末动脉或毛细血管，使之出现不同程度梗死、机化，从而达到临床治疗目的的治疗方法。可用于脾功能亢进、脾大、肾脏病引起的顽固性高血压、大量蛋白尿及异位妊娠等的治疗。

## 第二节 经导管药物灌注术

动脉内药物灌注术（intraarterial infusion，IAI）是指通过介入放射学的方法，建立由体表到达靶动脉的通道（导管），经该通道注入药物达到局部治疗的一种方法。

### 一、基本原理

药物的疗效除主要与其自身的药理作用和病变对其的敏感性有关外，病变区的药物浓度和药物在一定的浓度下与病变的接触时间等因素也对疗效产生重要影响，而不同的给药方式将对上述因素产生作用。采用经静脉给药方式时，药物均经静脉回流至右心、肺循环、再经左心室泵出分散至全身（包括病变区）。此过程的早期药物在各脏器的分布量主要取决于其血流量。而后再根据药物自身的代谢和分布特点，主要分布于肝、肾、肺或皮肤等脏器。靶器官的药物浓度主要与外周血浆药物浓度平行。欲提高靶器官的药物浓度只有增加药物注射量及注射速率。通常药物副作用与其用量及外周血浆浓度成正比，而对一些药物而言，增加药物剂量以增强疗效，又要求减少药物的毒、副作用的矛盾几乎无法通过常规给药途径解决。

**（一）方法**

IAI 的基本方法是经皮穿刺，动脉内插管至靶动脉行动脉灌注，使靶器官药物浓度提高和通过各种方法延长药物与病变的接触时间，而外周血药浓度并不增加，达到提高疗效和减少副作用的目的。其基本原理简述如下。

**（二）IAI 的药代动力学特点**

药代动力学（pharmacokinetics）主要是通过数学模型来研究药物在体内的分布等动态变化的规律性。药代动力学研究表明，药物经由静脉注入后可有Ⅰ相或Ⅱ相分布。分布Ⅰ相指在药物分布达到平衡之前的一段时相。此时药物的分布是由局部血流量决定的，器官供血量大时药物在局部分布就多。IAI 是经由供血动脉给药，药物首先进入靶器官，其分布Ⅰ相较静脉注药有了极大改变，使靶器官药物分布量不受血流分布的影响，成为全身药物分布量最大之所在。分布Ⅱ相又称为快速再分布相，出现于注药后数分钟以至数小时。它除受器官血流灌注量的影响外尚受药物的脂溶性和蛋白结合性影响。一般来说，在此时相 IAI 给药的靶器官药物分布量亦较静脉给药方式多。

外周血浆的最大药物浓度（$C_{max}$）和血浆药物浓度-时间曲线下面积（AUC）为药代动力学研究的重要参数，其值过高将增加药物的毒副作用发生的机会，过低则影响疗效。IAI 时由于靶器官的首过代谢（特别在肝脏）和首过提取作用，使 $C_{max}$ 和 AUC 较以同等的量和注速经静脉注射者降低，可达到提高疗效和减少药物毒、副作用的目的。

IAI 时减少靶器官的血流量能提高其药物接受量。根据药代动力学模型，IAI 时靶器官接受的药量可用下列公式表示：

$$Rt = 1 + \text{表面总体清除率} / \text{肿瘤血流量}$$

Rt 为靶器官药物接受量。表面总体清除率表示除靶器官以外的机体组织对药物的清除程度。肿瘤血流量可视为靶器官的血流量，1 为常数，在表面总体清除率已确定的情况下，欲提高 Rt 值，只能通过减少靶器官血流量才能达到。由此产生动脉阻滞化疗性 IAI 的概念。实验表明,采用减少靶器官血流(如球囊导管阻塞和可降解微球阻塞)的方法,可进一步提高局部药物接受量 6 ~ 7 倍。同时 $C_{max}$ 和 AUC 值变小,血药浓度在一定时间呈缓升和缓降的曲线。这可使靶器官的药物浓度在较长时间内保持比其他部位高 13 ~ 15 倍。

**（三）首过效应**

首过效应(first pass effects)主要指药物第一次通过靶器官时被提取和代谢的现象,也包括一些其他效应。大多数药物在肝脏进行代谢,首过效应在肝动脉内药物灌注时表现十分明显。临床研究表明药物的肝首过提取率最高可达 0.9,而 AUC 较静脉注射减少 50%。其他组织的药物接受量明显减少,相应药物副作用明显减低。动物实验表明,以小剂量 5-FU(5mg/kg)24 小时匀速肝动脉灌注时,肝静脉和外周静脉血中测不到 5-FU,药物几乎完全被肝脏提取和代谢。

对于一些其他器官,如盆腔脏器、脑等,因不是药物代谢的主要场所,药物首过提取和代谢能力不如肝脏等强,但仍较非靶器官药物浓度高得多。动物实验在狗的髂动脉分叉处灌注顺铂,并与静脉给药比较。1 ~ 2 小时后,IAI 组膀胱黏膜、肌肉和其他盆腔组织的药物浓度较静脉给药组高 8 倍,而心、肝和肾组织的药物浓度二组无明显差别。

药物经静脉注射后经漫长的途径达靶器官时,已有相当数量的药物与血浆蛋白或脂质结合,而使具有生物活性的游离药物量减少,从而药效降低。顺铂经静脉给药后 2 小时,98% 与血浆蛋白结合,仅 2% 的游离药物发挥抗癌作用。IAI 时药物直接在靶血管注入,药物经过的血管长度显著缩短,到达靶器官时的药物蛋白结合率较静脉给药低得多,药物效价可提高 2 ~ 22 倍,疗效提高 4 ~ 10 倍。此种效果也应归因于首过效应。

药物通过 IAI 时的首过效应能达到提高疗效和减低副作用的效果,某些因全身用药时副作用大而使用受限的药物采用动脉给药方式则可安全使用。

**（四）层流现象**

由于药液的比重通常比血液比重小,当药液进入血管后并不能很快与血液混合,特别在卧位给药时,药液常在血柱的上层流动,优先进入向人体腹侧开口的血管或优先分布于靶器官的腹侧部分,即为层流现象。此现象亦可出现在静脉注射时,但药物在较长的流程中,特别到达肺循环后已充分与血流混合,并不影响药物在靶器官的分布。而在动脉内给药时,导管已深入靶动脉,药液流程短与血液难以快速混合,层流现象的影响则较大。克服层流现象的方法有:采用脉冲式注射泵,使药物小团状注入血管,使药液在短暂的时间内取代血液而充满血管;或使导管端与靶器官之间有较长的距离,使之在较长的流程中与血液混合;或使药液与血液比重接近;或在药物注射时采用坐位或立位。

在某种情况下亦可利用层流现象,使药物优先流入靶器官,如在胰腺癌、胃癌等化疗药物动脉内灌注治疗中,将导管置于胸主动脉下段注药,因腹脏动脉干在腹主动脉的腹侧开口,漂流于腹主动脉前方的药液可优先进入靶血管(图 3-2-1)。

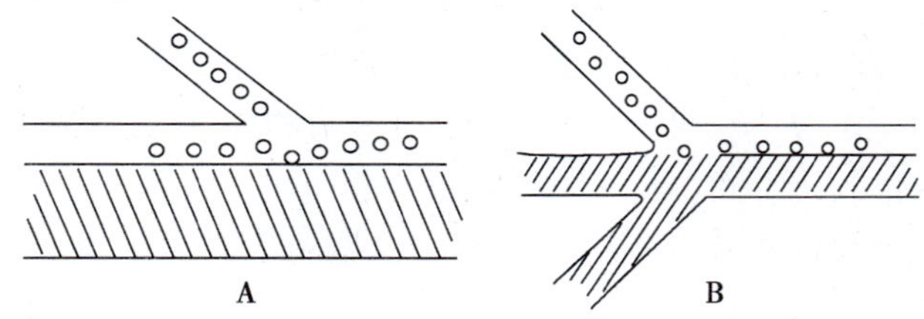


图 3-2-1

注:A. 比重较轻的药液沿血管前壁流动,优先进入向前开口的动脉;B. 比重较轻的药液优先进入靶器官向上(前)开口的分支,使药物在靶器官内分布不均匀

## 二、器材与方法

### （一）器材

IAI 技术所需器械分为常规和特殊两类。

**1. 常规器材**　常规器械与选择性血管造影所用相同。主要有穿刺针、导丝、扩张器和导管。必要时可采用导管鞘，以便在超选择性插管和在保留导管灌注期间经其侧臂注入肝素盐水防止穿刺部位血栓形成。

**2. 特殊器材**　由于现代 IAI 技术要求器械便于更精确超选择性插管和进行各种灌注方式，新的专用器械不断开发出来并用于临床。仅将目前成熟的应用器械介绍如下：

（1）同轴导管系统（coaxial catheter system）：包括内径为 0.038 英寸的选择性插管用外套管，3F 微导管和 0.025 英寸细导丝。当外套管选择至靶动脉口，进一步插入困难时，可沿其插入微导管，细导丝配合插入以便使微导管在透视下显影。柔软的微导管可超选择性入靶血管，拔出导丝后即可行 IAI。

（2）球囊阻塞导管（occlusive balloon catheter）：外形同已塑形的常规选择性导管，内为双腔，其中一侧腔与导管端部的乳胶球囊相通。当导管插入靶动脉后，经侧腔注入稀释的造影剂将球囊膨胀，阻断血流，再经主腔注入药物。

（3）灌注导丝（infusion guide wire）：专为 IAI 技术设计，外观类似常用的活芯导丝，但端部为开放状态。当导管超选择困难时，可用其超选择性插入靶动脉，抽出活芯，连接注射器即可行 IAI，适于肝动脉等药物灌注。

（4）灌注导管（infusion catheter）：主要为血栓溶解术设计，为直头多侧孔导管。导管的端部侧孔段的两端各有一金属标记，可在透视下确定其位置。端孔可由头大身细的导丝阻塞，经 Y 形阀加压注入药物，可迫使药液从侧孔喷出。将其插入血栓后注入溶栓药物，可使药物在血栓内较均匀分布，提高溶栓效率（图 3-2-2）。

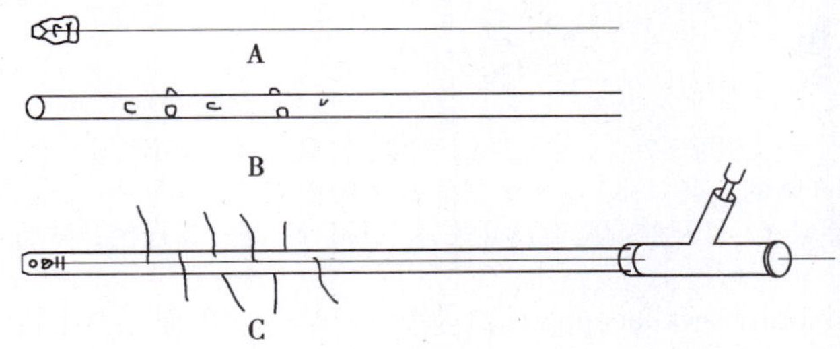


图 3-2-2　灌注导管

注：A. 为大头细身导丝；B. 多侧孔灌注导管；C. 插入导丝阻塞导管头，经 Y 形阀门注药，药液均匀喷出

（5）全植入式导管药盒系统（implantable reservoir，port-catheter system，PCS）：又称埋入式药物泵，由导管和药盒组成。导管由软硅胶或聚氨酯制成，外径 5～6F，内径可容纳 0.038 英寸导丝，可在 X 线透视下显影适于介入方法植入。药盒外壳由钛合金或聚砜等塑料制成，可埋植在皮下组织而不引起排异反应。其上面为一高密度硅胶耐穿刺膜，便于反复穿刺注药。外壳和厚膜间有一小腔，并通过小金属连接管与外相连，将已选择性插入靶动脉的导管引出与药盒连接，即可行长期药物灌注治疗（图 3-2-3）。

（6）药物注射泵：持续性 IAI 需要一台有适当注射压力和注速均匀的泵。泵的注射速率多在 1～99ml/h 范围内无级可调。现有一种一次性便携式橡胶弹力药物注射泵，十分适于 IAI 的进行。该泵为人工合成橡胶制成一紧缩的囊袋。外延的塑料管有一限流阀门。将药物经胶囊的尾端注入后，胶

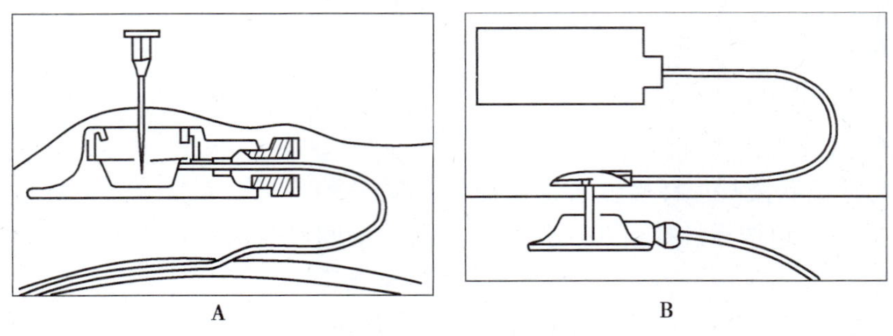


图 3-2-3　全植入式导管药盒系统

注：A. 注射针刺入药盒；B. 连接注射泵

囊充满药液膨胀起来，靠其弹力将药液经管道注出，限流阀门则以一定的流速（0.5～250ml/h）通过药液。如注入 100ml 药液，以 2ml/h 注速，可注射持续 50 小时，该泵特别适于长期持续性动脉内化疗（图 3-2-4）。

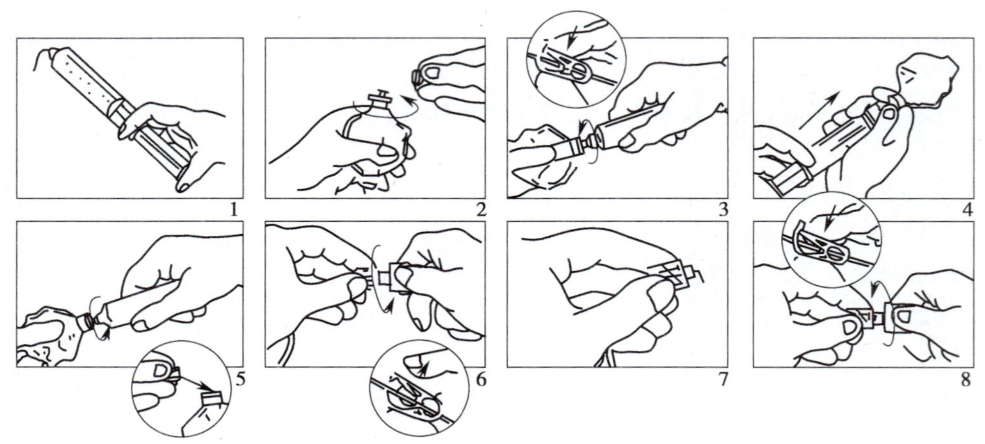


图 3-2-4　弹力注射泵的形态和用法示意图

注：1. 抽药液；2. 旋开泵的入药口；3. 连接注射器并关闭前端；4. 向泵内注入药液；5. 完成后去掉注射器并将入药口旋紧；6. 打开前端旋盖及开关；7. 排液；8. 与针头连接并开始注射

（7）脉冲式注射泵（gianturco-wallacepulser）：是为打破药液在血液中因比重不同而造成的层流现象而设计的，层流现象可造成药液分布不均，引起并发症。该泵在动脉舒张期喷射性注药，药液呈小团状注出。

**（二）方法**

常规采用 Seldinger 技术插管，导管选择性插入靶动脉后应先行动脉造影，以了解病变的性质、大小、血供是否丰富、侧支血供等情况。然后进行必要的超选择性插管即可开始 IAI 治疗。穿刺途径主要有经股动脉、腋动脉和锁骨下动脉等。经股动脉穿刺操作方便、成功率高，主要用于短期的 IAI。经腋和锁骨下动脉穿刺难度大、技术要求高，因不影响病人行走，可保留导管用于长期持续性间断性 IAI。IAI 的主要方式有：

**1. 一次冲击性 IAI**　一次冲击性（one shot）IAI 是指在较短时间内，通常为 20 分钟以上将药物注入靶动脉，然后拔管结束治疗的方法。适用于恶性肿瘤化疗、溶栓治疗等。其特点为操作迅速、并发症少、护理简单。但因药物与病变接触时间较短及不能多次重复给药，疗效可受影响。为提高疗效，在药物配制和灌注方法上有不少改进。

药物载体一般方法多简单地用生理盐水溶解稀释药物后再行灌注。药液易被血流进一步稀释和迅速冲刷出靶器官。改变药物载体可提高靶器官药物浓度和延长滞留时间。

（1）多糖溶液（polysaccharide solution）：采用低分子右旋糖酐（dextran 40）、14%乙基纤维素钠（sodium carboxymethyl cellulose）和0.9%等渗盐水配制成多糖溶液并溶解化疗药物，如丝裂霉素。实验结果显示，将该溶液以0.2～1ml/min注入狗肝动脉和荷VX2肿瘤兔的肝动脉内，其对正常肝组织无损伤，并能延长药物在肿瘤区滞留时间。推测大分子多糖溶液可在一定时间内携带药物，并因其黏度高而降低了血流速度和能黏附于血管内膜，使得药物缓释。

（2）脂类载体：多数富血的恶性肿瘤，尤其肝细胞癌等对脂类微粒有特殊的亲和性，脂类可在瘤区停留较长时间。携带化疗药物的脂类起到所谓导向化疗作用。用脂微粒进行肝IAI和静脉注射比较，发现IAI时在肝内分布的脂粒占注入量的69.2%，比静脉注射多20%。而脾、肺和血中所占比率较静脉注射明显减少。

脂类载体能在肿瘤区选择性滞留的机制可能为：①与其本身的物理性状有关，其黏度高、流动性差、表面张力大、不与血液混合，同时带有负电荷，使二者间有亲和力。②与肿瘤血管发育不全有关，肿瘤血管常缺乏神经支配和平滑肌，致使管壁不能像正常者那样收缩以排挤滞留的油珠。③肿瘤毛细血管常缺乏内皮，形成无内皮的血窦，表面毛糙易使油珠滞留。肿瘤引流静脉发育不全亦造成油珠排出困难。④肿瘤区缺乏正常淋巴系统和网状内皮系统，不利于油珠滞留的后期清除。脂类进入肿瘤坏死区则更难以清除，可得以长期滞留。肿瘤细胞对微小油珠有吞饮现象，既有助于杀伤肿瘤，又致脂类滞留。

（3）碘油：为目前最常用的化疗药物载体，有轻微的一过性血管栓塞作用，亦能在X线下显影。用其和化疗药物的IAI亦被称作化疗性栓塞。目前常用的有超液化碘油（lipiodol）、碘苯脂（myodil）和国产40%碘化油（iodized oil）。碘油与化疗药物的配制方法有多种：

1）用lipiodol加入单体硬脂酸铝及丝裂霉素或阿霉素使之成为混悬剂，能延缓药物的释放。直接将药物与碘油混合，比加用造影剂和生理盐水混合的剂型能较长时间保持局部药物有效浓度。因其油珠较大特别易于在肿瘤毛细血管床较粗大、血窦较丰富和循环速度较快的病变中沉积。

2）油包水（W/O）型乳剂，油水比例以2∶1为宜，经超声乳化器处理形成的乳剂较稳定，不易油水分离。无条件时可用两枚注射器通过二通开关双向反复快速推注制成。可加入适量磷脂酰胆碱或多相脂质体1～2ml促进乳化。研究者将油包水剂、水包油剂和混悬液进行体外药物缓释比较，认为油包水剂的缓释性最好，混悬剂次之。用$^{99m}$Tc示踪观察到化疗药物乳剂能使药物在肿瘤区持续保留24小时。

3）简化的配制方法为：用浓度为60%或76%的造影剂或5-FU溶液溶解化疗药物，再以一定的比例与碘油混合。将二者置于一容器内用注射器反复快速抽、推即成。由于二者比重接近混合比较均匀，油水分离现象出现较迟。

各种配制方法和剂型的选择应根据手头条件和病变情况选择。如病变血管较细小肿瘤染色明显排空较迟可采用油包水剂，水的比例可适当加大，以便产生微小油珠进入病变小腔隙，反之病变血管粗大时，采用混悬剂可减少药物及碘油的流失。

**2. 动脉阻滞化疗（arterial stasis chemotherapy）** 本法包括一系列使靶血管血流减少后再行IAI的方法，目的是进一步提高病变区药物浓度和延长药物滞留时间，减少正常组织的药物接受量。

（1）球囊导管阻塞法（balloon occlusion arterial infusion，BOAI）：是将专用的球囊阻塞导管插入靶动脉，然后用稀释的造影剂膨胀球囊使其阻断动脉血流，再行化疗药物灌注的方法。与常规IAI方法比较，BOAI可提高靶器官药物浓度数倍至十倍，且能延长药物滞留时间。BOAI主要用于肝、肾、盆腔和四肢恶性肿瘤的治疗。

（2）动脉升压化疗灌注（hypertension chemotherapy）：是利用肿瘤动脉对血管活性物质反应不良的特点，先灌注小剂量升压药物使正常组织血管收缩，血流量减少，而肿瘤血管床被动性扩张，血流量相对增加，再行化疗药物灌注的方法。可达到提高肿瘤区的药物浓度，保护正常组织的目的。目前常用的药物为血管紧张素Ⅱ（angiotensin Ⅱ，AT-Ⅱ）。用AT-Ⅱ150mg在90秒内注入肝动脉，发现肿瘤直径<5cm

者血流量明显增加，峰值在 170～240 秒出现，与动脉压升高相关。较大的肿瘤仅部分血流量一过性升高。

（3）可降解淀粉微球（degradable starch microsphere，DSM）和生物降解白蛋白微球（biodegradable albumin microsphere，BAM）阻滞法二者之一注入靶动脉后，可暂时减少动脉血流，再配以化疗药物灌注。与其他中期和长期栓塞微球不同，DSM 和 BAM 注入血管后不久即逐渐溶解消失并不产生长期栓塞作用。DSM 和 BAM 注入肝动脉后，可发现肝动脉血流量由（283±27）ml/min 降至（40±11）ml/min。用 $^{99m}$Tc扫描显示肿瘤区（T）与非肿瘤区（N）浓度比率（T/N）由 0.37 增至 0.62。再用丝裂霉素灌注，外周血中丝裂霉素的，AUC 比单纯灌注减少 55%。用 BAM 加 AT-Ⅱ和 5-FU 动脉内灌注与静脉给药相比，AUC 明显降低，提示药物在靶器官停留时间延长。

**3. 长期药物灌注（long term arterial infusion）** 长期 IAI 是相对于一次冲击性灌注而言，导管留置时间较长，一般在 48 小时以上，灌注可为持续性或间断性，适于肿瘤的姑息性治疗、胃肠出血和溶栓治疗等。

（1）普通导管留置法：即用常规动脉造影器械和方法插管至靶动脉，造影明确诊断及确定导管位置正确后在穿刺部位用缝线或固定盘固定导管，再行灌注治疗。由于股动脉插管时病人行动不便，因此长时间的灌注者可经肱、腋或锁骨下动脉插管。每次灌注后需用肝素盐水封管，即用 5～10ml 生理盐水，每毫升含肝素 125～250μg，快速注入导管并立即关闭开关，防止血液倒流入导管造成血凝块阻塞。灌注期间应常规给予适量的抗凝剂和抗生素，预防穿刺部位血栓形成和感染。本方法的主要缺点是置管时间有限，病人行动不便，心理压力大，护理工作较繁重并可能产生局部血栓形成、感染、导管阻塞或脱位等并发症。

（2）经皮导管药盒系统植入术：原先此系统的植入需要经手术在局部找到靶动脉的分支插入导管至靶动脉，再将导管引出皮下与药盒连接。如行肝动脉留管，需手术剖腹寻找到胃网膜右动脉，远端结扎后插管入胃网膜右动脉经胃十二指肠动脉至肝动脉。再将导管引出右上腹皮下与药盒连接。现在的方法可通过介入技术进行插管和埋植。根据不同厂家的产品插管方式略有不同，可分为动脉分支切开植入法和直接穿刺植入法。前者需先行手术切开，寻找到腋动脉或股深动脉分支，如胸外侧动脉，腹壁浅动脉等，先将其远端结扎，并经近端切开插管入锁骨下动脉或髂外动脉，在 X 线监视下将导管植入靶动脉内。后者较适于介入放射科医生操作。具体方法为：经左锁骨下动脉或股动脉以 Seldinger 技术插入导管，超选择性插入靶动脉后植入交换导丝。拔出导管，沿导丝送入留置管。在左锁骨下窝区、胸部、下腹部或股内侧做切口并经皮下向穿刺部位作一皮下隧道，将留置管经隧道引出并与药盒连接，固定药盒并缝合皮肤。此系统可长期留置，通过局部皮肤穿刺入药盒行靶动脉持续或间断性药物注射。由于全埋入的置管方式，病人行动方便，治疗可在门诊进行，生活质量也较体外留管明显提高（图 3-2-5）。

**4. IAI 与动脉栓塞术的配合** IAI 常与动脉栓塞术配合治疗恶性肿瘤，常用为化疗性栓塞术（chemoembolization）主要是指用含化疗药物的微球栓塞肿瘤血管，达到局部化疗和肿瘤缺血坏死的二重作用。而且在化疗药物的作用下，肿瘤对缺血、缺氧更加敏感，二者的协同作用可明显增加疗效。化疗药物缓慢释放有助于保持肿瘤区的有效药物浓度，而外周血药浓度则降低，副作用减少。目前化疗性栓塞的概念已泛化，包括所有栓塞物与化疗灌注同时应用或先后注入和碘油化疗乳剂注入等治疗方法。

**5. 血流重分布（blood flow redistribution）** 当导管不能超选择性插入肿瘤供血动脉和肿瘤有多重血供时，先将非靶血管或多余的肿瘤供血动脉栓塞，使肿瘤血供由单一血管提供并防止药物灌入非靶器官，以提高药物灌注效率和减少并发症。此类栓塞旨在改变血流分布，不预期使肿瘤缺血，同时为防止非靶器官的缺血，多采用不锈钢圈作动脉干的栓塞。

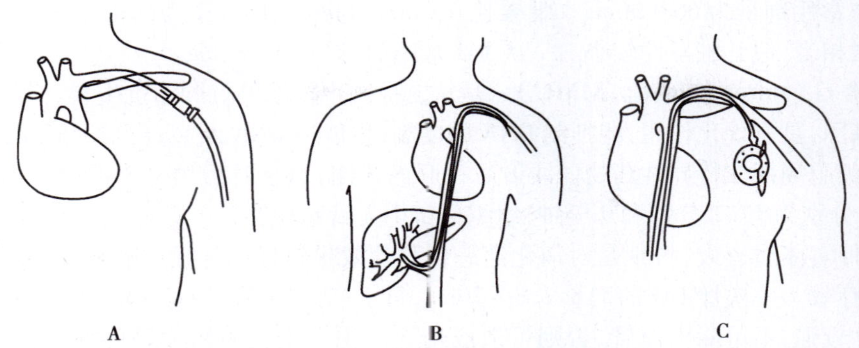


图 3-2-5　经皮导管药盒系统植入术示意图

注：A. 经皮穿刺左锁骨下动脉；B. 插入导管至肝动脉；C. 将药盒与导管连接并埋于皮下

## 三、IAI 中常用化疗药物

细胞从一次分裂结束起到下一次分裂完成称为细胞增殖周期。这一周期可分为四期，即 $G_1$ 期（DNA 合成前期）、S 期（DNA 合成期）、$G_2$ 期（DNA 合成后期）及 M 期（有丝分裂期）。癌细胞有增殖部分和非增殖部分。前者包括所有不断进行增殖或分裂的细胞，与肿瘤的生长有直接关系，对化疗药物敏感性较高；后者包括休止细胞（$G_0$）和终细胞（C）两种。休止细胞中的一部分虽暂时不处于增殖状态，但仍保持增殖能力，在适当时机可进入增殖周期，成为肿瘤复发的根源。

化疗药物中，主要对处于各个增殖周期及 $G_0$ 期的癌细胞均有杀伤作用者称为细胞周期非特异性药物（cell cycle non-specific agents，CCNSA）；而对处于增殖周期中某一期的癌细胞起杀伤作用者称为细胞周期特异性药物（cell cycle specific agents，CCSA）。

### （一）细胞周期非特异性药物

CCNSA 对癌细胞杀伤作用较强烈，为剂量依赖性药物，即提高肿瘤区的药物浓度比提高药物与肿瘤接触的时间更重要，适宜于一次冲击性 IAI。注药时间通常为 20 分钟以上。常用的有烷化剂、铂类和抗肿瘤抗生素等。

**1. 阿霉素（adriamycin，ADR）**　为蒽环类抗肿瘤抗生素。其分子可插入 DNA 分子中，干扰 DNA 的功能，抑制 DNA、RNA 及蛋白质的合成，可影响线粒体的结构和功能。它对 S 期细胞有最大的杀伤作用，并可延缓 $G_1$、$G_2$ 及 M 期的进程。本药物由肝脏代谢，主要由胆管排泄。静注后药物浓度的衰减为二房室开放模型，$t_{1/2}$ 分别为 1.1 小时和 16.7 小时。阿霉素可较好地溶于注射用水和非离子型造影剂内，可与碘油制成混悬液，特别适用于化疗性栓塞治疗。

阿霉素具有抗瘤谱广，抗癌活性高的特点，在临床上广泛用于头颈癌、乳癌、胃肠道癌肿、肝癌、肾癌、盆腔及四肢恶性肿瘤的化疗灌注。与其他抗肿瘤药物合用可进一步提高疗效，如环磷酰胺、长春新碱、氟尿嘧啶等。一次性 IAI 的剂量为 20 ~ 80mg，间隔 3 ~ 4 周后可重复给药，总剂量不宜超过 $450mg/m^2$。

骨髓毒性是其主要的剂量限制性毒性。一般在用药后 7 ~ 10 天白细胞可降到最低，但恢复快。血小板亦可减少。既往用过化疗放疗者，剂量应适当减少。阿霉素的心脏毒性可分为两类：一类为对心脏的急性毒性，于用药后数小时或数天内出现，主要表现为心电图异常，如室上性心动过速、室性期前收缩等，均为可逆的。另一类为累积剂量有关的心肌病变，表现为充血性心力衰竭。年龄大、有心脏疾患及心电图异常者易引起心肌病变。与环磷酰胺合用时可增加其毒性。其他不良反应为食欲减退、恶心、呕吐、腹泻、脱发等。给药后几天内尿可呈红棕色。

表柔比星（epirubicin，EPI）为阿霉素的立体异构体。其抗肿瘤效果与阿霉素相等或更强，但心脏毒性大为降低，IAI 常用剂量为 60～90mg。吡柔比星（pirarubicin，THP）亦为阿霉素的类似药物。其抗肿瘤活性较阿霉素相当，但心脏毒性较小。一次 IAI 常用剂量为 50～80mg。

**2. 丝裂霉素 C（mitomycin C，MMC）** 是从链球菌中提取的抗肿瘤抗生素。其结构中有乙烯亚胺及氨甲酰等基团，具有烷化作用，能抑制 DNA 的复制，也能使 DNA 断裂，对细胞周期的 $G_1$ 晚期和 S 期者最为敏感，为细胞周期非特异性药物。注射后在肝内代谢，数小时后约 1/3 由尿排出，因此血浆浓度可迅速降低，$t_{1/2}$ 分别为 17.1 分钟和 9 分钟，组织分布中无特殊积存。

MMC 对各种实体瘤有效，特别是对消化道恶性肿瘤效果较好。与氟尿嘧啶、阿霉素和喜树碱等联合应用，可提高疗效。一次性 IAI 的剂量为 8～20mg，每 1～2 周 1 次，总量 40～80mg 为一疗程。

本品刺激性较强，不可漏出血管，否则可造成局部组织和皮肤溃疡、坏死，难以愈合。一旦药液漏出，应立即在局部皮下注射生理盐水 10～20ml 以稀释药液，减轻局部反应。IAI 后可造成靶动脉的狭窄或闭塞，因此经留置导管长期给药时，MMC 应减量及稀释后应用。

MMC 骨髓抑制明显，可致白细胞、血小板减少，约在用药后 3～5 周减少至最低值。少数病例可出现肝、肾功能损害。在停药后短期内本品偶可引发突发心力衰竭猝死，故心脏病病人慎用。此外尚可出现四肢麻木、口腔溃疡、肢体酸痛、脱发等。

本品不宜用葡萄糖水稀释灌注，因在酸性溶液中，效价降低。

**3. 顺氨氯铂（cisplatin，CDDP 或 DDP）** 简称顺铂，为铂类络合物。与 DNA 产生链间和链内的交换，从而破坏 DNA 的复制和功能。故对 $G_1$ 最敏感，高浓度时亦能抑制 RNA 和蛋白质的合成。静脉注药后药物主要集中在肝、肾、大、小肠和皮肤中，血浆浓度为二房室开放模型，$t_{1/2}$ 分别为 41～49 分钟和 57～73 小时，主要通过肾脏排泄。

DDP 的抗癌谱较广，适用于多种实体瘤，主要用于肺癌、肝癌、肾癌、胰腺癌、盆腔和四肢恶性肿瘤。与环磷酰胺、硫唑嘌呤、甲氨蝶呤、雷佐生等联用，可提高其抗癌作用。该药特点是显效迅速，缓解期短。IAI 剂量为 20～100mg，间隔 2 周后可重复给药。

急性毒性反应为胃肠道反应，可出现恶心、呕吐等。通常在注药 1～2 小时内发生，部分病例可较严重，停药后 2～3 日症状可消失。尚可引起肾脏损害和听神经障碍，表现为血尿、蛋白尿、管型尿和耳鸣、听力减退等。肾功能不良者应禁用。用药期间应进行水化治疗，每日补液不少于 1500ml 或加用甘露醇利尿。

碳铂（carboplatin，CBOCA）又称卡铂。为第二代铂类抗肿瘤药物，其生化性能和药物活性与顺铂相似，但毒性明显减低。IAI 剂量为 300～500mg。

**（二）细胞周期特异性药物**

CCSA 对癌细胞杀伤作用相对较弱且缓慢，为时间依赖性药物，即达到有效剂量后延长药物与肿瘤的接触时间能相应提高杀伤能力，适宜于持续性 IAI，注药时间长达 8 小时～5 天，常经导管药盒系统注药。常用者为氟尿嘧啶、长春新碱、甲氨蝶呤与亚硝脲类等。

**1. 氟尿嘧啶（fluorouracil，5-FU）** 为抗代谢类抗肿瘤药物，是目前抗肿瘤药物中使用最广的一种。5-FU 在体内转变为 5-氟尿嘧啶脱氧核苷，抑制胸腺嘧啶核苷酸合成酶，从而影响 DNA 的生物合成，因此主要为 S 期特异性药物，但对增殖细胞各期均有杀伤作用。静脉注射后 $t_{1/2}$ 为 10～20 分钟，易透过血-脑屏障。约 10%～30% 以原型由尿排出。约 60%～80% 在肝内灭活变为 $CO_2$ 和尿素分别由呼吸道和尿排出。

5-FU 抗瘤谱较广，适用于消化道、盆腔及头颈部恶性肿瘤，常与丝裂霉素、阿霉素等合用。一次性 IAI 剂量为 500～1500mg，常需经动脉内灌注 6～8 小时，每日 1 次，3～5 日为一疗程。经导管药盒系统注入时，剂量为 4000～6000mg，持续灌注，3～5 日内注完。

胃肠道反应较常见，常用于给药后 5～7 天出现，表现为食欲减低、口腔黏膜红斑以至溃疡，大便次数增多等。如腹泻达每日 3 次或以上者应停药。其他反应还有骨髓抑制、皮炎、脱发、肝肾功能损害等。

**2. 甲氨蝶呤（methotrexate，MTX）**　是抗叶酸制剂，通过对二氢叶酸还原酶的竞争性抑制使二氢叶酸不能还原成四氢叶酸，导致一碳转移受阻，从而抑制 DNA、RNA 和蛋白质的合成，其中主要抑制胸腺嘧啶核苷酸的合成，使肿瘤增殖停留在 DNA 合成期，为 S 期特异性药物。过量时可用 N5-亚叶酸钙或胸腺嘧啶核苷予以解救。静脉给药时血浆浓度的衰减为三相，$t_{1/2}$为 0.8 小时、3.7 小时和 7 小时。大部分由肾脏排出。

MTX 可用于治疗原发性肝癌、头颈部恶性肿瘤、成骨肉瘤、肺癌、卵巢癌、乳腺癌等。常与阿霉素联合以提高疗效。可用于宫外孕终止妊娠。IAI 的用法为每 24 小时 10～20mg，连用 5～10 天。大剂量时（25～50mg/24h）应配合应用 N5-亚叶酸钙解救。

不良反应主要有骨髓抑制，停药后血象可继续下降。因此，停药后 2 周内仍应检查血象。其他还有肝肾功能受损、口腔炎、腹泻和脱发等。

用药前 1 日应补充水、电解质，使每日尿量在 3000ml 左右，并同时予以碳酸氢钠碱化尿液，减少其对肾功能的损伤。

## 四、临床应用

动脉内药物灌注术，使药物能高浓度进入病变区，从而提高对局灶性病变的治疗效果，减少药物的毒副作用。目前临床上常用于治疗恶性实体瘤，动脉痉挛、狭窄或闭塞引起的缺血性病变，动脉内血栓形成的溶栓等。亦可用于治疗难治性局灶性炎症，如化脓性骨髓炎、急性坏死性胰腺炎，消化道出血等。现主要介绍其在恶性实体瘤、血栓病和缺血性病变中的应用。

**（一）恶性肿瘤**

IAI 在恶性实体瘤的治疗中应用非常广泛，包括头颈部、胸部、腹部、盆腔和四肢等各部位的恶性肿瘤均可行 IAI 治疗。包括姑息性治疗、术前局部化疗、术后预防性和复发灶的局部化疗。

**1. 适应证**

（1）晚期不能手术的恶性肿瘤。

（2）虽能手术切除，但有手术禁忌或不愿意手术治疗病人。

（3）恶性肿瘤手术切除前的局部化疗。

（4）恶性肿瘤手术切除术后复发或转移者。

（5）恶性肿瘤手术切除后预防性局部化疗。

**2. 禁忌证**

（1）恶病质或有心、肝、肺、肾功能严重障碍者。

（2）伴有高热、感染迹象以及白细胞计数低于 $3\times10^9$/L 者。

（3）发生严重脑和全身转移者。

（4）严重出血素质者。

**3. 术前准备**　介入治疗前应明确肿瘤的部位、大小、范围和组织学类型。完善常规实验室检查及特殊检查，包括血常规、大便常规、尿液常规、出凝血时间、肝肾功能、电解质、肿瘤标志物和心电图等，及局麻药、碘过敏试验。术前 4 小时禁食，半小时给予镇静剂和地塞米松 10mg。根据肿瘤的组织学和生物学特性，肿瘤对药物的敏感性和耐药性等合理选择化疗药物及用量。

**4. 器材准备**　常规准备一般的血管造影器材，如需根据手术方案拟行球囊导管阻滞灌注化疗或植入导管药盒系统者，尚应准备球囊阻滞导管和导管药盒系统套装。

**5. 操作方法**

（1）靶血管造影：常规采用 Seldinger 技术插管，导管选择性插入靶动脉后应先行动脉造影，以了解病变的性质、大小、血供是否丰富、侧支血供等情况。然后进行必要的超选择性插管即可开始 IAI 治疗。

（2）药物灌注：导管应尽量超选择性插入肿瘤供血动脉，必要时应使用微导管技术。将 3～4 种选用的抗癌药物分别溶于100～500ml生理盐水或所规定的药物溶液中，逐一用手推或注射泵缓慢注入，持续时间至少20分钟以上。若肿瘤有多支血管供血，应将抗癌药物按参与血供的比例，注入每1支供血动脉内。导管药盒系统植入术者，留置导管于肿瘤把血管内，经导管药盒系统长期规律性化疗灌注。

**6. 术后处理** 术后处理常规予以补液、利尿等。对有严重恶心、呕吐，发热者，应予以对症处理。

**7. 并发症** 除了可发生一般的插管造影所引起的并发症和化疗药物引起的不良反应外，尚有一些肿瘤所在脏器血供相关的特殊的并发症。如作支气管动脉的灌注化疗可发生脊髓损伤，发生率为1.24%左右，表现为术中或术后2～3小时出现胸髓平面以下的感觉和运动障碍，如尿潴留、截瘫。损伤较轻者经适当的疏通微循环和神经营养治疗，能在数天内逐渐恢复，严重者发生不可逆性改变。此并发症与脊髓动脉和支气管动脉存在共干有关。胰腺癌灌注化疗可引起急性胰腺炎，此并发症主要是由于导管嵌入胰腺供血分支，过量或高压快速注入造影剂和化疗药物引起。

**8. 疗效评价** 恶性肿瘤灌注化疗的疗效除了受化疗药物本身因素、灌注化疗的方法影响之外，还受肿瘤的部位、肿瘤血供程度和肿瘤组织学类型影响。例如支气管肺癌、小细胞未分化癌疗效最好，其次为鳞癌、腺癌；中央型、支气管动脉供血丰富的肿瘤疗效优于周围型、支气管动脉供血欠丰富的肿瘤。但总体上而言，恶性肿瘤灌注化疗有利于提高手术切除的疗效，延缓肿瘤生长速度，提高病人生活质量。

**（二）动脉血栓的溶栓药物灌注治疗**

动脉内血栓形成多继发于动脉粥样硬化，血管炎症性疾病如血管闭塞性脉管炎、结节性大动脉炎和系统性红斑狼疮等，以及血管的创伤如介入血管插管术后、血管外科术后。血栓脱落可来源于静脉或心房。血栓形成和栓子脱落是引起血管闭塞及其组织、器官缺血的重要原因，并可导致严重的后果。急性动脉血栓形成可引起心肌梗死、脑梗死、肢体坏死、肺梗死、肠坏死等，严重者可致死或致残。若转变为慢性血栓则表现为供血区的缺血性疼痛、间歇性跛行，甚至肢体干性坏疽等。传统的治疗方法为内科全身抗凝和溶栓药物治疗，手术切除血栓或人工、自体血管搭桥术等。介入放射学提供了新的治疗方法，如经皮导管抽吸切除血栓、动脉内溶栓药物灌注术等。在治疗过程中动脉内局部血栓溶解治疗与血栓清除术和球囊血管成形术结合可加速血栓清除和血管再通的过程。经动脉局部血栓溶解术也需结合全身抗凝治疗，亦可作为手术处理血栓的后续治疗。急性动脉血栓根据病史与临床表现一般能作出诊断。由于多为急诊病例，应及时行血管造影以明确诊断和处理。

**1. 适应证** 血栓形成或栓子脱落引起的冠状动脉、脑动脉、肺动脉、腹主动脉、肾动脉、肠系膜上动脉和四肢动脉栓塞。

**2. 禁忌证** 各种活动性出血，如消化道出血、外伤性出血、脑出血性梗死、妊娠或产后10天内和女性月经期。

**3. 术前准备** 及时作血小板计数、出凝血时间及凝血酶原时间等相关检查。

**4. 器材准备** 除一般的血管造影准备外，可备专用的溶栓导管。该导管为直头多侧孔导管，可使药液呈喷射状从侧孔喷出，较均匀地注入血栓中。

**5. 操作方法**

（1）血管造影经股动脉途径插管至病变处，造影显示栓塞部位及血栓长度，了解有无已存在的血管狭窄和侧支循环状况。然后将导管尽量靠近血栓或插入血栓内。由于新鲜的血栓多较疏松，采用导丝软头多可送入血栓内，必要时可用导丝的硬头缓慢推进插入血栓内，然后引入导管。此时即可行药物灌注。

（2）药物灌注有两种方法：①小剂量慢速滴注法经导管给予尿激酶5000U/h。每小时观察血管开通情况及测凝血酶原时间。如溶栓有效和凝血酶原时间小于正常的2倍，可继续滴注直至开通。其后减到2000U/h滴注2小时。如溶栓24小时无效，可停止动脉内灌注治疗。②大剂量快速滴注法经导管以4000U/min速度注入50万～80万U尿激酶，不断观察血栓溶解情况。近端血栓溶解后可将导管尖端向前推进，继续灌注。造影观察血栓大部溶解，则回撤导管至血栓段血管上方，并以1000～2000U/

min 继续滴注 4 ~ 8 小时，直至血栓全部溶解。

**6. 注意事项** 术中监测凝血机制。如凝血酶原时间延长至正常的 2 倍以上时，或纤维蛋白原少于 150mg，应适当减慢溶栓剂的注入速度。如纤维蛋白原少于 100mg，应停止溶栓。一旦发现有严重的出血并发症时，应停止溶栓。溶栓全过程中应同时给予肝素 250 ~ 500U/h 静脉滴注，维持部分凝血酶原时间为正常的 2 倍。

**7. 术后处理** 严密监测局部血流状况，可行多普勒超声观察。继续给予肝素抗凝治疗 24 ~ 48 小时。服用双嘧达莫和阿司匹林 2 ~ 6 个月。

**8. 并发症** 主要为出血，其发生率为 17% ~ 38%。多发生于穿刺部位、消化系统和中枢神经系统。应术中严密监测凝血指标，掌握溶栓剂量。一旦发生出血时，可给予 10% 的氨基己酸 20 ~ 50mg，并可酌情补充纤维蛋白原或全血。

**9. 疗效评价** 血栓成功溶解率多为 76% ~ 82%。影响溶栓效率的因素除给药方法和剂量外，还与血栓存在的时间和其主要成分有关。新鲜血栓为发病数小时或数十小时，最多不超过 1 周，动脉内溶栓的效果较佳，溶解率可达 92% 以上。1 周以上的血栓随时间的延长而溶解率下降。其临床疗效还与栓塞的部位，侧支循环的情况有密切关系。一般来说，闭塞的血管早期再通者，临床疗效较好。对于有血管狭窄的病人，约 30% 溶栓后可发生再闭塞。因此目前多提倡溶栓治疗联合 PTA 或血管支架治疗，以取得更好的疗效。

### （三）缺血性病变的灌注治疗

缺血性病变是指由于动脉痉挛、狭窄、慢性闭塞而使受累器官处于低血流状态，结果造成器官的萎缩、功能障碍甚至坏死。缺血性病变的治疗为临床处理的难题，IAI 的应用为缺血性病变的治疗开辟了新的途径。IAI 治疗缺血性病变主要应用血管扩张剂经动脉内灌注，适于治疗的病变主要有脑缺血、肠缺血和肢体缺血等。治疗的关键是早期诊断、早期治疗和配合血管成形术及手术疗法。

**1. 适应证**

（1）蛛网膜下腔出血所引起的脑血管痉挛，经静脉内或其他途径给药治疗效果不佳者。

（2）急性非闭塞性肠系膜血管缺血。

（3）由动脉粥样硬化、糖尿病和雷诺病等引起的肢体缺血性病变。

（4）由药物、损伤和冻伤等引起的周围血管痉挛。

（5）血管介入操作中引起的各器官供血动脉的痉挛。

**2. 禁忌证** 同动脉造影。

**3. 术前准备**

（1）药物灌注前充分补足病人血容量，以防用药时血管扩张造成有效血容量下降。

（2）血管扩张剂的选择常用的有罂粟碱、妥拉唑啉和前列腺素等。罂粟碱为非特异性平滑肌松弛药，对周围血管、脑血管、冠状动脉和支气管、胃肠道平滑肌均有松弛作用。IAI 用药剂量为 60mg/h，用药时间可根据临床效果而定。妥拉唑林为 α 受体阻滞剂，可使小动脉扩张。IAI 一次性剂量为 15 ~ 25mg。前列腺素（PG）是具有广泛生理作用的脂质激素。其中 PGE1 和 PGE2 等对血管平滑肌有直接的松弛作用，二者的半衰期均很短，需持续给药。常用于肢体的缺血性病变的治疗。IAI 时 PGE1 的剂量为 1ng/（kg · min），持续 24 ~ 48 小时。PGI2 的剂量为 5 ~ 10ng/（kg · min），持续 48 ~ 72 小时。

（3）除根据不同的灌注部位备常用的血管造影器材外，应备有微量自动注射泵。

**4. 方法**

（1）操作技术常规经股动脉插管。对脑血管痉挛者，可选用直径 0.9mm 的球囊导管行痉挛血管近端扩张，然后用微导管插至球囊不能接近的靶血管进行超选择造影，以显示末端痉挛血管。肠缺血者先做腹主动脉造影，若未显示较大的血管闭塞，则行选择性肠系膜动脉造影，见肠系膜动脉主干或分支呈向心性狭窄或腊肠样征象，或表现为分支普遍变细或稀少，结合临床可做出肠系膜动脉缺血的诊断。对肢体缺血者做选择性插管,行诊断性动脉造影,以显示动脉的狭窄或闭塞,以及侧支循环的状况。

(2) 药物灌注对脑血管痉挛者,先用尼莫地平 0.5mg、尿激酶 6000 ~ 12 000U 灌注,然后用 0.2% 罂粟碱 1ml,以 1ml/s 的速度重复多次灌注直至血管口径接近正常。对肠缺血者,先一次性灌注妥拉唑林 25mg 行试验性治疗,若血管口径增粗,则改用罂粟碱以 60mg/h 持续灌注,灌注时间可根据病情适当调整。灌注 24 小时后造影复查,若疗效满意,可停止灌注,若无效再灌注 12 ~ 24 小时后停止。

对雷诺(raynaud)现象和急、慢性冻伤引起的肢体缺血者可用利舍平作动脉内注射。妥拉唑林用于创伤或寒冷引起的血管痉挛及早期的 raynaud 现象,一次性注射完毕后,可接着灌注罂粟碱。PGE1 可用于继发性动脉粥样硬化性闭塞的足部缺血病变。

**5. 注意事项**

(1) 应尽可能用细小的导管,操作动作应熟练、轻柔,以减少对血管内膜的损伤。

(2) 灌注期间需连续地监测血压、心率、脉搏及液体出入量。

**6. 术后处理与并发症**

(1) 脑血管痉挛治疗后补液中加用脱水剂、激素、低分子右旋糖酐和钙离子拮抗剂等。

(2) 肠缺血灌注治疗后出现腹膜刺激征者,说明肠壁已发生坏死穿孔,应及时剖腹探查,找出坏死肠管,加以切除。

(3) 四肢缺血灌注治疗后口服烟酸、阿司匹林或双嘧达莫 4 周左右。

**7. 疗效评价** 动脉内罂粟碱灌注治疗脑血管痉挛的有效率为 66.7% ~80%,血管扩张成功率 66.7% ~92%。疗效与痉挛区域有关,大脑中动脉、后动脉区效果较好,大脑前动脉区则较差。动脉内灌注血管扩张剂的应用,使急性肠缺血的死亡率由以往的 70% ~80% 下降到 46%。肢体缺血性病变的有效率达 45% ~72.8%,若配合 PTA 治疗则疗效将进一步提高。

(欧阳强)

# 第四章　经皮经腔血管成形术

1964 年美国放射学家 Charles Theodore Dotter 和 Melvin P. Judkins 直接经皮穿刺血管后用较粗的血管造影导管挤压通过粥样硬化所致的动脉狭窄部位，使其管腔扩张，血流得以恢复正常。Dotter 等将这种采用导管技术挤压扩张或再通动脉粥样硬化或其他原因所致的血管狭窄闭塞性疾病的方法命名为经皮经腔血管成形术（percutaneous transluminal angioplasty，PTA），在血管成形术之前冠以"经皮""经腔"的限定语是以示区别于外科手术血管成形术。

临床实践证明对血管狭窄闭塞性病变可用微创的经皮穿刺导管技术扩张或再通，并非都需要外科手术治疗。这也被视为介入放射学形成的标志，因为它改变了放射科血管造影诊断医生单纯作诊断不作治疗的传统模式，使其转变为集影像诊断与介入治疗于一体的临床医生，激励着更多医生献身到介入治疗的新领域，推动了介入放射学的发展，进而也开创了血管狭窄闭塞性疾病临床治疗的新纪元。

因为使用较粗的导管直接挤压扩张血管容易造成血管损伤，且有时较难通过狭窄部位，Dotter 等改进使用改进的同轴导管方法进行 PTA，即在细导管外套入较粗的导管，再进一步套入更粗的导管，逐渐增加导管直径，逐步挤压通过血管狭窄的部位，使血管扩张成为一种渐进的过程，这种技术称为同轴导管经皮经腔血管成形术（又称 Dotter 技术）（图 4-0-1）。

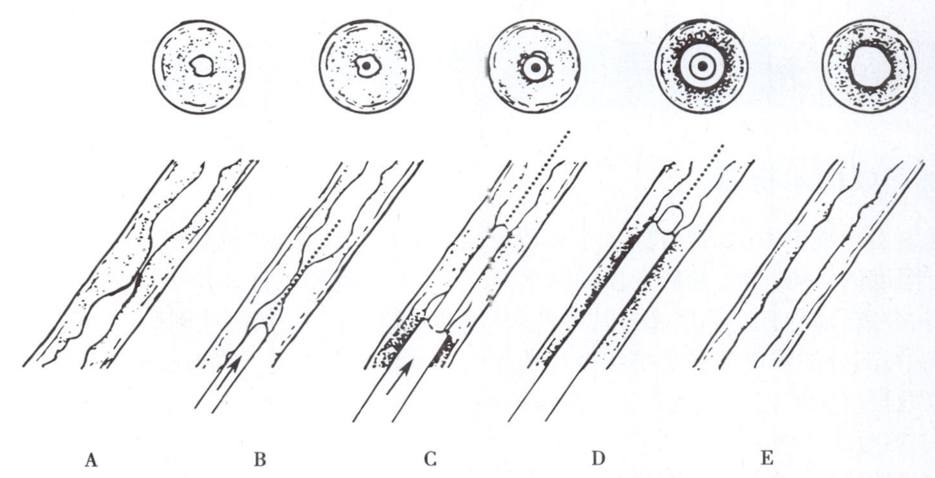


图 4-0-1　同轴导管经皮经腔血管成形术

注：A. 血管狭窄；B. 导丝通过狭窄段，同轴导管的细导管通过狭窄段；C. 同轴导管的粗导管通过狭窄段；D. 粗导管扩张狭窄段；E. 退出同轴导管见血管已扩张

但是，Dotter 等使用的同轴导管质地较硬，一般仅适用于下肢动脉而不适用于内脏动脉，如冠状动脉、肾动脉等。加之同轴导管直径仍然较粗，操作中对血管壁损伤较重，所以同轴导管虽然开创了一条治疗血管狭窄闭塞性疾病的新途径，但在临床并未被广泛采用。

1974 年，PTA 技术出现了突破性进展。德国籍瑞士医生 Andreas Roland Grüntzig 发明了由聚氯乙烯材料制成的双腔球囊导管。双腔球囊导管以小剖面的球囊导管带入较大剖面的球囊，使得导管直径细小，加之材料柔软，可以进入内脏分支血管，进而利用注入对比剂充盈球囊的压力传递给狭窄的血管壁，可使狭窄部位管腔扩张，血流得以恢复，这种方法较 Dotter 等使用的同轴导管方法更为优越。这种应用球囊导管进行的 PTA 技术被称为球囊血管成形术。

1977 年 Grüntzig 利用这种双腔球囊导管，首次为 1 例冠状动脉左前降支狭窄程度为 80% 的病人成功地进行了狭窄部位的扩张。同年，Grüntzig 在美国心脏协会年会上报道了这一技术。从此，应用双腔球囊导管进行 PTA 正式登上了临床治疗的舞台。很快众多国家的医疗中心纷纷把这一技术应用于临床，取得了瞩目的疗效，使其一度成为血管狭窄闭塞性疾病的首选治疗手段。至 1984 年全世界接受这一治疗的病人已达 50 000 人次。随后，不少学者就导管和球囊的材料、结构进行了许多研究和改进。

但 Grüntzig 发明的双腔球囊导管,时至今日仍保持其基本结构,并从血管系统的应用扩展至非血管系统,比如呼吸道或消化道狭窄病变的扩张治疗。

至此,血管狭窄闭塞性病变的治疗,不再仅仅依靠外科手术。但是,随着 PTA 技术应用的增加,PTA 在疗效方面暴露出术后再狭窄发生率较高的问题。据全身多部位血管的平均统计,PTA 后再狭窄率约 30%,个别部位可高达 60% 以上。PTA 术后再狭窄的主要原因是由于血管壁的弹性回缩、内膜及管壁纤维组织的增生或血栓形成等因素导致被成型的管腔发生再狭窄或闭塞。

在上述背景下,于 20 世纪 80 年代陆续出现了经皮激光血管成形术、经皮机械性动脉内膜切除术、经皮血管内支架植入术等几种新技术。其目的是希望借助这些新的技术进一步扩展 PTA 的适用范围,再则为克服 PTA 后较高的再狭窄率。经皮血管内支架植入术,又称为支架血管成形术,其原理是利用支架支撑狭窄闭塞性血管的管壁,以保证局部具有足够的血流量,把内膜增生或血栓形成对远期疗效的影响减至最小。PTA 以后血管内膜撕裂是术后发生管腔再狭窄的重要原因,内支架的运用解决了 PTA 存在的主要问题,即弹性回缩及内膜损伤,从而降低了 PTA 之后再狭窄的概率。经过多年的临床实践,目前较一致认为支架血管成形术是改善 PTA 远期疗效的重要手段。

## 第一节 治疗机制

### 一、球囊血管成形术机制

公认的球囊血管成形术的治疗机制(主要研究的是动脉)为控制性损伤理论,即采用球囊对病变段动脉壁进行有限度的挤压扩张,使病变段动脉壁伸展,内皮细胞和粥样斑块表面成分脱落,动脉内膜和中膜部分断裂、分离,动脉外膜伸展超过其弹性程度,动脉管腔扩大,从而达到治疗目的;另外,在动脉粥样硬化的病人中,部分粥样斑块受到挤压而在动脉壁上重新分布也是球囊血管成形术的治疗机制之一。

动脉狭窄处被挤压扩张后可随着球囊挤压扩张的程度、压力及挤压扩张时间的不同而呈现不同的组织学改变,一般分为三级。

Ⅰ级:组织学及形态学无明显变化。

Ⅱ级:弹力纤维拉长、变直,可失去波浪状。平滑肌细胞拉长,细胞核伸长呈螺旋状。动脉管腔增宽。

Ⅲ级:动脉内膜和中膜断裂,之后出现完全修复及纤维组织增生。

临床上的应用治疗一般需达到Ⅱ级动脉扩张,严重病例要达到Ⅲ级扩张才可取得较好的疗效。

球囊血管成形术后血管的修复机制是:断裂的动脉内膜、中膜发生纤维化,血管平滑肌细胞发生增生、游走并且可能发生分化变为内皮细胞,覆盖内膜表面完成修复。

### 二、支架血管成形术机制

不论是应用自扩式支架或者球囊扩张式支架,球囊扩张仍然是首选方法,随后,支架用于支撑已扩张的血管,使得血管管腔持续开放、血流恢复。

金属裸支架(不带膜,有网眼的支架)植入动脉后数周会被动脉内壁生长的组织所包埋,这一现象首先由 Dotter 在 1969 年描述。支架植入后,支架的金属部分对应处的血管壁有一种嵌入作用,嵌入形成的凹陷会很快地被新鲜的血栓所覆盖,而血栓会在血管内壁上蔓延开来,支架网眼部分的血管壁保留着不同程度的血管内皮,它以多中心形式在血栓的基础上很快地再形成内皮组织,直至完全覆盖支架的表面,这一过程被称作"内皮化"。这对容易引起血凝块形成的支架金属表面起到隔离作用,从而减少了血栓形成的可能及对血流的阻力和涡流,这是支架的一个重要优点。

为了达到支架的这种嵌入作用，在选择支架直径时要比病变血管段附近的正常血管内径大10%～15%。否则早期新鲜血栓覆盖支架需要较长时间，内皮化过程进展缓慢会使纤维修复过度导致管腔再狭窄。

## 第二节　器材与操作技术

### 一、球囊血管成形术器材与操作技术

#### （一）球囊导管的种类

球囊血管成形术从1974年开始，其应用范围、疗效均有明显扩展和改进。但是Grüntzig发明的由聚氯乙烯材料制成的双腔球囊导管的基本构形至今仍无大的变化，仅制作材料方面有不少改进和发展。

**1. Grüntzig球囊导管**　即常用的普通双腔球囊导管。整体结构由一个位于导管顶端的端孔、一个邻近导管顶端的球囊、一条具有两个完全独立腔道的导管和两个位于导管尾端的端孔（注射孔）组成。整条导管内具有两个完全独立的腔道，尾端分别开口于导管尾端的两个注射孔。其中一个腔道位于导管中心，顶端开口于导管顶端的端孔，与普通造影导管相同，可通过导丝或注入造影剂进行造影。另一腔道则位于导管外围，顶端与邻近导管顶端的球囊相通，通过此腔道注入稀释的造影剂，可使球囊膨胀。

球囊充分膨胀后一般呈类圆柱形，其长度和直径有多种规格，可根据不同血管及不同病变选择不同长度和直径的球囊。用于非冠状动脉的球囊导管，一般外径为4～10F，球囊预制直径一般为2～10mm，用于主动脉、下腔静脉等大血管的球囊直径可达20mm左右。为便于透视下体内定位，清楚显示球囊的位置，球囊有效部位的两端装有不透X线的金属环形标记，球囊有效部位长度一般为1.5～10cm。球囊导管的顶端一般为直型也可按需要进行预成型（图4-2-1）。球囊的远端部位一般距导管顶端1cm，用于髂动脉和主动脉者，长度可为2～3cm。

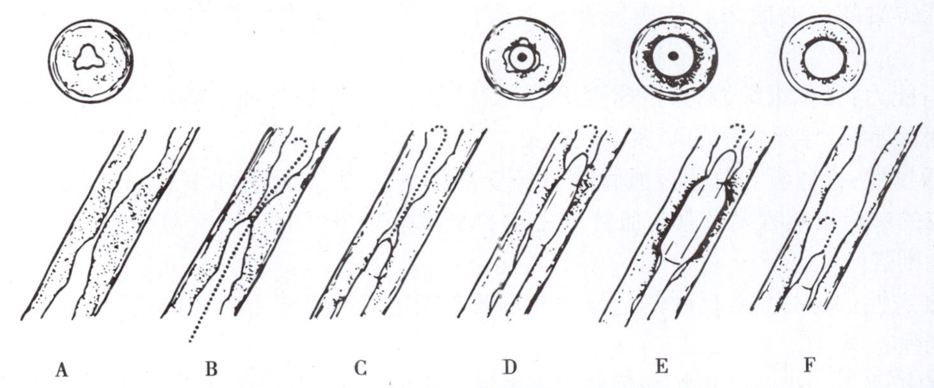


图4-2-1　球囊血管成形过程示意图

注：A. 血管狭窄段；B. 导丝通过狭窄段；C. 沿导丝送入球囊；D. 球囊通过狭窄段；E. 狭窄段球囊扩张；F. 血管成形完成

早期球囊的制作材料为聚氯乙烯。由于聚氯乙烯的顺应性高，在高压下易变形，易破裂，后改用聚乙烯制作球囊。改用聚乙烯后，球囊的顺应性降低，可耐受较高的压力，球囊不易变形和破裂。但是聚乙烯球囊囊壁较厚，不利于制作小剖面的球囊。球囊剖面（profile）指球囊瘪缩后的横截面直径，剖面越大，则球囊直径越粗，不利于进行小血管的球囊血管成形术。目前部分小剖面的球囊改用聚乙烯对苯二甲酸酯（polyethylene terephthalate，PET）为材料制作。一般的聚乙烯球囊囊内压最高耐受值为6～8个大

气压，而以聚乙烯对苯二甲酸酯为材料制作的球囊可耐受15～20个大气压，但其球囊壁厚仅为聚乙烯球囊的1/10～1/8，约6.35～10.16μm。这种球囊瘪缩后的直径可在0.5～1.0mm左右，由于球囊剖面小，可进行小血管的球囊血管成形术，减轻了血管的损伤，扩大了球囊血管成形术的适用范围。

**2. 快速交换球囊导管（monorail技术）** 这种球囊导管与普通双腔球囊导管不同，为一种顶端双腔、一球囊、一端孔，尾端单腔、一端孔（注射孔），双腔单腔连接部位一侧孔的球囊导管结构（图4-2-2）。双腔部分为导管顶端处约20cm（包含球囊），导丝导管同轴，双腔部分与普通双腔球囊导管基本相同。单腔与双腔部分相连，单腔的腔道最终与导管顶端的球囊相通，用于充盈球囊。导丝在单腔与双腔连接部位的侧孔穿出，在单腔部分不再与导管同轴，而是与之并行。快速交换球囊导管不需要特长交换导丝（普通双腔球囊导管需260～300cm长度交换导丝，而该类球囊导管只需190cm或更短长度导丝）即可快速交换导管。快速交换球囊导管既往主要应用于冠状动脉球囊成形术。近年在外周血管应用越来越多。此类球囊导管因其快速交换（便于操作）和更加微创（剖面更小），尤其有利于在中小血管的应用。在使用这一技术操作时，先需要将一个指引导管选择性地插入靶血管，以限制球囊导管推进过程中被束缚在指引导管所建立的"路径"上。

**3.** 各种新型球囊导管，如切割球囊导管、激光球囊导管、热球囊导管、冷冻球囊导管和载药球囊导管等都在不断研制开发及临床实践应用中。随着材料及制作工艺的进步，各种球囊导管将会更多、更广泛地应用于临床。

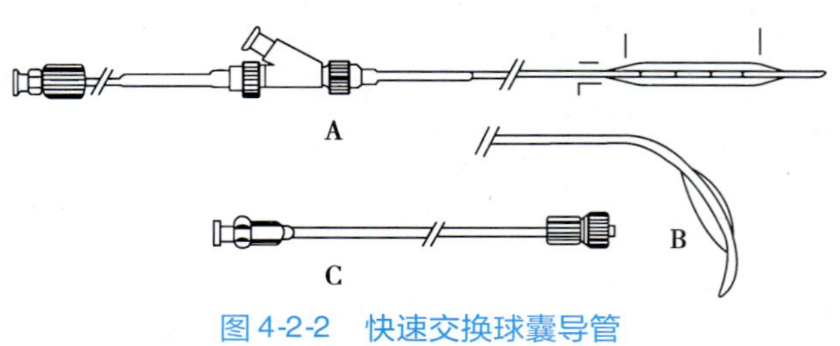

图4-2-2 快速交换球囊导管

**（二）球囊导管的物理特性**

要做到成功使用球囊导管进行球囊血管成形术，除与病变本身的情况及医生的操作技术等因素有关外，很重要的一条就是与球囊导管本身的物理特性有关。理想的球囊导管应以较小的直径带有较大的球囊，并且球囊具有较强的扩张力以及较快的充盈与排空速度。

**1. 球囊导管的运行能力** 所谓球囊导管的运行能力，是指球囊导管是否能够方便地经过穿刺部位到达血管狭窄病变部位的能力。球囊导管在血管内包括血管狭窄病变部位的运行能力由以下因素决定：

（1）随行能力：又称跟踪能力，指球囊导管沿着导丝走行通过迂曲血管的能力，与导管的软硬度、导丝的软硬度及导管、导丝之间的摩擦系数有关。

（2）可通过性：指球囊导管通过血管狭窄病变部位的能力，就导管本身而言，其球囊剖面、球囊与导管移行部位的顺滑自然程度及其与血管壁之间的摩擦系数与可通过性密切相关。一般而言，球囊剖面小可通过性则强。

（3）可推送性：又称力矩，反映的是推送或扭动导管尾端的力能否顺利传递到导管顶端，导管强度高可推送性则强。

**2. 球囊的扩张力** 表示球囊扩张后对周围组织产生的压力，在球囊血管成形术时则为球囊扩张后对血管狭窄病变部位产生的压力。球囊的扩张力由两部分组成，即注入造影剂后产生的流体静压（hydrostatic force）和球囊扩张后产生的环形张力（hoop stress，HS）。据Laplace定律：

$$HS = P \cdot D$$

其中P代表球囊内压力（用压强单位表示），D代表球囊直径。由此可见球囊内压力及直径越大，球囊的扩张力也就越大。

**3. 球囊的顺应性** 反映球囊内单位压力改变时球囊直径的变化。高顺应性的球囊完全充盈后再增加压力其外形容易改变，从而造成血管的过度扩张（图4-2-3）。而低顺应性的球囊完全充盈后不易变

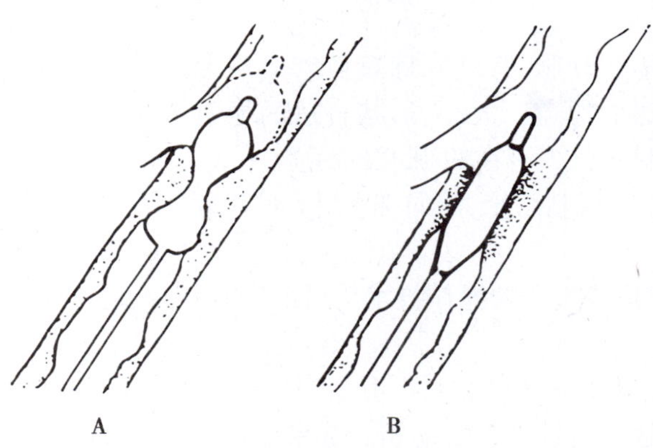


图 4-2-3　球囊导管的顺应性

注：A. 高顺应性球囊导管，扩张狭窄时可能同时扩张正常管腔；B. 低顺应性球囊导管管壁挺直，对正常管腔无影响

形，不易破裂，固有的直径使操作时选择球囊导管更科学，所标示的扩张直径就是实际得到的直径，故临床上使用血管成形球囊导管时应尽可能低顺应性的。

**（三）球囊血管成形术的辅助器材**

**1. 预扩张导管**　当血管狭窄严重或狭窄坚固时，可用预扩张导管通过狭窄段，再换成球囊导管成形。预扩张导管的质地较硬，导管前段呈锥形，导管直径由细至粗，组成一套，便于逐渐扩张使用。如不采用硬导管预扩张，可用小号球囊导管作预扩张。

**2. 球囊充胀枪**　聚碳酸酯模压而成，内装 10ml 一次性注射器 1 支，按压枪柄，注射器内造影剂则充胀球囊。应用时配用球囊充胀压力表。

**3. 球囊充胀压力表**　球囊血管成形术时用于监测球囊内压。压力表上一般标注压强单位为 psi（pounds per square inch，磅/平方英寸）和（或）atm（atmosphere，标准大气压）。

**4. 导丝**　用于血管成形术的导丝基本上类似于诊断性血管造影导丝，但其性能要求高于后者。它的主要功能是通过操纵导丝尾端，使导丝头端通过病变的狭窄部位，并使扩张导管沿导丝顺利进入病变血管，而不进入其他血管分支或损伤血管内膜。血管成形术的导丝应具备以下性能：

（1）可见性（visibility）：一般粗于 0.018 英寸的导丝在透视下多清晰可见。但若进行小血管的血管成形术，所选用的导丝细于 0.018 英寸，透视下往往显示不清楚。为此，对 0.018 英寸以下的导丝，常在其顶端焊接上金或铂，或用铂丝绕成弹簧外套管，则在透视下能清楚地显示。

（2）可控性（steerability or torque control）：要求导丝能被操纵，能顺利通过迂曲血管，进入病变段血管。

（3）跟踪性（trackability）：这一性能指当导丝头端进入某一血管分支后，整根导丝也能随之前进而进入该分支，比如进入某些呈锐角的分支。跟踪性的另一个含义为球囊导管能跟随导丝顺利进入某一分支，即导管的随行能力。导丝的跟踪性是血管成形术必不可少的，这就需要导丝既柔软、可曲，又要有一定的硬度，能为球囊导管提供稳定的支撑，使之通过血管狭窄病变段。

（4）灵活性（flexibility）：又称可弯曲变形性。导丝头端数厘米的内芯逐渐变细，使之柔软可曲，减小了损伤血管内膜的可能性。但导丝过分柔软又降低了可控性和跟踪性，并可能降低相应导管的随行能力，因此在导丝头端涂上聚四氟乙烯（teflon）可适当增强导丝头端的硬度。

（5）可塑形性（shapability or malleability）：导丝头端可按需要塑形形成大小不同的弯曲（J 形），而且能保持这种弯曲形状。为此在导丝头端不设细内芯，但设计了 1 根成形带（forming shaping or malleable ribbon）（图 4-2-4），有利于导丝通过角度较锐的血管弯曲部位。

（6）光滑性（lubricity）：导丝表面必须光滑，摩擦系数低，通过血管和导管沿导丝推进时，阻力小，

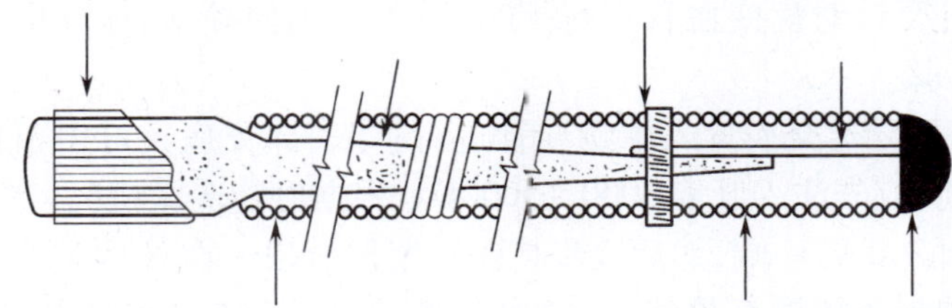

图 4-2-4　可塑形的 0.018 英寸导丝，导丝头端不设细内芯，有一根成形带

才能顺利前进。导丝光滑也可减少血栓形成。

**5. 导引导管（guiding catheter）系统** 常用于冠状动脉、肾动脉球囊血管成形术及支架血管成形术，具有定位准确的优点。导引导管是球囊、导丝输送的通道。大小、形状合适的导引导管不仅有利于后续操作的顺利进行，提高手术的成功率，而且能够明显减少潜在的手术并发症。

**6. 其他器材** 为到达病变部位所需的器材，如微创穿刺系统、定向穿刺针（如 Rups-100）等。

### （四）球囊血管成形术的操作技术

此处叙述的操作技术是一般原则性的，而每一种具体疾病的操作技术均可能有其特殊性。

**1. 术前准备**

（1）病人准备：①术前常规进行血常规、尿常规、肝功能、肾功能、出凝血时间、心电图、胸部 X 线平片检查；检查血沉和血液各项免疫学指标，明确大动脉炎是否出于活动期。②术前针对病变血管应完善一些非创伤性检查，如踝肱指数（ankle brachial index，ABI），彩色多普勒超声检查，CT 血管成像（computed tomography angiography，CTA）及磁共振血管成像（magnetic resonance angiography，MRA）等。这些检查也是术后随访病变血管治疗后是否通畅的方法。③穿刺部位备皮、及术前签署手术知情同意书，向病人及家属解释介入手术操作的目的、操作的方法、可能出现的副作用和并发症、可能的疗效及操作中的配合等问题。

（2）器材准备：根据病变段血管的直径和长度选择不同大小、长短的球囊导管及选用相关的辅助器材。

（3）药物准备：造影剂（宜用非离子型造影剂），局部麻醉药如利多卡因，血管扩张药如罂粟碱，抗凝药如肝素，溶栓药如尿激酶，镇痛药等。

**2. 术中操作步骤**

（1）穿刺插管：常采用 Seldinger 法穿刺插管。根据不同病变血管选择不同的穿刺插管途径及方向。动脉病变通常选用经股动脉逆行穿刺，也可采用顺行穿刺。上肢动脉也是常用途径，如桡动脉、肱动脉等。静脉病变除经股静脉途径外，尚可经颈静脉、锁骨下静脉等。此外，为了能进入门静脉必须经皮经肝穿刺门静脉、经颈静脉由肝静脉穿刺门静脉、经皮经脾穿刺脾静脉等，部分布-加综合征病人只能经皮经肝穿刺才能进入肝静脉。

（2）血管造影：在进行球囊血管成形术前必须根据临床需要进行诊断性血管造影。造影的顺序一般是先作非选择性造影，然后再进行选择性或超选择性造影。通常将诊断性造影导管（一般选用 4F 或 5F 猪尾巴导管）置于病变段血管的近心端（动脉造影）或远心端（静脉造影）进行造影，以明确狭窄部位、长度、程度以及局部侧支血管的情况。动脉病变造影时，特别要注意其流出道的情况，尤其是对髂、股动脉的病变。血管造影时除注意血管形态学改变，不可忽视的是观察血流动力学变化，包括监测局部的血管内压力，测量正常血管段和病变部位的直径。

（3）选择球囊：根据造影的表现，可估计 PTA 成功的可能性，并决定选用球囊导管的直径及长度，所选用的球囊直径一般比狭窄段同一血管邻近正常血管直径大 1mm 为宜。球囊直径选择应根据病变血管的具体情况而定，有时也可选择小于标准的球囊，尤其是血管壁钙化明显、管腔严重狭窄、闭塞者，以减少 PTA 后动脉内膜夹层发生的概率。

（4）到达病变部位：要针对病变血管进行 PTA，首先必须使导丝、球囊导管能到达并通过病变血管，这是 PTA 最关键的步骤。

（5）球囊扩张：经长硬导丝交换置入球囊导管进行扩张，部分病人可用预扩张导管对狭窄段血管进行预扩张。进行扩张前，应先注入肝素 3000～5000U。根据血管造影情况，将球囊定位于狭窄段的中心，若血管狭窄段较长，可先扩张一端，然后逐步扩张狭窄段全段。在 X 线透视下将稀释后的对比剂用球囊充胀枪或手推注射器加压缓慢充盈球囊，每次扩张时间根据病变所在部位不同而异，从 15 秒～5 分钟不等，间隔 3～4 分钟，连续扩张 3～5 次，直至球囊切迹变浅或消失，则为扩张成功。

球囊扩张操作注意事项：①球囊膨胀前应准确定位，并固定球囊导管，以防球囊膨胀时移位，影响扩张效果。②注意缓慢加压，以防球囊过快膨胀导致血管破裂。③注意球囊的额定压力，不要超过球囊的额定压力，避免球囊破裂。④球囊在没有抽瘪前禁止来回抽动，以防内膜夹层形成。

（6）效果评估：PTA 术后可通过再次造影和监测血管内压力来评估扩张的效果。一般成功的标志是，再次造影显示狭窄段血管扩张，血流通畅，局部侧支循环消失；或监测血管内压力显示狭窄段两端压力差下降或消失。PTA 不一定要达到病变段直径的完全恢复，只要病变两端压力差小于 10mmHg 或残留狭窄小于 30% 即可。在做血管造影评估治疗效果的时候导丝需保留在通过病变段的位置，防止扩张过程中内膜撕裂塌陷或急性血栓形成后失去建立修复通道的机会。

（7）退出球囊导管：在 PTA 成功后完全抽瘪球囊，缓慢退出球囊导管，拔去导管鞘，压迫穿刺点。

**3. 术后处理**

（1）穿刺部位处理同一般经血管介入治疗的原则类似，因术中应用了较多抗凝剂，压迫止血时间要足够（建议 15～20 分钟），检查无活动性出血后，局部加压包扎。有时可将导管鞘留置 24 小时，既可减少穿刺部位发生血肿的可能性，又可为术后血管急性闭塞的处理提供方便。

（2）术后应用低分子肝素 24～72 小时，其后应用阿司匹林等抗血小板凝聚药物 3～6 个月。

（3）术后回病房，对病人的局部和全身情况进行临床监护。

（4）术后没有特殊情况不用抗生素类药物预防感染。

（5）术后定期对病人进行复查，包括临床症状、体征、影像学检查（彩色多普勒超声、CTA、MRA 等）。

## 二、支架血管成形术器材与操作技术

支架一词源于英文 Stent，也可译为支撑器。Stent 原为人名，来源于一位英国的牙科医生 Charles Stent，他发明了牙科用的印膜材料，这种材料被用来固定体内移植物，可为施行吻合术的管形组织提供支撑。当血管支架出现后，即以 Stent 命名。

现在通常所说的支架多指金属支架（Stent），而临床上实际应用的尚有一种塑料支架，为了加以区别，后者又称内涵管。

血管支架始于 20 世纪 70 年代末。美国放射学家 Charles Theodore Dotter 继创立了经皮经腔血管成形术（PTA）后，将不锈钢丝绕制成的弹簧状管状物，植入犬的周围动脉内，结果表明金属弹簧圈可嵌入血管壁，维持血管的通畅。20 世纪 70 年代 PTA 被临床广泛接受，支架的研究发展处于停滞状态。至 80 年代，PTA 显示出较高的再狭窄率，而研究发现，血管支架的应用部分解决了 PTA 存在的再狭窄问题，即弹性回缩及内膜损伤，因而支架的应用引起了人们的兴趣。1983 年 Dotter 和 Cragg 分别制成镍钛热记忆合金支架。1985 年 Palmaz 发明了球囊扩张式支架。1987 年已有支架临床应用的大宗病例报告。从此血管支架正式进入临床治疗领域。

支架血管成形术减少了血管弹性回缩和重塑形，保持血管腔通畅而光滑，相对单纯球囊血管成形术降低了再狭窄的发生率。但是支架对于血管是一种异源性物质，刺激血管引起反应性增生，支架植入后的再狭窄仍是有待解决的难题。

### （一）支架的材料与种类

理想的金属支架应有下列特征：采用熟悉的介入技术释放；导入及释放容易；有很高的膨胀率；有不同的直径及长度；X 线透视下可视性好；释放时定位准确性好；放置有误可以回收；足够的支撑力以防回缩；释放后能抗可塑性变形；可适用于扭曲的血管；位置稳定不移位；抗血栓形成；能为很薄的内膜及有功能的内皮覆盖；与邻近血管顺应性相同；生物抗再狭窄性；经得起长期随访；数十亿次循环后支架结构完整；可接受包括 MRI 在内的影像学检查；价格不贵。但目前市场上还没有符合所有条件的支架。

**1. 材料**　目前用于制作支架的材料有金属钽、医用不锈钢和镍钛合金。

金属钽原子序数高(73),不透 X 线,易于透视观察。钽丝具有很好的柔顺性和生物相容性,也是最好的生物学惰性材料。钽丝表面覆盖了薄层的五氧化钽,带负电荷,阻止血小板黏附和纤维蛋白的过分沉积,防止或减轻了血栓形成。钽丝制成的支架具有磁相容性,可用 MRI 观察钽支架在血管内的状态。

医用不锈钢早已用于临床,它的理化性能稳定、无毒,具有良好的生物相容性和抗凝性。常用 304 型和 316L 型不锈钢丝制作支架。支架经电镀抛光后,其表面形成数微米厚的铬氧化物。不锈钢丝支架支撑力强,内皮化时间短。

镍钛合金在不同温度时表现为两种不同的金属结构相。低温时,金属结构相叫马氏体相(Martensitic phase),单斜结构,合金柔软,易变形。温度升高,马氏体相转变为奥氏体相(Austenitic phase),金属晶体呈面心立方结构,合金变硬而有弹性。两者可随温度的变化而相互转变,这一过程称为相变。如果将镍钛合金在 500~600℃高温中塑造成一定的形状,如螺旋管形,退火处理后再放到 0℃冰水中可变得很柔软,可任意变形。当温度升高到某一特定温度(比如人的体温 37℃)时,镍钛合金很快恢复成原塑成的形状——螺旋管形,故此镍钛合金被称为热记忆合金。镍钛合金同时具有良好的生物相容性。

**2. 种类** 支架有多种不同的分类方法。

(1) 按支架在血管内展开的方式分:目前主要有两种,即自扩式(self-expanding,或称为自展式、自膨式)和球囊扩张式(balloon expanding)。

自扩式支架本身具有弹性,释放后即在血管内自行扩张。当血管弹性回缩力和扩展开后支架的残余弹力达到平衡时,支架即获得最大的扩张管径。支架展开后的管径应大于病变血管正常段的直径,这样不仅可以充分发挥其支撑作用,而且支架残余弹力使支架较牢固地附着于病变血管内。常用的自扩式支架有由医用不锈钢丝加工成 Z 形弯曲管状如 Gianturco 支架和编织成网眼管状如 Wallstent 支架(图 4-2-5)等。

球囊扩张式支架本身不具备弹性,支架套在球囊之外,释放前充胀球囊,支架被动扩张到一定直径而贴附于血管内。由于支架展开后无残余弹力支撑在血管壁上,支架能否牢固贴附于血管内壁完全依靠管壁的弹性回缩力,因此应用前选择好合适直径的支架极为重要。这类支架由于本身无弹性,易受外压变形,常用于人体深部血管。常用的球囊扩张式支架有超薄型有槽不锈钢管式 Palmaz 支架(图 4-2-6)、改良的两节式 Palmaz-schwarz 支架、Gianturco-Roubin 支架及钽丝编织的网管状 Strecker 支架等。

(2) 按支架表面处理情况分:裸支架(bare stent)、带膜支架(covered stent)及支架移植物(stent-graft)。

裸支架即普通金属支架,由于这类支架其基本结构为网格状,故液体及气体可通过这些网眼自由进出,因而并不影响管道分支的功能。为此,广泛用来支撑各类管道,尤其是血管、胆管及气管等。这类支架释放系统细小,操作简单,但肿瘤组织可通过网眼长入支架内,引起阻塞。

带膜支架是指用涂膜或聚乙烯膜覆盖的支架,它克服了裸支架肿瘤能经支架网眼长入支架内的缺点,更能封闭非血管性瘘口,故常用于食管气管瘘、食管纵隔瘘及恶性肿瘤所致的食管狭窄等。

而支架移植物则是金属支架与人造血管的复合体,其基本原理是用人造血管将动脉瘤隔离于血液循环之外或将动静脉瘘口封闭,而用金属支架来支撑人造血管壁并将其锚定在自然血管壁上。支架移植物已在治疗胸腹主动脉瘤及锁骨下动脉、颈动脉、髂动脉等的动脉瘤、动静脉瘘等中得到了较广泛的应用。

(3) 按支架功能分:可分为单纯支撑型和治疗型两类。

所谓单纯支撑型,即以支架支撑狭窄段血管或闭塞再通后的血管,以保持血流通畅,恢复远端组织器官的血供。

治疗型支架除起支撑作用外,同时为预防支架植入后再狭窄,而采用了治疗性措施。目前已应用或正处在实验研究阶段的措施有两种:第一种是在金属支架外表涂带治疗药物和利用支架外的覆膜携带

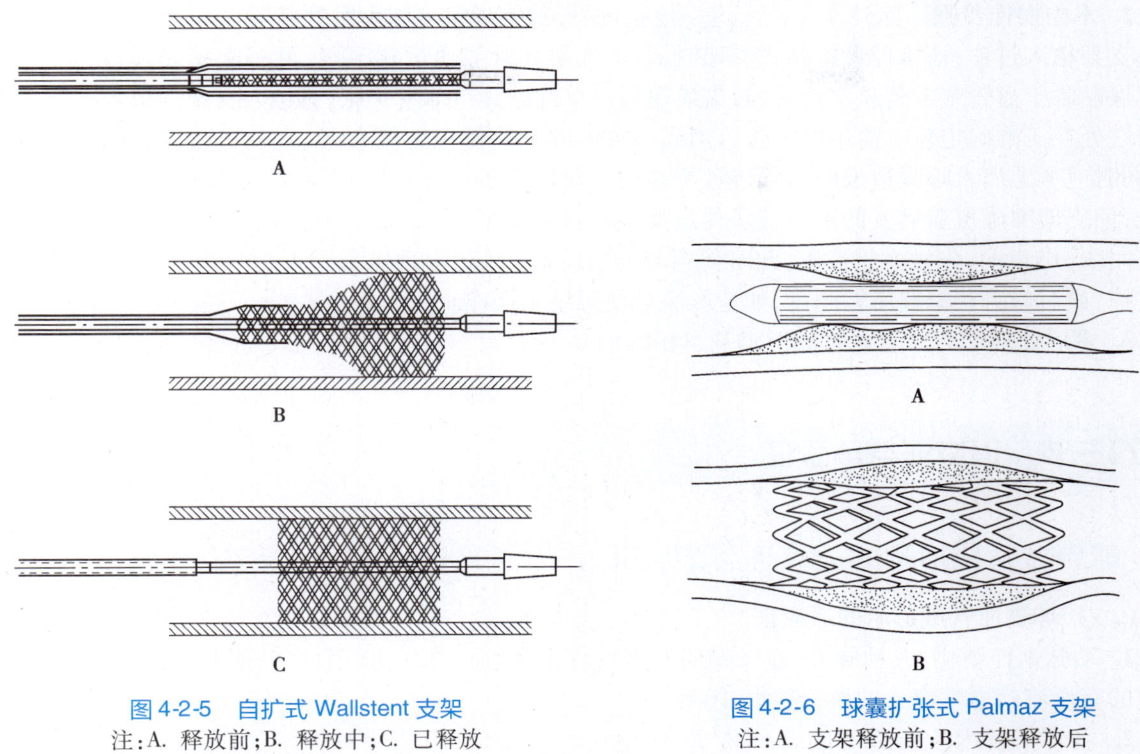


图 4-2-5 自扩式 Wallstent 支架

注:A. 释放前;B. 释放中;C. 已释放

图 4-2-6 球囊扩张式 Palmaz 支架

注:A. 支架释放前;B. 支架释放后

治疗药物;第二种是放射性支架,将支架覆盖一层放射性核素或用放射性核素制成支架,通过放射性核素持续释放射线来抑制血管内膜增生。

(4)各种新型支架:金属支架进入临床治疗后取得了令人瞩目的效果,使血管成形术向前跨进了一大步。但是经过20余年的应用,也逐渐暴露出金属支架的不足和弊病,主要为:①具有一定的致血栓形成性;②永久性存留体内;③再狭窄仍较高;④金属表面难以附载药物;⑤金属支架可造成血管壁薄弱、形成动脉瘤、甚至穿孔等。针对支架的以上不足,近些年对支架材料、构形设计、制作工艺等均作了不少改进。目前已应用或正处在实验研究阶段的新型支架有:①暂时性或回收式支架;②生物可降解支架;③药物涂层支架;④放射性支架;⑤覆膜支架等。

**(二)支架血管成形术的辅助器材**

由于不少支架血管成形术前需要先行球囊血管成形术,甚至部分支架就是球囊扩张式,因此支架血管成形术的辅助器材基本与球囊血管成形术相同。另外,支架输送器是支架的重要组成部分,不同支架有不同的输送器,医生在操作前应熟悉掌握器材的特点及使用规程。

**(三)支架血管成形术的操作技术**

此处叙述的操作技术为一般原则性,而每一种具体疾病的操作技术均可能有其特殊性。

**1. 术前准备** 除外选择适当的支架这一过程,其余基本与球囊血管成形术相同。

支架的选择:包括支架的类型、直径、长度等指标。金属支架种类很多,结构相似的支架其性能有的相似,有的却相差甚远。选择支架应根据病人的病变情况、操作医生的经验甚至病人的经济情况(目前,支架均相对昂贵)而定。支架直径应比病变血管邻近段正常血管直径大10%~15%。支架的长度应能覆盖整个病变段,若一个或一节不够,可将两个支架重叠或采用多节式支架。自扩式Z形支架适用于大静脉,Wallstent支架以及球囊扩张式支架适用于动脉系统;对病变较硬或由钙化斑块所致的狭窄,宜选用球囊扩张式支架如Palmaz支架;人体关节处的血管狭窄性病变可用IntraCoil支架而禁用球囊扩张式支架;颈动脉病变慎用球囊扩张式支架等。

**2. 术中操作步骤** 除外支架植入这一核心过程，其他步骤与球囊血管成形术基本类似。

支架植入过程：植入球囊扩张式支架时，若带支架导管能通过狭窄段，可一次完成，即充胀球囊、支架扩展贴附于血管壁。若狭窄严重，必先应用另一单纯球囊行球囊扩张，再植入支架。植入支架操作中重要之处在于准确定位。简单的方法可用病人身体的骨骼作标志做参考，或者另放金属标记在病人体表，同时应考虑病人呼吸造成的血管位置的移动。现代设备的路径图功能有利于放置支架过程的精确定位，使支架准确覆盖病变的上下端。释放支架前应经导管或静脉给予肝素（一般用3000～5000U肝素）。操作结束前，先做血管造影，此时保留导丝在原位，以防出现意外情况时导丝可对后续介入操作的支撑，最后做跨狭窄段压差测量，如造影满意便可结束操作。

**3. 术后处理** 与球囊血管成形术基本相同。

# 第三节 适应证与禁忌证

## 一、球囊血管成形术的适应证与禁忌证

### （一）球囊血管成形术的适应证

**1.** 动脉粥样硬化、大动脉炎、血管壁肌纤维发育不良、血管蹼、血管发育畸形等先天性、后天性原因引起的有血流动力学意义的血管狭窄、闭塞。

**2.** 血管搭桥术后所致的吻合口狭窄、移植血管吻合口（含器官移植中的血管吻合口）等手术后狭窄。

**3.** 布-加综合征，包括下腔静脉膜性或节段性狭窄、闭塞及肝静脉狭窄、闭塞。

**4.** 血液透析分流通道狭窄。

**5.** 放射治疗后引起的血管狭窄。

**6.** 血管移植术前病变血管扩张的辅助措施。

**7.** 缺血造成截肢，术前挽救部分肢体、降低截肢水平。

### （二）球囊血管成形术的禁忌证

**1.** 严重的心、肺、肝、肾功能不全，凝血机制异常。

**2.** 病变部位有动脉瘤形成。

**3.** 大动脉炎活动期。

**4.** 长段血管的完全性闭塞是否可行球囊血管成形术应视流出道情况而定，如流出道通畅则应行球囊血管成形术。否则就不宜行球囊血管成形术，当然，适应证中缺血造成截肢，术前挽救部分肢体、降低截肢水平除外。

## 二、支架血管成形术的适应证与禁忌证

### （一）支架血管成形术的适应证

**1.** 球囊血管成形术后出现并发症或不成功者，如球囊血管成形术后内膜撕裂，可能血管闭塞者；球囊血管成形术后血管内膜夹层形成；球囊血管成形术后遗留≥30%狭窄；球囊血管成形术后狭窄两端压力差>10mmHg[美国食品和药物管理局（Food and Drug Administration，FDA）推荐值为>5mmHg]；球囊血管成形术后再狭窄等。

**2.** 狭窄病变动脉累及主动脉壁或粥样硬化明显者，如冠状动脉狭窄、肾动脉开口处狭窄等，这时单纯球囊血管成形术效果差。

**3.** 颈部及颅内动脉具有血流动力学意义的狭窄，在保护伞的保护下，可植入血管支架。

**4.** 腔静脉或较大静脉分支的狭窄或闭塞如布-加综合征、上腔静脉压迫综合征、髂静脉狭窄或闭塞等。

**5.** 重建血管通道并纠正血流动力学的异常，如门静脉高压症病人在肝内肝静脉和门静脉间建立通道，起到肝内门体分流的作用。

**6.** 支架移植物可用于动脉瘤的治疗，消除动脉瘤破裂的危险。也可用于动脉夹层的治疗，起到封闭瘘口，闭合假腔的作用。

**7.** 金属支架能封闭粥样斑块溃疡，对预防再狭窄有一定的价值。

**8. 其他**　颅内宽颈动脉瘤电解可脱式弹簧圈（gugliemi detachable coil，GDC）栓塞之前预先植入血管支架，以防止栓塞弹簧圈移位；搭桥血管的再狭窄、血液透析病人动静脉内瘘的狭窄、闭塞；长段血管狭窄、闭塞等。

**（二）支架血管成形术的禁忌证**

**1.** 严重的心、肺、肝、肾功能不全，凝血机制异常。

**2.** 动脉炎活动期。

**3.** 严重末梢血流障碍。

**4.** 生长发育未成熟者大部分情况禁用，部分情况慎用（如症状性胡桃夹综合征）。

**5.** 病变血管流出道欠通畅者应慎重，如腘动脉分支完全闭塞，这时股动脉、腘动脉支架就要非常慎重。同样如门静脉血流缓慢时，放置门静脉支架也要慎重。

**6.** 病变位于关节处，以往通常不用支架只行球囊血管成形术。但 IntraCoil 螺旋状支架的出现，有望改变这一观念。

**7.** 病变部位动脉壁广泛致密钙化时，放置支架要慎重，以防动脉损伤。

## 第四节　不良反应与并发症

### 一、球囊血管成形术的不良反应与并发症

**（一）常规血管介入相关并发症**

导丝、导管断裂、血管穿孔、内膜撕裂，多由操作不当引起。为此，提高术者的操作水平及经验、使用更安全的器材等可减少这类并发症的发生。一旦发现血管穿孔，可用球囊导管扩张压迫穿孔部位以止血，必要时行外科手术治疗。

**（二）远端栓塞**

髂动脉球囊血管成形术及支架术后偶尔可见远端动脉的栓塞。如果小腿有 1～2 支血管通畅，血栓沉积在小腿部的血管可以不必处理。但是如栓塞造成小腿部缺血，就必须采取抗凝及取栓等治疗措施。较大动脉的栓塞，例如股浅动脉或股深动脉的栓塞，有时需要外科治疗。溶栓治疗可以试用，但栓子一般不易溶解。

**（三）球囊破裂**

使用前应了解该球囊导管额定的破裂压力，充盈球囊时应缓慢，切忌用猛力突然加压。若发现球囊呈偏心性、葫芦状变形，应及时更换新球囊导管。

**（四）出血**

由于术中使用较大量的肝素，穿刺部位血肿发生率较高。压迫止血时间要较其他介入诊疗长，也可采用次日拔除导管鞘及有效的局部加压预防血肿的发生。对于巨大血肿可采用局部穿刺抽吸和局部理疗的方法促进其吸收消散，如出现局部血管、神经压迫症状时可考虑外科手术清除血肿。

（五）动脉夹层

可能由于在插管过程中导丝或导管操作不当，导管过硬或过粗，导丝进入破损内膜下、球囊持续扩张过程中球囊移位等情况下所致。表现为造影剂节段性滞留，消失延迟，血管腔变狭窄，血管边缘充盈缺损。应立即停止导管、导丝操作，将导管或球囊导管退至大血管内，恢复血流。轻度内膜剥脱一般能自行缓解。中重度动脉夹层，尤其是重要脏器及肢体血供动脉必须及时处理，可通过动脉夹层部位植入裸支架或带膜支架以改善远侧血流，恢复血供。如果出现急性血管闭塞可行溶栓治疗，必要时行外科血管旁路移植术。

## 二、支架血管成形术的不良反应与并发症

除了有与球囊血管成形术类同的并发症之外，还有以下并发症：

（一）支架移位

原因多为支架直径选择小于正常段血管直径。预防方法是选用支架直径应是正常段血管直径的110%～115%。

（二）血管损伤

包括血管壁穿通和血管破裂。

**1. 血管壁穿通** 系在扭曲的血管中选用了柔曲顺应性差的支架。预防方法为选用顺应性好的支架，如 Wallstent 等支架。

**2. 血管破裂** 比如少于1%的髂动脉支架病人可能出现病变处的动脉破裂，主要原因是病变程度过于严重、支架植入过程中血管壁受到损伤或选用支架直径过大。局部持续疼痛是首发症状，可伴迷走反应所致的血压下降及心率缓慢。应用球囊导管行球囊扩张闭塞止血是第一应急手段，外科手术或支架移植物均是可考虑的。

（三）支架内急性血栓形成或远端血管血栓栓塞

系植入术中操作时间过长，抗凝药使用剂量不够所致。在血管支架植入术前，应经导管或静脉注入肝素3000～5000U行全身肝素化，以防止血栓栓塞。

（四）支架感染

随着血管支架术的广泛开展，有关支架感染的报道逐渐增多。多在支架植入后10～14天出现，与穿刺部位皮肤感染、手术时间长、局部反复穿刺有关。局部疼痛、发热等症状及细菌感染性血常规表现、血细菌培养阳性等便可明确诊断。适量应用广谱抗生素类药物预防感染等有助减少此并发症。

（五）其他

此外可能出现支架移位或支架植入位置不准确等原因导致血管分支梗阻、血管末梢栓塞，邻近支架上下端血管痉挛等。

# 第五节 再狭窄与防治

## 一、球囊血管成形术的再狭窄

球囊血管成形术后再狭窄的总平均发生率约为30%。可分为三类：急性血管闭塞（PTA一个月以内）、早期再狭窄（术后1年以内）和晚期再狭窄（术后1年以后）。也可分为两类，即早期和晚期再狭窄，或急性血管闭塞和慢性再狭窄。评估再狭窄有几种标准：①球囊血管成形术后扩张的管径，复查时减少了50%以上。②复查时狭窄的程度比球囊血管成形术后即刻管径狭窄度增加了30%以上。③球囊血管成形术后即刻狭窄度<50%，随访时>50%。

（一）急性血管闭塞

是指球囊血管成形术操作成功，但术后立刻或不久发生血管闭塞。其原因主要为伴有或不伴有血

栓形成的血管痉挛，伴有完全闭塞的血管壁剥离以及血管壁的弹性回缩。

（二）早期再狭窄

是指球囊血管成形术后1年内发生的再狭窄，96%病例见于术后8个月内。早期再狭窄的原因主要有以下几种机制：

**1. 球囊扩张部位内膜纤维增生** 球囊扩张损伤了内膜和中膜，血管内皮细胞损伤和内皮下组织的暴露，激活了内源性凝血系统，造成纤维蛋白沉着，与黏附的血小板形成血栓。血小板被激活，启动了花生四烯酸代谢系统，产生血栓素A2（thromboxane A2，TXA2），促使大量血小板聚集和血管收缩。血小板释放出几种生长因子，其中血小板衍生生长因子（platelet derived growth factor，PDGF）作用强烈，刺激平滑肌细胞、纤维细胞增生、移行。内皮细胞也释放出一些生长因子，如内皮衍生生长因子（endothelial derived growth factor，EDGF），碱性成纤维细胞生长因子（b-fibroblast growth factor，bFGF），也强烈刺激平滑肌细胞、纤维细胞增生、移行以及细胞外基质的过多合成与分泌。最终导致球囊成形部位内膜纤维增生。若增生过度或严重将导致再狭窄或闭塞。

**2. 过度伸展的血管壁的紧张度恢复或回缩** 即弹性回缩理论，此理论认为，球囊成形术后内皮细胞和中膜损伤较轻，内膜纤维增生轻微，再狭窄是由于血管壁的弹性回缩。血管成形术后血管壁的弹性回缩是部分病人术后发生再狭窄的主要原因，特别是外周大动脉成形术后更是如此。其机制尚未完全清楚，粥样病灶不对称，病变段对机械、神经、体液性刺激反应较弱甚至无反应，非病变血管段则过度扩张，导致局部血管平滑肌细胞暂时或永久损伤。暂时受损血管平滑肌细胞可逐步恢复其收缩功能，使已扩张的血管回缩。而永久性损伤则由功能正常的血管平滑肌细胞代替，进一步使血管回缩导致再狭窄的发生。

**3. 血管壁重塑型（remodeling）学说** 血管壁的血管平滑肌细胞（vascular smooth muscle cells，VSMC）增生、迁移、凋亡，细胞外基质增多与堆积，使血管壁细胞重排，管壁各层比例及形状发生改变即血管重塑型。该学说认为血管内膜增生在再狭窄中起的作用较小，再狭窄主要是血管壁重塑型导致血管内弹力膜内血管面积的减少所致。

（三）晚期再狭窄

指成形术后1年以上发生的再狭窄。其原因除上述内膜纤维增生外，原有病变如动脉粥样硬化或大动脉炎病情进展或加重也是其主要原因。

图4-5-1为球囊血管成形术再狭窄机制示意图。

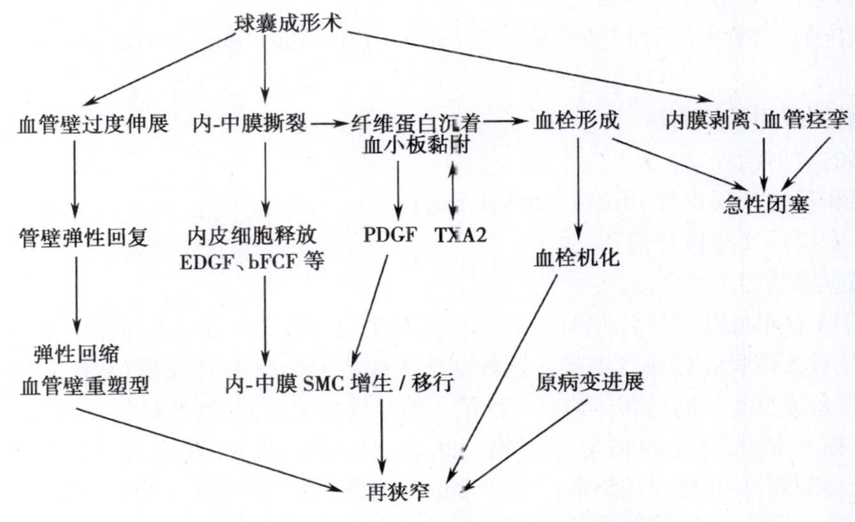


图4-5-1 球囊血管成形术再狭窄机制示意图

## 二、支架血管成形术的再狭窄

支架植入血管腔后的再狭窄，可归咎于两个方面的原因：球囊扩张后所致血管壁修复反应及血管壁对植入支架的反应。前者的机制已在上文内叙述。支架植入后几分钟其表面就覆盖一层纤维蛋白原，再加上血小板黏附，不久即形成纤维蛋白血栓。几周后被纤维组织代替，形成新生的内膜。与此同时，支架金属丝网眼间残存的内皮细胞、血管分支口部的内皮细胞、内膜以及中膜细胞或血内前体（blood borne precursor），从支架两端或多中心部位迅速生成、融合形成新的内皮细胞，这一过程称之为内皮化。内皮化时间的快慢，在不同种类动物中各不相同，一般需要几周至20多周不等，内皮细胞由不成熟转变为成熟。由于支架内表面内膜内皮化后使管腔光滑，避免了血栓形成和管腔狭窄。但是为使支架稳固地贴附于血管壁上，支架金属丝必须嵌入血管壁组织，以足够的支撑力对抗血管的弹性回缩保持管腔通畅。嵌入深度有时深达血管中膜。支架金属丝的压迫造成血管壁内膜、平滑肌细胞、弹力纤维等成分的萎缩，甚至断裂。同时新生内皮细胞、平滑肌细胞及纤维细胞包裹支架金属丝。由于支架的慢性刺激，造成胶原纤维增生、平滑肌细胞由收缩型向合成型转变。随着时间的推移，可以出现严重的内膜增生。由上述可见，支架植入后血栓形成具有两重性，即一方面成为新生内膜的基础，另一方面又成为急性血管闭塞、慢性再狭窄的根源。同样，支架金属丝嵌入血管壁也具有两重性，一方面保持了支架在血管腔内的稳定性，另一方面又成为刺激组织增生的因素。因此，支架植入后再狭窄主要源于血栓形成、生长因子的作用以及金属丝慢性刺激。

## 三、血管成形术后再狭窄的防治

由于再狭窄的确切机制尚不完全清楚，因此目前尚无一套完整有效的防治方案。

目前已应用或正处在实验研究阶段的再狭窄的防治方法主要分两大类：全身性应用防治方法和支架局部应用防治方法。

### （一）全身性应用防治方法

**1.** 抗血小板黏附、聚集药物如阿司匹林、双嘧达莫。

**2.** 抗凝药物如肝素、华法林。

**3.** 血小板衍生生长因子（PDGF）拮抗剂如曲匹地尔（trapidil）。

**4.** 一氧化氮的供体如吗多明（molsidomine）。

**5.** 抗氧化剂如普罗布考（probucol）。

**6.** 钙通道拮抗剂、血管紧缩素转换酶抑制剂（angiotensin converting enzyme inhibitor，ACEI）、γ-干扰素等。

### （二）支架局部应用防治方法

**1.** 支架局部的放射治疗。

**2.** 带膜支架和药物涂层支架（drug-coated stents，DES）。

**3.** 支架局部应用反义寡核苷酸。

**4.** 支架局部应用基因治疗等。

近日，美国FDA宣布批准一种名为Absorb GT1的可生物吸收式心脏支架系统上市。据报道，这也是全世界首个能完全被人体吸收的血管支架。这种支架主要成分为聚L-丙交酯（Poly L-lactide），是一种与许多可吸收医疗设备成分类似的材料。与永久性植入的金属支架不同，这种材料会在数年内被人体吸收，只留下4个用来指示植入位置的铂金标志物。此外，Absorb GT1可吸收式支架还可释放一种名为everolimus的免疫抑制剂，防止瘢痕组织的产生。理论上而言，它能有效避免异体物质导致瘢痕组织产生的问题，同时能有效地保持血管通畅，防止再狭窄形成。在临床试验中，Absorb GT1冠脉支架已展现了良好的预后效果。可以预期，随着吸收式支架的技术发展愈趋成熟，其临床应用前景亦将逐步展现。

## 第六节　临床应用

球囊血管成形术已用于动脉系统和静脉系统。动脉系统包括外周动脉和内脏动脉，如股腘动脉、髂股动脉、头臂动脉、肾动脉、冠状动脉、颈内动脉、大脑前动脉（A1 段）、大脑中动脉（M1 段）、肠系膜动脉等部位。静脉系统包括腔静脉、门静脉、透析通道、锁骨下静脉等。球囊血管成形术的最佳适应证为大、中血管的局限短段狭窄或闭塞。如病变已形成溃疡、有严重钙化或长段狭窄、闭塞，均属相对禁忌证，对小血管病变效果也较差。

支架已广泛用于动脉、静脉以及非血管性管腔。动脉系统包括周围动脉及内脏动脉，如肾动脉、冠状动脉、头臂动脉、主动脉、肠系膜动脉、肺动脉、髂股腘动脉等。静脉系统包括腔静脉、门静脉、股髂静脉、头臂静脉、颅内静脉窦等。经颈静脉肝内门体静脉支架分流术（transjugular intrahepatic portosystemic stent shunt，Tipss）是以支架连接肝静脉与门静脉之间的通道，也可以属于静脉系统应用。凡能行球囊成形术的部位均可植入支架治疗。从疾病性质看，主要用于治疗狭窄、闭塞性疾病，近些年来已成功地治疗了胸、腹主动脉瘤以及假性动脉瘤等扩张性动脉疾病。支架成形术由于植入支架后急性阻塞率低，血管开放率高和并发症低的特点，其疗效超过了单纯球囊血管成形术，也优于其他几种新技术，如经皮激光血管成形术、经皮机械性动脉内膜切除术。

本版教材第八章“周围血管疾病的综合介入治疗”，第九章中“缺血性脑血管病的介入治疗”和第十章中“经颈静脉肝内门腔静脉分流术”“布-加综合征介入治疗”等均将详细讲述球囊血管成形术与支架血管成形术的临床应用，本章遂不详述。

## 第七节　其他血管成形术简介

以下介绍经皮激光血管成形术和经皮机械性动脉内膜切除术及其多种机械性动脉内粥样斑块切除装置。虽然这些新技术各有优势，但实际上临床应用非常有限。目前，仍是以支架血管成形术作为球囊血管成形术后的主要技术，而且所有新的技术都需要和 PTA 或内支架成型技术进行比较，才能获得临床医学的认可。

### 一、经皮激光血管成形术

20 世纪 80 年代初由美国学者 Garrett Lee 率先开展激光血管成形术的实验研究。开展此项技术研究的背景主要有两方面：一方面球囊血管成形术后再狭窄总平均发生率高达约 30%，且并不能清除动脉粥样硬化病变组织；故人们尝试利用激光汽化消融生物组织的功能来汽化消融动脉粥样硬化病变组织，期望得到比球囊血管成形术更好的效果。另一方面激光工业的发展和导管技术的完善，使激光能通过导管内一根柔软的光纤传输，在血管内进行精细的操作。

**（一）技术方法**

进行经皮激光血管成形术的介入放射手术室不仅要具备能进行各种介入手术的要求，而且要配备激光设备所需能源等附属设备。病人的常规准备与一般的介入手术相同。一般在开始操作前给予病人钙通道拮抗剂尼莫地平 10mg。动脉穿刺插入导管鞘后，先行血管造影，了解病变的范围、程度，并做相应标记，也可采用“路径图”功能进行定位。激光纤维沿导管鞘或导向系统达到病变部位，根据标记或“路径图”，打开激光并向前推送，通过激光的能量来汽化消融动脉粥样硬化病变组织，在原病变部位“打开”一条通道，再行血管造影证实病变部位再通、血流通畅。随后沿该通道插入导丝，然后导入球囊导管针对该部位进行球囊扩张（图 4-7-1）。在激光汽化消融前应经导管或静脉注入肝素 3000 ~ 5000U

行全身肝素化,并给予200~400μg的硝酸甘油。术后应用低分子肝素24~72小时,其后应用阿司匹林等抗血小板凝聚药物3~6个月。术后定期对病人复查,包括临床症状、体征、影像学检查(彩色多普勒超声、CTA、MRA等)。

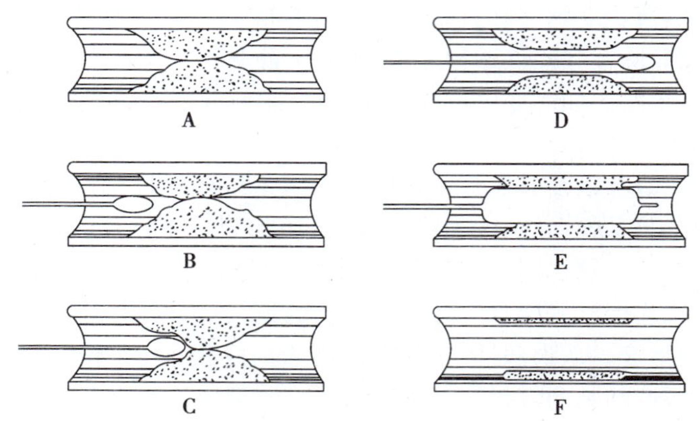


图4-7-1 激光联合球囊成形术

注:A. 血管狭窄侧面;B. 导入激光头;C. 激光消融;D. 打通闭塞段;E. 球囊扩张;F. 血管成功扩张

**(二) 操作注意事项及不良反应**

主要的注意事项与球囊血管成形术相似。但激光血管成形术时,可出现急性组织反应,病人在接受激光治疗的部位会有疼痛,大多数不严重,也有十分剧烈的。急性血栓或血管痉挛也有时发生,并可导致血管损伤。最严重的是血管穿孔,与技术和操作有直接关系。

## 二、经皮机械性动脉内膜切除术

经皮机械性动脉内膜切除术始于20世纪80年代。它是利用各种机械性导管装置清除动脉内膜粥样硬化斑块的一种方法。作为一种微创手术,动脉内膜切除导管经皮穿刺植入,可独立用于动脉狭窄的治疗,多数情况下是与球囊扩张血管成形术联合使用以提高血管的远期通畅率。机械性内膜切除设备利用物理方法清除引起血管狭窄的斑块,其对血管内膜的影响也与传统外科内膜切除术截然不同。

**(一) 主要技术优点**

与球囊血管成形术相比,经皮机械性动脉内膜切除术有以下优点:①技术操作成功率高,动脉内膜下夹层和急性动脉闭塞的发生率低;②治疗指征宽,对于球囊血管成形术不能治疗的广泛性病灶、严重钙化病灶、完全闭塞病灶均可治疗;③由于机械性动脉内膜切除后的动脉内膜面较为光整,因此血栓、内膜增生引起再狭窄的发生率较低;④球囊血管成形术治疗后造成的内膜斑片翻翘和早期再狭窄是该类手术的主要适应证之一。虽然如此,经皮机械性动脉内膜切除术仍存在再狭窄的问题。

**(二) 主要介入器材种类**

经皮机械性动脉内膜切除术有多种原理不尽相同的切除装置。

**1.** Simpson硬化斑块切除导管系统。

**2.** Kensey动力硬化斑块切除导管系统。

**3.** Auth旋切器硬化斑块切除导管系统。

**4.** TEC硬化斑块切除导管系统等。

(杨建勇)

# 第五章　非血管管腔成形术

非血管管腔是指体内的消化道、气道、胆管、尿路以及输卵管等非血管组织的中空管腔。这些管腔一旦发生狭窄、阻塞，过去只能用外科方法进行扩张或再通。随着球囊导管和各种支架的研制成功，管腔扩张成形术在治疗血管狭窄性病变取得满意疗效之后，逐渐用于非血管管腔的狭窄阻塞性病变，并取得满意疗效。

## 第一节　治疗机制

将由于外伤、肿瘤、放射损伤或手术瘢痕等引起的狭窄通道扩大，使之通畅无阻，称为成形术。球囊导管通过呈放射状的扩张力使狭窄段横向扩张，可以使瘢痕等撕裂，由于球囊扩张没有纵向力，所以可减少黏膜破裂的发生。配合使用支架可防止扩张后的弹性回缩及肿瘤快速生长再次发生狭窄堵塞等。

非血管管腔成形术，分为球囊成形术和支架成形术。球囊成形术一般均用球囊导管扩张，如食管手术后狭窄的球囊成形术。支架成形术通常指将金属丝编织成的圆柱形支撑管，放在狭窄的腔道处，通常用于球囊扩张无效的病例。支架根据材料的不同可以分为自膨式支架和球扩式支架，自膨式支架凭其弹力或记忆张力扩张，球扩式支架由球囊使其扩张。对于塑料制成的管状支架，通常称为内涵管，但有时也称支架。

介入腔道成形术首先应用于血管性疾病，1974 年，欧洲学者 Gruntzig 发明了双腔球囊导管，使成形术取得了突破性进展，成为血管狭窄及闭塞性疾病的首选治疗方案。随后，不少学者就导管和球囊的材料、构形、结构进行了许多研究改进，并从血管系统的应用扩展至非血管系统。20 世纪 80 年代支架的出现，使非血管成形术的应用范围进一步扩大开来。球囊扩张术与支架植入术已广泛用于非血管管腔狭窄阻塞性病变，取得了令人满意的效果。

### 一、气道成形术

气管支气管狭窄以往只能依靠外科手术治疗，但常常由于狭窄段较长、病人状态较差而不能行外科手术。近年来，一些早期应用于血管的金属支架开始用于气道狭窄的治疗，并取得了良好效果。这些支架的特点是便于植入，可在狭窄部位起到扩张作用，并且具有良好的生物相容性，最大限度地保留了气道排泄分泌物的功能。适用于：

1. 先天性气管支气管狭窄；
2. 肿瘤、纵隔纤维化、结节病等造成的外压性气管支气管狭窄；
3. 气管软化和气道塌陷；
4. 气管支气管腔内肿瘤、肉芽组织增生已造成病人严重窒息时；
5. 气管支气管术后吻合部狭窄；
6. 放疗后气管支气管狭窄。

### 二、消化道成形术

各种原因引起的消化管狭窄在临床上是常见病症，其中食管癌、胃癌、肠癌比较常见。内支架成形术的主要目的是保持病人的消化道通畅，提高生活质量。适用于：

1. 先天性食管狭窄，贲门失弛缓症。
2. **食管后天性狭窄**　肿瘤、手术后、放疗后、化学药物灼伤以及外压性狭窄。
3. 胃十二指肠良性狭窄，如手术后吻合口狭窄，包括食管-胃吻合口狭窄、食管-空肠吻合口狭窄、结肠代食管的吻合口狭窄、胃-十二指肠或胃-空肠吻合口狭窄，幽门梗阻。
4. 恶性肿瘤所致胃十二指肠管腔狭窄阻塞或术后肿瘤复发浸润所致狭窄。
5. 直、结肠恶性狭窄、术后狭窄以及直结肠瘘。

## 三、胆管成形术

经皮肝穿刺引流术及内支架植入术，是指在影像设备的引导下，通过穿刺针、导管和导丝等器材，经皮穿刺胆管并植入相应的内外引流管或支架，使胆汁流向体外或十二指肠。适用于：

1. **胆管良性狭窄** 如术后、放疗后或结石所致狭窄。

2. **胆管恶性狭窄** 如胆管癌、肝脏、胆囊、肝门部或胰十二指肠区恶性肿瘤侵犯、压迫胆管造成狭窄阻塞。

## 四、尿道成形术

广义的尿道包括输尿管和尿道，介入的治疗方法包括球囊扩张成形术、内涵管植入术和支架植入术。目前已成为有外科手术禁忌的良、恶性尿道狭窄首选治疗手段。适用于：

1. 肾盂输尿管连接部短段狭窄，伴肾功能正常。

2. **输尿管良性狭窄** 如手术创伤、结石、放疗后、感染性、先天性及腹膜后纤维化所致狭窄。

3. 前列腺增生所致尿道梗阻。

## 五、输卵管成形术

输卵管再通术适用于输卵管阻塞者，但壶腹部远端、伞端阻塞不宜行再通术。此外，子宫角部严重闭塞、结核性输卵管炎性闭塞也不适宜作再通术。

# 第二节 器材与操作技术

## 一、非血管管腔成形术所需器材

### （一）球囊导管

食管扩张球囊导管结构同于血管成形术的 Gruntzig 球囊导管，为双腔单囊。球囊由聚乙烯制成，可耐受较高压（6～8 个大气压）。球囊直径有多种规格，从 12～40mm 不等，常用 20～30mm 直径球囊。球囊长 3～10cm。导管长度 75～100cm（图 5-2-1）。

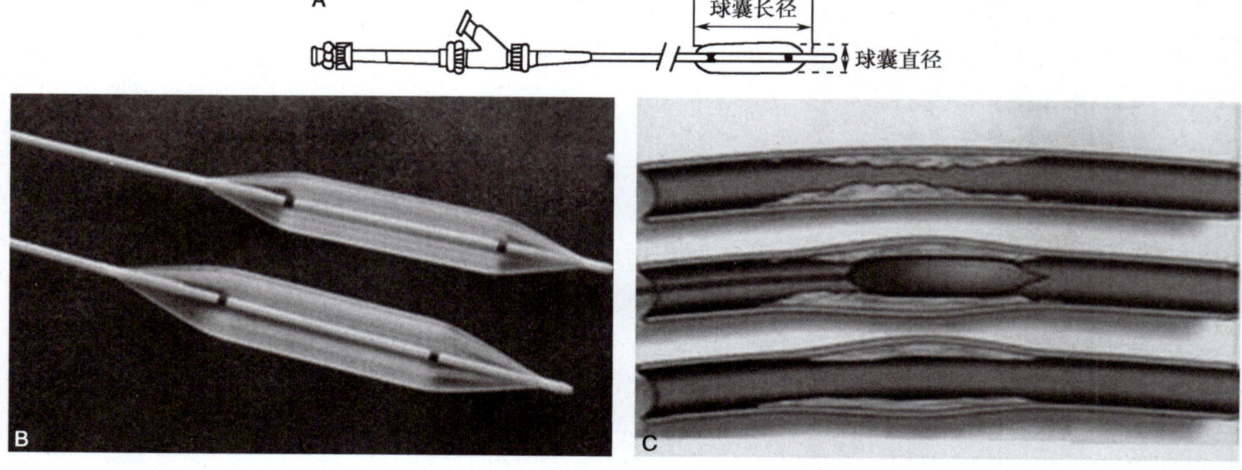


图 5-2-1 球囊导管

注：A. 球囊导管结构简图；B. 球囊导管管头形状；C. 球囊扩张狭窄管腔前、后疗效对比

### （二）支架

**1. 食管支架** 根据金属丝的联结方式不同可分为Z形支架和网状支架。

（1）Z形支架：这种支架的优点在于弹性大，扩张力强，可展开至较大口径，但需多个单节支架串联在一起。为了防止支架移位，有带刺Z形支架、近端呈喇叭口状支架以及两端增宽形支架。Z形支架的支撑力与支架金属丝的粗细、Z形弯曲的角度、长度及数量有关。

（2）网状支架：①Strecker支架：支架长10～15cm，直径18mm。支架近端5mm处的直径20mm，目的在于防止支架移位。推送器为Teflon管，外径2mm，长95cm。将支架压缩在60cm长的Teflon鞘内，内通0.038英寸导丝，经推送器将支架推出释放。②Wallstent支架：有覆膜和不覆膜两种，也可将支架两端增宽，以防移位。覆膜支架直径为20～25mm，经18～22F导管鞘送入。③Ultraflex食管支架：自扩式，支架直径18～23mm，支架长6～15cm。

在上述两类支架的基础上，根据不同的用途又设计出以下几种支架。

（3）覆膜支架：用尼龙、塑料、硅胶等包裹支架，防止肿瘤从支架的网格中长入。也可因膜的存在而治疗食管气管瘘。

（4）可回收式支架：在支架近端套一尼龙线圈，回收时用细钩钩住尼龙线，抽拉后使支架圈缩小，收入套鞘内，即可回收。

（5）防反流支架：支架远端有二尖瓣式塑料膜，斜形对合，食物可由上向下通过，而不能反流，可以防止反流性食管炎。

**2. 胆管支架** 早期多用Z形支架，目前多用自扩式支架，如Wallstent、Ultraflex、Symphony支架，还可以使用覆膜支架，球囊扩张式支架较少用于胆管。

**3. 前列腺尿道支架** 目前常用的有三种：

（1）双螺旋支架：用镀金金属制成，暂时性支架；

（2）双蕈状支架：塑料制成，按前列腺尿道长度选择尺寸，在它的两端各有一网篮样结构，为暂时性支架；

（3）永久性支架：Wallstent、Z形支架及镍钛合金网状支架（图5-2-2）。

### （三）输送器

输送器大致可分为套管式和捆绑式。套管式输送器头部呈橄榄状，其余部分套在鞘内，输送器远端与鞘之间套一支架，当它顺导丝送至狭窄处后，将鞘退回，使支架逐步暴露释放，最后回收全套器械。近来有一种可回收式输送器，其后端有一个锁定装置，在支架完全释放之前，如果发现支架定位不准确可意见外鞘向前推，收回支架重新定位，可以避免定位不准的失误（图5-2-3）。

捆绑式输送器是在制造时即将支架用丝线捆绑在输送器前端，丝线尾部留在输送器的后端，当它顺导丝送至狭窄处后，拉动丝线，即可释放支架。

## 二、操作技术

通过球囊成形术及内支架植入术来重建狭窄或阻塞的非血管管腔（消化道、气道、胆管、尿路、输尿管等），使管腔恢复通畅，现已取得令人满意的效果（图5-2-4）。

进行操作前，首先应详细阅读影像学检查如超声、X线造影、CT、MRI等，明确病变的部位、范围及程度。入路的选择应根据管腔而定，开放性管腔如气道、消化道、泌尿道及输尿管等，可经体外管口进行介入操作；封闭管腔如胆道，需经肝穿刺胆管或术后遗留的T形管进行操作。在操作时，先进行管腔造影确认导管位于管腔之内，然后置换球囊导管将球囊置于狭窄的中心部位，当狭窄段较长时，置于远侧狭窄部位，逐步向近心端扩张。扩张时球囊充胀程度应根据病变部位、性质而定。扩张后重复进行造影，结果满意时可撤出球囊。有必要时进一步在病变处植入支架，支撑已扩张的管腔。

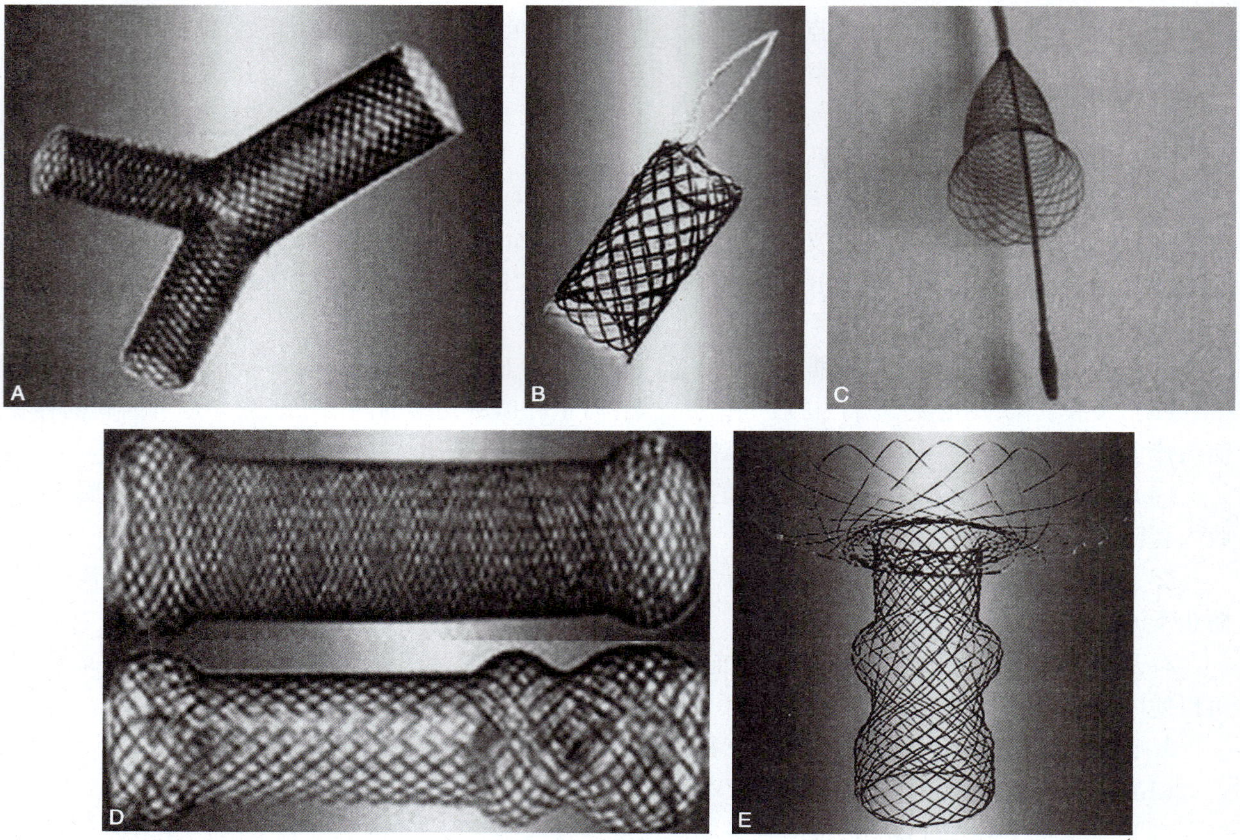

图 5-2-2　各种类型支架

注:A. 气道支架;B. 前列腺支架;C. 十二指肠支架;D、E. 不同形状的食管支架

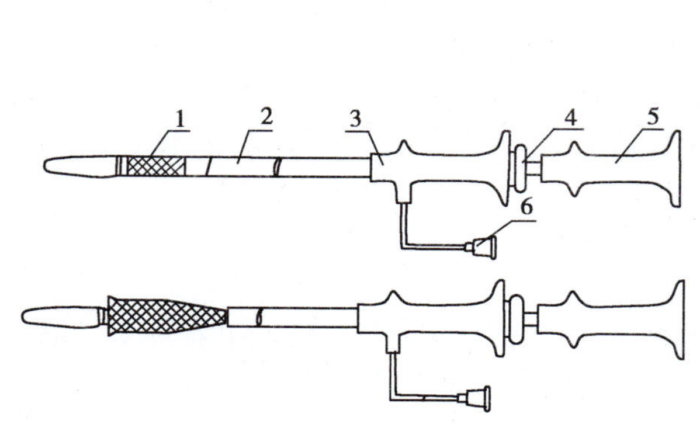


图 5-2-3　支架输送器

注:1. 支架;2. 输送管(由内管、中管、外管组成);3. 前手柄;4. 安全锁;5. 后手柄;6. 注液管组件(上图 ~ 下图为支架释放过程)

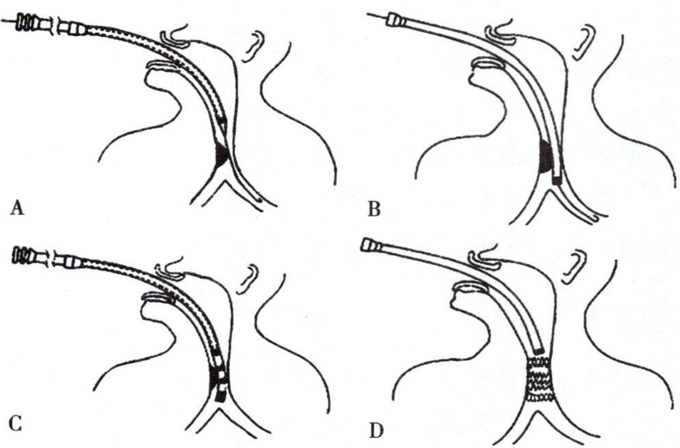


图 5-2-4　气道支架植入术示意图

注:A. 导丝通过气管狭窄段;B. 将输送器顺导丝通过狭窄段;C. 支架放至合适位置;D. 支架释放

支架选择的主要原则是：

**1.** 支架大小、支撑力合适，能撑开管腔，保持管腔通畅。

**2.** 支架能较牢固地贴附于管腔壁上，减少移位的可能性。

**3.** 尽可能防止肿瘤组织通过支架网眼长入支架腔内。

**4.** 支架材料能耐受消化液、胆汁、尿液的浸泡及内容物沉积，可保持长期通畅性。对于有管腔瘘的病人可选用合适大小和类型的带膜支架。

**5.** 支架覆盖的范围应超过狭窄两端至少各 10mm。

对于一些良性病变，单纯球囊扩张即可取得较好的效果；而对于一些恶性病变来讲，支架植入术可保持管腔的长期通畅性，提高临床疗效。

## 第三节 适应证和禁忌证

根据病种的不同，不同部位的非血管管腔成形术其适应证与禁忌证也各有分别。

### 一、气道成形术适应证与禁忌证

#### （一）适应证

**1.** 恶性肿瘤侵袭造成的气管狭窄。

**2.** 外伤或医源性气管狭窄，狭窄长度超过 2 个气管环以上。

**3.** 结核或炎症侵袭造成气管狭窄，非手术适应证者。

**4.** 淋巴结肿大压迫造成气管狭窄。

**5.** 各种原因的气管软化。

#### （二）禁忌证

**1.** 狭窄距声门 5cm 以内。

**2.** 有手术适应证的良性狭窄。

**3.** 凝血机制障碍未能纠正的。

**4.** 食管气管瘘（应先用覆膜支架植入食管中，封堵漏口）。

### 二、消化道成形术适应证与禁忌证

#### （一）适应证

**1.** 食管良、恶性肿瘤引起的食管狭窄或食管气管瘘，已不可能手术者或拒绝手术者；化学性或放射性损伤引起的食管狭窄；手术后引起食管胃吻合口狭窄；纵隔肿瘤压迫食管引起吞咽困难者。

**2.** 胃、十二指肠内支架植入术主要适用于恶性肿瘤浸润压迫引起的胃、十二指肠管腔狭窄或闭塞和胃肠吻合口及胃肠造瘘口肿瘤浸润复发的病人，也适用于部分良性的狭窄如手术后的胃、十二指肠吻合口瘢痕挛缩等。

**3.** 恶性肿瘤浸润压迫引起结肠、直肠肠腔狭窄或阻塞，结肠、直肠瘘，外科术后结、直肠吻合口狭窄等。

#### （二）禁忌证

**1.** 食管灼伤后的急性炎症期，由于黏膜及食管壁炎症、水肿甚至坏死，此期不宜扩张，必须至完全愈合后，一般主张在伤后 3 个月以上。没有做球囊扩张的良性狭窄不宜做支架术，因为多数良性病变可以用球囊治疗，而且良性病变放入支架后几乎 100% 要移位。

**2.** 高位食管癌和颈部肿瘤所致吞咽障碍者不宜放支架，因为顺应性差的支架异物感很明显，而且支架可能压迫气管或可能使支架移位。目前已有细钢丝制作的Z形支架,顺应性好,可以应用于食管高位梗阻的病人。

**3.** 严重恶病质状态。

**4.** 经口、胃、十二指肠内支架植入术操作较安全,除完全性管腔闭塞需再建立通道外一般无绝对禁忌证。相对禁忌证视操作器械及技术熟练程度而别,主要包括:门静脉高压所致食管、胃底重度静脉曲张出血期;有严重的出血倾向;广泛的肠粘连并发多处小肠梗阻。

**5.** 结肠成形术无绝对禁忌证。对下述情况应谨慎对待:重度内痔或肛周静脉曲张出血期;急性炎症、溃疡性结肠炎出血期;有严重的出血倾向或凝血功能障碍;严重的心、肺功能衰竭。

## 三、胆道成形术适应证与禁忌证

### (一) 适应证

**1. 胆管恶性狭窄闭塞** 胆管癌、胆囊癌、肝癌、肝门部肿瘤、胰腺癌、胰十二指肠区肿瘤等直接侵犯、压迫胆管造成狭窄闭塞以及肝门、胆管周围转移淋巴结压迫引起的狭窄阻塞。

**2. 胆管良性狭窄** 术后胆管狭窄,胆肠吻合口狭窄,胆管炎、胰腺炎引起的胆管狭窄,在球囊扩张术无效或难以成功时可考虑采用支架植入。

### (二) 禁忌证

**1.** 明显出血倾向。

**2.** 大量腹水。

**3.** 肝功能衰竭。

**4.** 胆管广泛狭窄者。

## 四、尿道成形术适应证与禁忌证

### (一) 适应证

因前列腺增生、前列腺癌等各种良恶性病变所致的尿潴留尿道梗阻,不愿手术或不宜手术的病人可作支架治疗。

### (二) 禁忌证

**1.** 以中叶增生为主向膀胱内突出明显者。

**2.** 膀胱结石。

**3.** 膀胱肿瘤。

**4.** 神经性膀胱。

**5.** 前列腺段尿道长度小于2.5cm者。

## 五、输卵管再通术适应证与禁忌证

### (一) 适应证

主要适用于输卵管间质、峡部和壶腹部的阻塞。

### (二) 禁忌证

**1.** 壶腹远端、伞端阻塞。

**2.** 间质部严重闭塞。

**3.** 结核性输卵管阻塞及盆部炎症。

**4.** 严重心力衰竭、活动性肺结核。

**5.** 碘过敏者。

**6.** 发热、月经期。

## 第四节　不良反应及并发症

### 一、气道成形术并发症

气道成形术的并发症主要包括：

1. 气管支架植入位置靠近声门时，将造成喉头水肿，引起相应的临床症状。

2. 操作粗暴会造成气管黏膜出血。

3. 支架移位、咳出，狭窄复发可再放入另一支架。

### 二、消化道成形术并发症

（一）食管的并发症

**1. 食管黏膜损伤出血**　多不严重，不需处理。

**2. 导丝、导管误入假道**　造成食管穿孔，多见于化学灼伤性狭窄。发现后，立即退出，观察病人情况。若未行球囊扩张，这类小穿孔不会造成严重后果。

**3. 食管破裂**　病人感觉疼痛难忍，透视下可见纵隔气肿、气胸、胸腔积液等。一旦发现立刻行手术治疗抢救。

**4. 支架阻塞**　发生率约 10%，可为食物阻塞，也可为肿瘤长入造成，肿瘤常在支架的一端长入，可再放一支架使其再通。

**5. 支架移位**　约 5%，以良性狭窄多见。支架可向上移或向下移。移入胃内无症状者可以观察，多能自然排出。

**6. 反流**　当支架放在食管胃连接部或食管空肠吻合口部时，易发生反流性食管炎，引起胸骨后烧灼痛等症状，发生率小于 20%。这类病人宜选用防反流支架。

（二）胃肠道并发症

**1. 出血**　与器械粗糙或操作不当有关。选择柔韧性强、光洁度好的输送系统并操作轻柔可避免或减少发生率。轻微损伤不需特殊处理。

**2. 胃、肠破裂穿孔**　胃、肠破裂穿孔极少发生，主要与器械使用不合适、技术不熟练以及操作粗暴有关。一旦肠壁破裂穿孔应及时吸尽胃液，条件许可者立刻剖腹手术，暂无手术条件者留置胃肠减压管，并加强抗感染治疗。

**3. 胰腺炎及阻塞性黄疸**　使用带膜支架易阻塞胰腺管开口及胆道开口诱发胰腺炎或阻塞性黄疸，对已有胆道阻塞者可经 ERCP 或经 PTCD 放置胆道支架同时引流。

**4. 腹腔或盆腔内出血**　晚期肿瘤常与周围组织浸润粘连使其位置固定，支架推送系统的推移可使肠壁与粘连组织撕脱而引起腹腔或盆腔内出血。若支架放置后数小时内出现不明原因的腹痛、腹胀及腰酸等症状时，应考虑有腹腔或盆腔内出血之可能，可行 B 超、CT、腹腔或盆腔穿刺等明确诊断。应给予止血剂或手术止血。

**5. 支架移位脱落**　支架移位一般发生在支架植入数天之内，脱落后常能自行排出体外，一般不需作特殊处理。

**6. 再狭窄**　单纯支架治疗的再狭窄发生时间较早，一般 2～3 个月即可发生，常为支架近端黏膜增生或肿瘤浸润。配合病因治疗可延迟再狭窄的发生。再狭窄发生时可经原支架再套入同类规格或直径略小的支架。

### 三、胆道成形术并发症

胆道成形术并发症主要包括：

1. 出血。
2. 胆管穿孔。
3. 胆管十二指肠瘘。
4. 支架阻塞：主要原因是肿瘤向支架腔内生长造成，因此可用覆膜支架。
5. 支架机械断裂和脱落等。

## 四、尿道支架并发症

**1. 会阴部不适** 一般3周～3个月可消失。

**2. 尿道刺激症状** 大多数病人都有尿频、尿急、尿痛和紧迫性尿失禁等表现，一般2～7日消失，部分持续4～6周或更长。

**3. 血尿** 因支架植入过程中，损伤尿道黏膜或支架对尿道的扩张压迫形成创伤所致，一般1～3日即可好转。操作时尽量用细、软输送器，减少器械在尿道内进出次数可避免或减轻出血。

**4. 排尿困难** 常为短暂性的，为支架植入时损伤尿道黏膜，导致黏膜水肿所致，一般1～2日即缓解。如为支架植入不当，未能解除梗阻所致，应调整支架位置或拆除支架，更换合适支架植入。

**5. 尿失禁** 因支架突向尿道膜部，撑开尿道外括约肌所致。如为支架过长，此时应拆除支架，重选长度适宜的支架植入；如是位置不当，可用支架回收套管，调整位置。

**6. 脓尿** 因感染引起，术前应控制尿路感染，术后亦应抗感染治疗。

**7. 支架移位** 向上移位主要是骑车等骑跨运动所致，向下移位多为用力排便所致。如移位发生在尼龙线拆除后，则先注入冰水，上移者可在膀胱镜下用异物钳回拉复位，下移者可在X线下用尿道探子或球囊导管上推复位。支架一般在3个月后方可被尿道黏膜完全覆盖，因此此期间内应避免骑车、剧烈活动，并保持大便通畅，以防止支架移位。

**8. 膀胱内结石** 因支架向膀胱内突出部分不易被黏膜覆盖，尿液长期接触后会形成结石。因此支架植入时，不能突入膀胱内。一旦形成结石，由于支架其他部位一般都已被黏膜完全覆盖，只能行外科手术取出。

**9. 黏膜过度增生** 可用微波、射频、激光或后装内照射，无效时需行外科手术治疗。

## 五、输卵管再通术并发症

该项技术并发症率低，其中重要并发症为输卵管穿孔、静脉逆流和感染。由于插入输卵管的导丝仅0.014英寸，导管直径1mm(3F)，因此输卵管穿孔多不引起严重后果。静脉逆流为损伤子宫内膜所致。由于使用水溶性碘造影剂，即使发生逆流，也不会造成严重后果。感染较少见，术后必须使用抗生素。

# 第五节 临床应用

## 一、食管狭窄

### （一）食管狭窄球囊成形术

**1. 概述** 各种良、恶性原因可引起食管狭窄，当食管腔直径<12mm时引起进食吞咽困难。严重者会造成病人营养不良，甚至危及生命。过去以外科金属探子扩张为主，20世纪70年代末开始使用球囊扩张，1982年Owman与Lunderquist设计了专用于食管扩张的球囊导管，从而加速了这一技术的应用，并取代了探子扩张治疗。

**2. 介入治疗技术**

（1）术前准备：全面了解病史，详细了解狭窄原因，仔细阅读、分析食管造影片，观察病变范围、部位、程度。以便选择适当的球囊导管。对疑有恶性疾变者，应作内镜下活检。术前4小时禁食、禁水，以免术中呕吐引起误吸。术前10分钟肌内注射654-2 10～20mg，以减少口腔分泌与术中迷走神经反射，酌情给予镇静剂。对病人及家属解释球囊扩张的步骤，取得病人主动配合。镶有义齿者，先取下义齿。除所有操作器械外，必须确保吸引器能正常工作，预备氧气。

（2）器材准备：球囊导管，球囊直径12～40mm，常用20～30mm，球囊长3～10cm。一般球囊扩张用20mm直径，贲门失弛缓症可用40mm直径的球囊。180～260cm交换导丝。

（3）方法步骤：①病人取仰卧位，肩部垫高，头后仰。对口咽部作局部喷雾麻醉。放开口器。在透视下，经咽部将5F多用途导管（内放入导丝）植入食管内。②至梗阻部时，跟入导管，轻轻探插导丝。如果导丝插入困难，退出导丝，注入稀造影剂。③透视下观察造影剂流向，找到通道，将导管转动并对向通道，插入导丝，使进入通道。或者在内镜引导下插入导丝。④导丝通过窄道后，尽可能插入胃内，并跟上导管。⑤退出导丝，注入造影剂，证实导管在胃内。⑥经导管换入超硬导丝，至导丝的硬干已超过狭窄处进入胃内，退出导管。⑦顺超硬导丝放入球囊导管，确认球囊两端的金属标记骑跨在狭窄段处。如果狭窄段很长，则从狭窄远端处开始治疗，先将球囊放在狭窄的远端，依次向近端扩张。⑧以稀释的造影剂充胀球囊，以便透视观察。充胀球囊时间1～2分钟。在扩张过程中可能见到狭窄处球囊最后被打开，在此之前球囊被狭窄的食管约束，显示环形缩窄，此称腰征。若食管狭窄在球囊上形成的缩窄环已消失，说明扩张成功，若仍存在，需反复扩张球囊。必须用力慢慢将它扩开。扩张结束后，小心退出球囊导管（图5-5-1）。

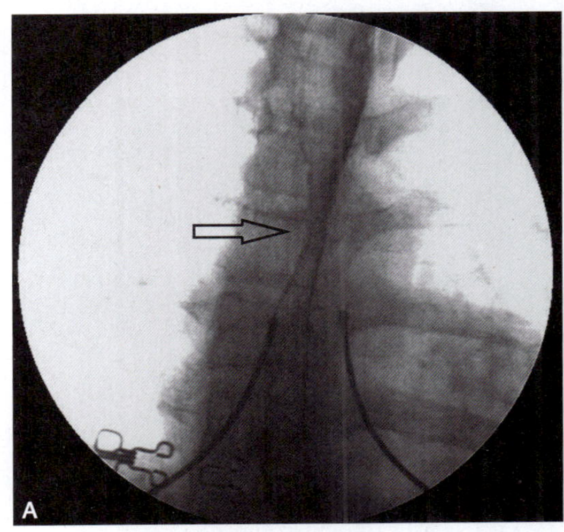


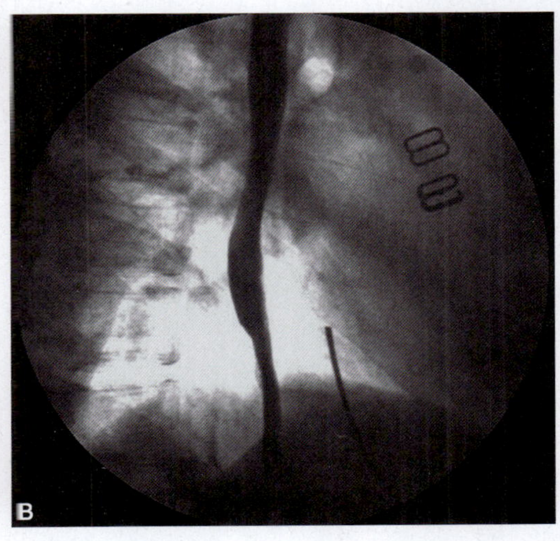


图5-5-1　食管灼伤球囊扩张术

注：A. 支架术前钡透示食管中段狭窄（箭头所示）；B. 扩张术后造影剂通过顺畅

**3. 注意事项**

（1）放入食管的导丝、导管，一定要确认在食管腔内，否则绝不能轻率用球囊导管扩张。

（2）扩张球囊时，球囊可能滑至狭窄的近侧或远侧，术者必须控制。如有滑动，必须抽瘪球囊后，重新定位准确后再扩张。

（3）狭窄严重的病例，需先从小口径球囊导管开始，逐渐增加球囊直径，循序渐进地扩张。

（4）扩张食管时约75%病人有一定程度疼痛，对此可以不给镇痛剂，并以疼痛作为有效扩张的征象来了解，病人如有撕裂样疼痛，则可能会产生食管严重损伤，应停止扩张，改期再扩。

（5）术中必须随时清除口部从食管反流的液体，防止误入气道。

（6）化学灼伤狭窄可能为多处狭窄，因此，治疗前应详细查明具体病变的部位和程度。

**4. 术后处理**

（1）术后立即至1周后可以稀钡剂行食管造影复查。

（2）扩张术后待麻醉效应失去后，即可进食，多数主张从流质，半流质，软食向普通饮食过渡，也有学者认为，只要病人自觉良好，即可较快过渡，鼓励病人第2天即进固体饮食，因为进食本身也是扩张。

（3）两次扩张的时间以间隔1周左右为好。过于频繁，可能会加重食管损伤。间隔过久，扩张效果较差。

**5. 疗效评价** 疗效同狭窄原因有关。食管良性短段狭窄的疗效好，有效率可达90%或以上，扩张无效约占10%。对于化学灼伤的长段的、多处狭窄的食管狭窄病例疗效则较差，扩张至15～17mm者，再狭窄率可高达30%～60%。

**（二）食管狭窄支架植入术**

**1. 概述** 食管狭窄，特别是恶性肿瘤造成的食管狭窄，用球囊扩张术虽然可取得一定效果，但是肿瘤生长很快又会造成食管阻塞。若伴发食管气管瘘，禁忌单纯球囊扩张。90年代初将支架用于食管癌，取得了一定效果。

**2. 介入治疗技术**

（1）术前准备：同球囊扩张术。

（2）器材准备：支架选择极为重要。用于食管的支架有多种类型：自扩式Z型、编织型、覆膜型、防滑式以及防反流式等。对于食管癌，为防止肿瘤长入支架腔内，以覆膜防滑式支架为好。治疗食管气管瘘时，必须用覆膜支架。良性狭窄植入支架后易移位，故以防滑支架为宜。支架直径一般选用16～25mm，以18～20mm为常用，但要根据病人具体病变情况而定。支架长度应在病灶两端均超出2cm以上。

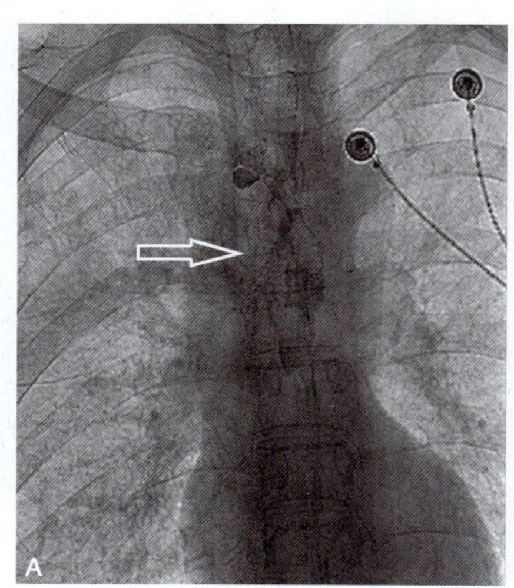


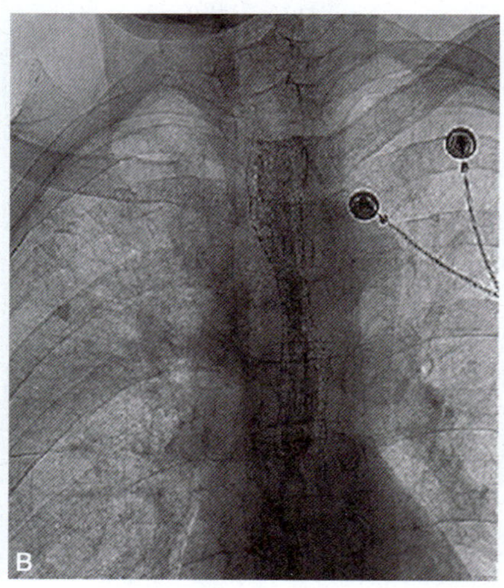


图5-5-2 食管支架植入术

注：A. 术前显示有食道纵隔漏；B. 支架后食道通畅、漏口消失

（3）方法步骤：基本同于球囊扩张术，即先行球囊扩张，球囊直径应比将要植入的支架直径小2～3mm，狭窄较轻的病人可不用球囊扩张。球囊扩张成功后，经导管插入交换导丝，然后撤出球囊导管。沿交换导丝送入支架输送器，待其准确定位后释放支架。若支架展开不充分，可用球囊进行扩张，使其紧贴食管壁。图5-5-2为置入食管支架治疗食管纵隔漏。

**3. 注意事项**

（1）导管、导丝必须确认在食管腔内才允许操作，严防进入腔外。

（2）通常支架位置不宜放置过高，一般食管支架最高不能靠近环状软骨 3cm 处。

（3）输送器较粗硬，必须顺导丝小心插入，以免穿破食管。

（4）支架如通过贲门，宜放防反流支架，否则易引起反流性食管炎。

（5）食管癌放支架后作放疗与化疗时，由于肿瘤缩小，支架可能移位。

**4. 术后处理** 术后 2～3 天先进流食，后逐渐改为半流、软食，应防止呕吐。注意进食时宜取坐位，并在餐后多饮流质或水，以清洁可能滞留在支架上的食物碎屑，进食多咀嚼，勿吞咽大块食物。

对用非防反流支架、远端括约肌又有受损伤病人需在睡眠时取半卧位，以减少反流。

**5. 疗效评价** 技术操作成功率几近 100%，病人多有钝痛感，约 1～3 天后多数能消失，但有少数病人疼痛持续时间较长。术后吞咽困难症状均有改善。特别是有食管气管瘘的食管癌病例，由于瘘口封闭，防止进一步肺部感染，饮食改善，提高了生存质量，也可延长病人生存时间。

## 二、气管支气管狭窄

### （一）概述

造成气管狭窄的主要原因为肿瘤、炎症、结核、外伤，此外，还有手术后、放疗后以及先天性狭窄等病因。非外科手术治疗适应证的病例，可行支架植入术对狭窄进行治疗。但是单纯支架植入治疗狭窄，仅仅是对症治疗，如要保持支架长期开通，常须辅以其他治疗，如：对恶性肿瘤造成狭窄的病例辅以放疗、化疗等。

### （二）介入治疗技术

**1. 术前准备** 详细了解病史，仔细观察影像学检查资料（X 线平片、CT、MRI 等），准确判断狭窄性质、位置、长度及两端正常段的直径，并准备相应的支架。获取实验室检查资料（血常规、出凝血相关参数等）等，并向病人及家属解释治疗技术，取得病人合作。术前 4 小时禁食。镶有义齿者，应先取下义齿。

**2. 器材准备**

（1）喉镜、气管镜、气管插管器械；

（2）导丝、导管；

（3）支架；

（4）主气管狭窄时还需准备全身麻醉器械及药物。

（5）辅助器械包括吸痰器、供氧设备、气管切开包等。

（6）支架可选用自扩式 Z 形支架或网状支架，长度应超过狭窄两端各 10mm 以上，直径应是气管直径的 1.2 倍。

**3. 方法步骤**

（1）利多卡因喷雾行咽部局麻和环甲膜穿刺麻醉，主气管狭窄则尽量行全身麻醉。

（2）X 线透视或利用气管镜再一次核实狭窄的部位、长度和正常段的直径，确认支架的长度及直径。在体表放置金属标记标明病变位置。

（3）将导丝在透视监视下送过狭窄段，必要时利用导管。

（4）将支架推送至狭窄段。

（5）监视下将支架准确置放在狭窄段，两段应超过狭窄段 10mm 左右。支架释放后，立即摄片，留作以后复查时比较支架扩张程度、有无移位等。

（6）手术结束立即撤出推送系统（图 5-5-3）。

### （三）注意事项

**1.** 狭窄尽量行全身麻醉，在没有全身麻醉的条件时，应尽量缩短手术时间，尤其是支架推送器在狭窄段内的时间。

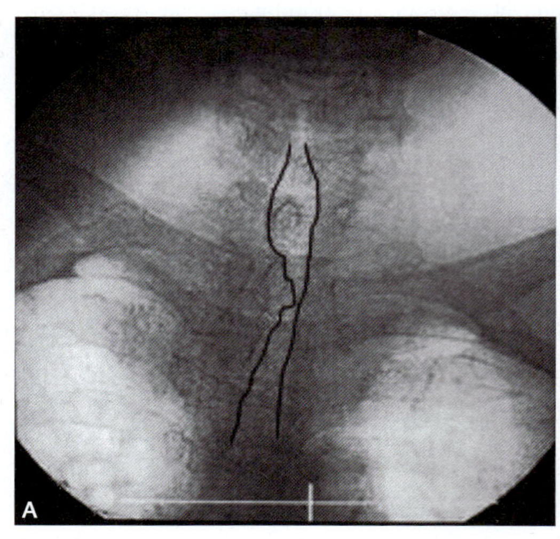
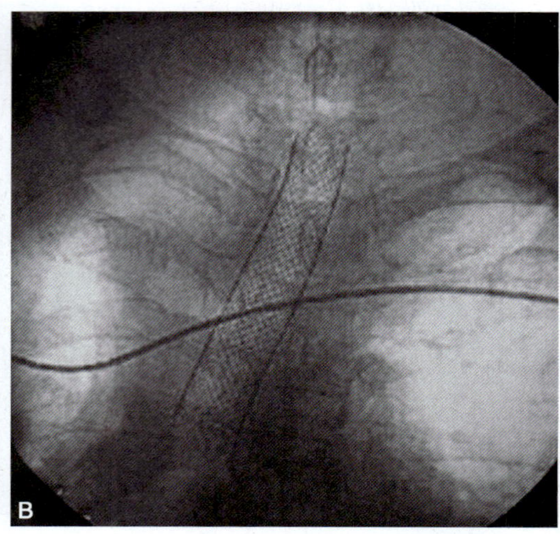

图 5-5-3 气道支架植入术
注:A. 支架术前透视见气管受压变窄;B. 支架术后气管管腔通畅

**2.** 尽量减少对气管黏膜的刺激。

**3.** 距声门较近时,植入支架后易造成局部水肿,带来进食或发音的障碍。

**(四) 术后处理**

气道支架术后病人如出现不适症状对症处理即可,一般:

**1.** 治疗 3 ~5 天。

**2.** 治疗 1 周。

**3.** 治疗 1 ~2 周。

**(五) 疗效评价**

气管支架植入术是在所有非血管支架植入术中最立竿见影获得肯定疗效的方法,绝大多数病人在支架植入后其主观症状如呼吸困难、喘鸣可立即得到改善,在植入后 2 周内,主观症状可得到持续改善,但是恶性病变如不辅以其他抗肿瘤治疗时,将在 3 ~6 个月内出现再次狭窄。

## 三、胃、十二指肠支架术

**(一) 概述**

胃、十二指肠内支架植入术是指应用内支架植入技术对狭窄或阻塞的胃、十二指肠段进行扩张疏通,使通道再建立的一种治疗方法。

胃、十二指肠狭窄或梗阻以恶性病变居多,是胃、十二指肠以及周围脏器恶性肿瘤浸润、压迫所引起的常见并发症。由于其直接引起进食障碍,产生恶心呕吐等症状,因而严重影响了病人的生活质量,甚至使病人加速死亡。胃、十二指肠内支架植入术能以非外科手术的方法应用微创技术使狭窄阻塞的胃、十二指肠再通,具有创伤微小、见效迅速、临床效果好、可重复操作等特点,因而易被医患双方所接受。

**(二) 介入治疗技术**

**1. 术前准备**

(1) 一般准备:①造影定位:胃、十二指肠狭窄或梗阻的诊断主要依赖胃肠造影证实。由于胃囊具有囤积缓冲作用,故十二指肠梗阻症状出现并引起重视时往往梗阻情况已较严重。为避免尚存的狭小通道进一步闭塞,除梗阻症状较轻微者外一般不宜以硫酸钡进行造影定位。可口服或经胃管注入 60% ~75% 泛影葡胺,初步了解梗阻段部位和狭窄程度。需要时可在支架植入前经导丝引入双腔导管至狭窄段,经双腔管外腔注入造影剂再进一步明确狭窄段情况。②胃镜检查:了解胃内有无病变,观察有无食管、胃底静脉曲张及其程度，对术后吻合口狭窄可进一步明确是否肿瘤复发，以便选择综合治疗方案。③术前谈话：耐心解释治疗过程，消除病人紧张情绪和恐惧心理，使其更好地配合内支架植入操作。④胃肠准备：术前禁食6小时。留置胃管，操作前抽空胃液。

（2）器材准备：①内支架。目前国内外应用于胃、十二指肠的内支架主要有Z形金属支架及网状金属支架两种。Z形支架主要由不锈钢丝和镍钛合金丝分节连接而成。其支撑力较强但柔顺性较差、间隙宽大，故一般仅适宜用带膜支架，用于较平直且不影响胆道及胰管开口的部位，如胃体部以及胃切除后的吻合口狭窄。网状金属支架由不锈钢丝、镍钛合金制成。不锈钢丝网状支架顺应性及弛张力均较差，较少使用。镍钛合金具有良好的顺应性，适宜在弯曲肠管中应用。镍钛合金具记忆功能，低温处理后柔软性好易输送，弹性及支撑力强。②输送器。理想的十二指肠支架输送器必须具有良好的柔韧性。目前临床应用的十二指肠支架输送器主要有两种。一种为导鞘型输送器，操作时先将带扩张管导鞘插至靶区，退出扩张管再将支架植入空鞘管内由推送管推送至狭窄段。另一种为套管型输送器，由带导引头之组合套管组成。操作时先将支架植入输送器套管内直接由导丝引入靶区释放。③导丝、导管。超滑超长导丝（长度>260cm）；软头超硬导丝（长度>260cm）；猎人头导管（5～8F，长度80～100cm）；双腔造影导管（长度100～110cm）；长交换导管（长度130～150cm，）以及球囊扩张导管（球囊直径18～20cm）。④其他辅助器材包括胃镜、牙托等。

**2. 方法步骤**

（1）在X线设备导引下经口吞入超滑导丝并向下插入胃内，引入猎人头递送导管并沿胃体大弯插至幽门部，旋转导管使远端弧钩翻入幽门进入十二指扬，以导管为支撑进一步送入超滑导丝使之超过十二指肠狭窄段，并尽可能深入小肠。对用导管递送法不能直接插入导丝者可借助胃镜的支撑和选择性定位将导丝经胃镜活检孔插过狭窄段深入小肠。

（2）经超滑导丝引入长交换导管并尽可能将导管远端深入空肠，保留导管退出超滑导丝，将软头硬导丝插入长交换导管，直至导丝软头超出导管，缓慢撤出交换导管。硬导丝每经一弯曲肠腔均会牵拉导管向近端脱出，故插入时导管要有足够深度才能将硬导丝引入。

（3）经硬导丝引入双腔导管至狭窄段，经导管外腔注入含碘造影剂以显示狭窄段。根据狭窄段部位及长度选择合适支架，并作好定位标记便于支架释放准确到位。也可引入球囊扩张导管对狭窄段进行预扩张。

（4）将长输送导鞘沿硬导丝引入，使鞘管远端越过狭窄段。退出鞘内扩张管将支架套住硬导丝植入外鞘管内，用推送管顺硬导丝将鞘管内支架推送至狭窄段，并使鞘内支架越过狭窄段远端20～30mm。固定推送管，后撤外鞘管使支架缓慢释放。

（5）支架植入后退出输送器保留导丝，口服造影剂观察狭窄段成形及流通情况。根据需要可再引入球囊导管行支架内扩张。对同时有胃体、十二指肠两处狭窄或狭窄段过长需置两枚支架时，一般先植入距离远的支架再植入近端支架（图5-5-4）。

**（三）术后处理**

胃、十二指肠内支架植入术操作较安全，一般不需要作特殊处理。可即时口服庆大霉素针剂16万U局部消炎，口服凝血酶6000～8000U防止出血。1小时后即可进食流质，以后循序进食固体食物，但忌食长纤维不易嚼碎的食物。静脉使用抗生素及止血剂用以预防感染控制出血。

**（四）疗效评价**

胃、十二指肠内支架治疗近期效果十分明显。大部分病人可以基本恢复正常饮食。由于胃、十二指肠狭窄以恶性病变居多，常因胃、十二指肠以及附近脏器肿瘤浸润压迫所致。内支架治疗虽暂时解除梗阻缓解症状，但恶性肿瘤发展仍将影响病人总体生活质量的提高，使生存时间非常有限。因此，对胃、十二指肠恶性狭窄的病人在进行内支架治疗的同时配合进行病因治疗则能达到标本兼治的目的，能更有效地延长病人生存时间。

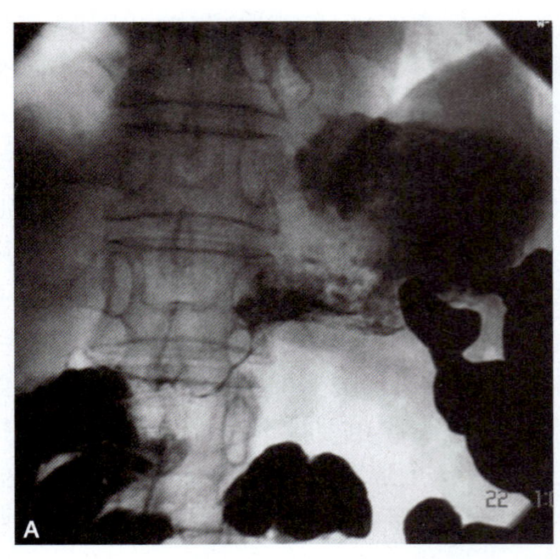


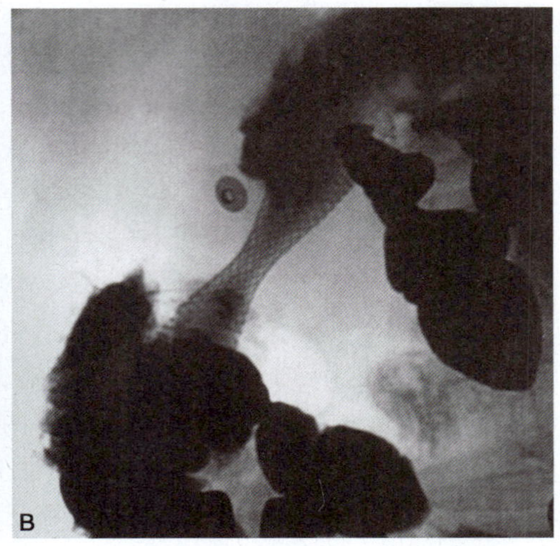


图 5-5-4　胃癌术后幽门狭窄支架植入术

注:A. 支架术前上消化道钡透示幽门部狭窄,钡剂通过明显受阻;B. 支架术后钡透示钡剂通过顺畅

## 四、结肠、直肠支架术

### (一) 概述

经肛门结肠、直肠内支架植入术是指应用内支架植入系统将金属支架经肛门逆行输送并植入结肠或直肠,使因病狭窄或阻塞的结、直肠肠腔扩张疏通或使结、直肠与体腔间异常通道(窦道)闭塞的一种治疗方法。

### (二) 介入治疗技术

**1. 术前准备**

(1) 一般准备:①普通 X 线检查:通过腹部透视或摄腹部立、卧位平片了解肠道梗阻性质、梗阻程度和梗阻部位。②灌肠造影检查:以小剂量稀钡行气钡双对比造影观察梗阻部位、程度和有无结、直肠瘘等。也可用稀释之水溶性含碘造影剂进行灌肠造影。③其他影像学检查:利用 CT,B 超等检查手段了解病变部位和周围情况、有无腹水及腹水量等。④肠道准备。术前 3 天起限食流质、大量饮水并清洁灌肠每日 1 次。术前 12 小时口服硫酸镁 60ml 或甘露醇 250ml 导泻。术前 6 小时完全禁食。对已有肠道梗阻症状者提前禁食,对完全性肠梗阻者及时给予留置胃管进行胃肠减压。⑤对症处理。包括营养支持,纠正水、电解质平衡,肿瘤病因治疗,腹腔减压(腹水引流、导尿)以及冲洗和消毒窦道等。

(2) 器材准备:①内支架。结肠腔径较粗且具丰富袋形结构,内容物较胃和小肠内容物明显黏稠、水分减少,故理论上结肠支架管径应远较上消化道支架管径大。但因降结肠以上结肠段距肛门较远且须经多个锐角肠曲使粗管径支架难以经肛门输送和释放。通常情况下降结肠以上肠腔内的粪便较稀薄,故结肠支架管径可结合输送条件灵活选用。一般用于降结肠、乙状结肠及直肠狭窄段的支架需较大管径,而升结肠及横结肠狭窄段可选择管径略小的支架。支架构造的选择也应根据结肠功能及结构特点以及输送、释放条件合理选用。用于降结肠、乙状结肠及直肠的支架管径为 25 ~ 30mm,用于横结肠支架管径为 20 ~ 22mm。②输送器。高位结肠(如横结肠)支架的输送要求相似于经口放置十二指肠支架。降结肠及以下肠段输送器管径应增加。③引导及辅助器材。导丝、导管,其使用要求相似于放置十二指肠支架。但导丝及交换导管长度应更长。结肠镜也为必备器材。

**2. 方法步骤**　放置直肠及直肠与乙状结肠交界段支架的操作方法相对简单。可直接用导管经肛门送入导丝或经直肠镜插入导丝,经替换硬导丝,并进行狭窄段造影了解情况后,即可引入输送器放置支架。放置乙状结肠及乙状结肠以上结肠段支架的操作方法与经口放置十二指肠支架的操作方法基本相似。其步骤如下:①将超滑导丝穿入猎人头导管,在X线监视下经肛门插入导管导丝,旋转导管使导管顺乙状结肠弯曲肠管深入,利用导丝导管相互交替使导丝进一步深入直至通过狭窄段。对高位结肠狭窄或完全性结肠梗阻预计不能直接插入导丝者,则在X线监视下先将结肠镜插至狭窄部位,经结肠镜将超滑导丝插入狭窄段,使之深入上端肠腔。经导丝引入长交换导管并尽可能深入,再换入超硬导丝。②造影定位及预扩张。经硬导丝引入双腔导管或球囊导管行狭窄段造影,观察狭窄段情况并做预扩张。③引入输送器释放支架。基本操作方法同十二指肠支架安置法。支架植入后退出输送器保留导丝,再引入双腔导管注入造影剂观察支架扩张后肠腔通畅情况,需要时再用球囊扩张成形(图5-5-5)。

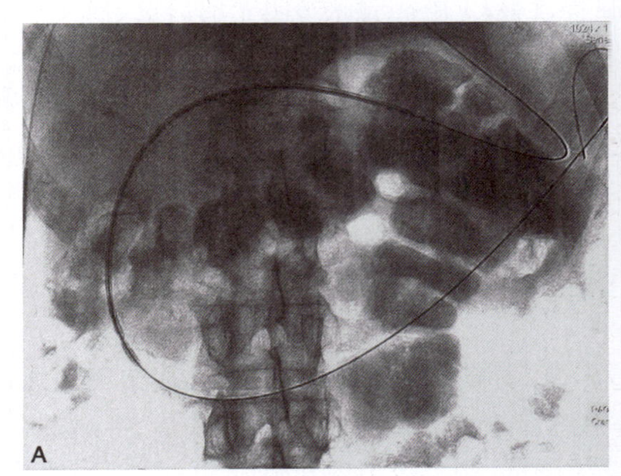


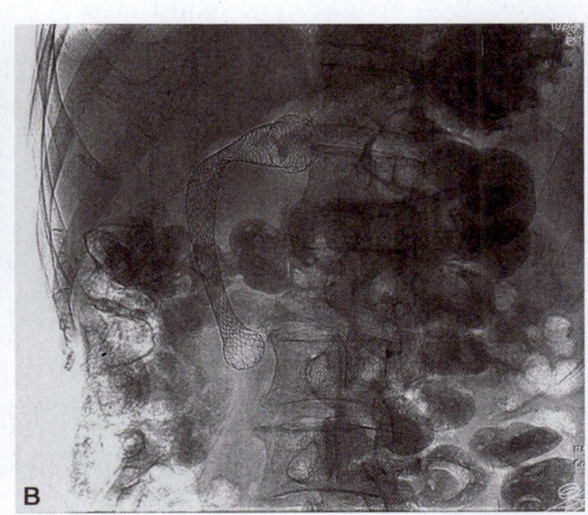


图5-5-5　肠道支架植入术

注:A. 导丝通过狭窄肠管,利用输送器将支架送过狭窄段;B. 支架术后肠管通畅

**(三) 术后处理**

术后观察1~2个小时,给予抗炎止血等治疗。观察2小时无异常即可准予以进食流质,以后循序进食固体食物。

**(四) 疗效评价**

结、直肠支架植入术治疗各种原因引起的结、直肠局限性狭窄近期效果亦十分显著。大部分病人支架术后均可基本恢复正常饮食。然而,支架治疗虽暂时解除梗阻缓解症状,但是由于结、直肠狭窄以恶性病变居多,恶性肿瘤发展仍将影响病人总体生活质量的提高,使生存时间非常有限。故而,为了能更有效地延长病人生存时间,对结、直肠恶性狭窄的病人在进行内支架治疗的同时配合进行化疗、放疗及其他治疗方案才能达到标本兼治的目的。

## 五、胆管狭窄

胆管系统梗阻将导致梗阻性黄疸。过去以手术治疗为主,20世纪70年代末起应用介入方法治疗。先用球囊扩张术,现多用支架治疗。

**(一) 概述**

在我国,造成胆管狭窄梗阻的原因主要为结石症和肿瘤。此外,还有外科手术后、放疗后以及先天性狭窄等病因。对梗阻性黄疸,可行经皮经肝胆管内外引流术(percutaneous transhepatic cholanic drainage,PTCD)治疗。虽然PTCD作为术前暂时性治疗措施是可取的,但对于一些无其他治疗方法可使用者,如已失去手术机会的胆管癌,以支架治疗会优于PTCD。这不仅免除了病人携带引流袋之不方便,也可避免大量胆汁丧失而造成的电解质紊乱,还可使病人生存质量明显提高。

### （二）介入治疗技术

**1. 术前准备**

（1）一般准备：详细了解病史，影像学检查资料（超声、CT、MRI 以及核素扫描等）、实验室检查资料（肝肾功能、出凝血相关参数）等。向病人及家属解释治疗技术，取得病人合作。术前 4 小时禁食，术前 30 分钟给予镇静剂。

（2）器材准备：除穿刺针、导管、导丝、扩张导管引流管外，球囊导管需 8～10mm 直径。支架直径，肝外胆管需 10～12mm 直径，肝管为 8～10mm，肝内胆管约为 6～8mm，可根据胆管造影所见作出准确的选择。

**2. 方法步骤**

（1）先行经皮经肝胆管造影或经 PTCD 管行胆管造影，了解胆管狭窄阻塞的部位、程度与范围，并依此选择球囊直径与支架规格。

（2）经穿刺针或 PTCD 管，引入导丝，经导丝将引导导管插入胆管内，并将其外套管越过狭窄部。如为闭塞病变，先用导丝小心推进，后跟进导管。经导管注入造影剂，确认导管、导丝正确地位于胆管腔内，再将导丝放入胆总管下段或十二指肠内。

（3）沿导丝和引导导管送入球囊扩张狭窄段或再通后的狭窄段。

（4）球囊扩张成功后，退出球囊导管，保留导丝在原位。沿导丝放入支架推送器，在准确定位后释放支架。退出支架推送器，保留引导导管在原位。

（5）支架释放后，再通过引导导管注入稀释造影剂，了解胆管开通情况。①若支架展开良好，造影剂顺利地流进十二指肠，则可将引导导管换成内外引流管，置于胆管内引流 14 天左右，并通过引流管定期（2～3 天）做造影观察。如引流期间黄疸消退，支架通畅，则可拔出内外引流管。②若支架展开不充分，则可经留在原位的引导导管，再次送入球囊导管扩张支架（图 5-5-6）。

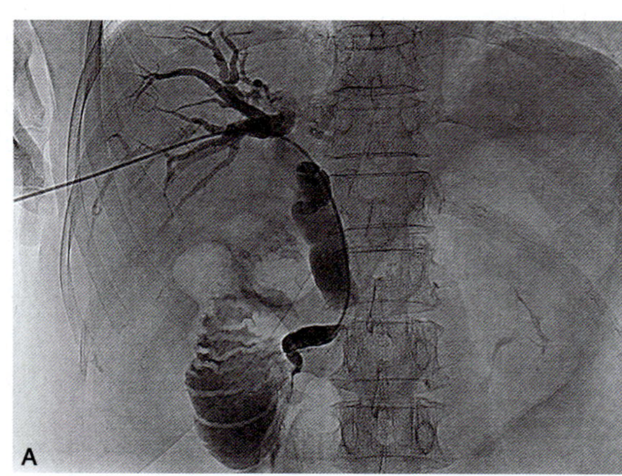


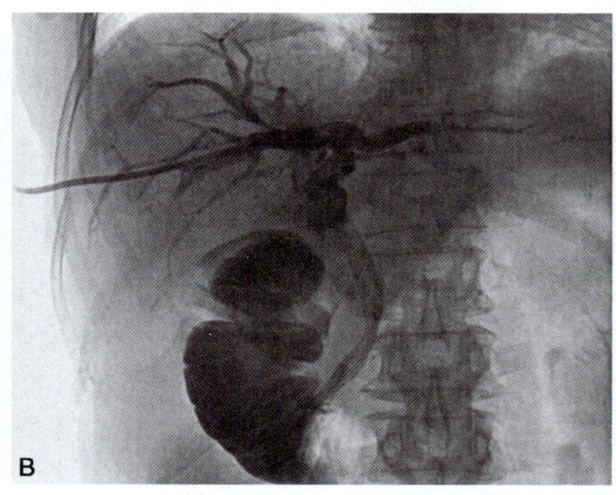


图 5-5-6　胆道支架植入术

注：A. 支架术前胆道造影示胆总管下段狭窄，造影剂通过明显受阻；B. 支架术后胆总管下段通畅，造影剂通过顺畅

自扩式支架，由于自身的弹性扩张力，植入当时可能未达到设计要求，但 2～3 天后可自行充分展开。应用球囊扩张式支架，必须一次扩张成形达到应展开的程度。

### （三）术后处理

术后密切观察留置引流管的引流量、颜色，经常检查有无阻塞，全面观察病人的症状、体征，特别是黄疸有无减退。对于恶性肿瘤造成的梗阻，支架仅是一种姑息性疗法，其作用主要是减轻或消退黄疸，提高病人生活质量，一定程度地延长生存时间。同时应对原发病变进行放疗或化疗。

### （四）注意事项

**1.** 尽可能形成确切的 PTCD 内-外引流 1 周后，留置支架，留置支架后保留引流管两周左右，闭管状态 3 天以上，如病人未出现任何异常反应，则可以拔除引流管。

**2.** 如果因种种原因穿刺后即留置支架，则支架植入后，留置的内外引流管要保留一周以上，以观察有无出血、是否发生急性闭塞、支架展开程度和胆管通畅情况。

**3.** 肝门部左、右肝管均有狭窄阻塞时，应分别行左、右肝管引流，然后从右肝管放置支架至胆总管，再从左肝管放置 1 支架至胆总管，两只支架并行。

**4.** 胆总管下端病变涉及壶腹时，放置支架时应防止支架滑入十二指肠内，支架突入肠内 1cm 左右为宜。

### （五）疗效评价

胆管支架植入的技术成功率约 95%。单纯性狭窄的成功率高于梗阻再通成功率。恶性梗阻病例，支架植入后 0.5～1 年生存率为 30%～15%，若并用放疗，可提高到 35%～20%，但因恶性肿瘤类型不同而有较大的差异。良性狭窄植入支架后，多可获得较好效果。植入支架后黄疸再发生率为 17%～57%。

## 六、输卵管阻塞

### （一）概述

输卵管阻塞是造成不孕症的主要原因。过去输卵管阻塞以子宫输卵管碘油造影、通液试验作为主要诊断方法，但效果不满意，假阳性可高达 30%。20 世纪 80 年代末开展了选择性输卵管造影及再通术，可确定输卵管是否真正阻塞、阻塞的部位、原因，并对其中部分病例进行再通术，取得了较好的效果。

### （二）介入治疗技术

**1. 术前准备**

（1）一般准备：术前详细了解病史，以及过去子宫输卵管造影、超声过氧化氢造影、宫腔通液试验等资料。常规血常规及出凝血参数。碘过敏试验。月经期后 3～7 天之内进行。

（2）器材准备：真空同轴导管由 3 根导管组成，直径分别为 9F、5F 和 3F，9F 导管长 32cm，尾端有活瓣。5F 导管长 50cm，远端稍弯曲成 45°角。3F 导管长 65cm。同轴导管可插入一个带负压真空帽的子宫输卵管造影装置内。

**2. 方法步骤**

（1）病人仰卧造影床上，取截石位，消毒，铺巾，窥阴器显示宫颈外口。先将真空装置的中心管锥形头插入子宫颈外口，用注射器抽吸真空帽，真空帽将吸附在子宫颈。

（2）经真空装置的中心管，将水溶性碘造影剂注入宫腔内，行子宫输卵管造影，确定输卵管病变位置。

（3）经真空装置的中心管，引入同轴导管。9F 引导导管放置在宫颈内口 1～2cm 处。用 5F 导管的前端弯曲送至子宫角部，并以其内的导丝探索输卵管口，撤出导丝经 5F 导管注射造影剂显示输卵管。

（4）当 5F 导管头端置于输卵管开口部，以 0.014 英寸软头导丝和 3F 导管插入输卵管腔内。推动导丝前进，再通阻塞部。沿导丝推送 3F 导管越过阻塞部，并经导管注入 2～3ml 造影剂。如见造影剂呈线样流动，经输卵管伞端进入盆腔，说明再通成功。术后使用抗生素 3～7 天。

### （三）疗效评价

选择性插管成功率为 94%，输卵管近端阻塞再通成功率约 95%，壶腹中段约 30%。说明近端阻塞再通成功率高于远端。再通成功者中有部分人可子宫妊娠。

## 七、前列腺段尿道支架术

### （一）概述

前列腺增生和前列腺癌是引起尿道梗阻的主要原因，一部分病人由于各种原因不能行手术治疗，支架植入术的兴起给尿道梗阻的治疗提供了一个新的有效治疗方法。

### （二）介入治疗技术

**1. 术前准备**

（1）一般准备：①查血常规、尿常规、出凝血时间、心电图。②B 超、膀胱镜检查。③测尿流率、残余尿量。

（2）器材准备：导尿管、超滑导丝、超硬导丝、可测长度球囊导管（球囊长 10cm，直径 1.4cm）、软管支架输送器、支架拆除套管、支架回收套管、针织网或网状镍钛合金支架。

支架按材料分为镀金铁、不锈钢、耐蚀黄铜、镍钛合金等。按形状分螺旋管、网管、双喇叭管。目前常用于前列腺段尿道的支架有以下五种：双螺圈支架（fabian）、双蕈支架、wallstent，镍钛金属支架与 Z 形支架。前两种是暂时性支架，后几种是永久性支架。

**2. 方法步骤** 由于尿道前列腺段解剖较为特殊，上端是膨大的膀胱，下端为膜部括约肌。支架如向上突入膀胱，不能被黏膜覆盖，成为膀胱内异物，导致结石形成；支架如向下突入膜部，则撑开括约肌，造成尿失禁。故尿道长度的测量至关重要。利用球囊测量法，可迅速、准确地测量前列腺尿道长度，并且采用软管支架输送器，损伤很小。其操作步骤主要包括：

（1）病人平卧于检查床，会阴区消毒铺巾；

（2）1% 丁卡因或 2% 利多卡因 5ml 经尿道逆行注入，行尿道黏膜表面麻醉；

（3）插入导尿管行膀胱造影（如尿潴留病人，先导出潴留尿），多体位观察，以确定有无中叶增生向膀胱内突出；

（4）经导尿管插入导丝，退出导尿管，沿导丝植入可测长度球囊导管，到达前列腺段后，注入低浓度造影剂，此时尿道膜部括约肌对球囊形成一对称性压迹，此压迹至膀胱颈间的金属刻度即为前列腺段尿道长度。如前列腺段尿道狭窄显著，则将球囊完全充盈，进行预扩张；

（5）选择比前列腺段尿道长度短 0.5～1cm 的支架，植入软管输送器内，有安全环一端在后，在安全环上穿上尼龙线；

（6）换入超硬导丝，沿导丝推送输送器至前列腺段尿道，将支架上端平膀胱颈，缓慢释放支架，并将尼龙线引至体外。行尿道造影，观察前列腺段尿道通畅情况；

（7）将尼龙线黏附于阴茎上。

### （三）术后处理

常规抗感染 3 天。如需拆除或回收支架，注入 300～400ml 冰水，沿尼龙线植入拆除套管或回收套管，进行拆除或回收支架。如能够自主排尿，当排尿困难解除 1～3 天后，即可拆除尼龙线。

### （四）注意事项

**1.** 膀胱造影如证实以中叶增生为主，应放弃支架植入，因中叶增生显著时，呈球状活瓣堵塞尿道内口，影响疗效。

**2.** 准确测量前列腺段尿道长度是支架植入成功的关键，可测长度球囊导管的运用，能真实、准确、快捷地测量前列腺段尿道长度。

**3.** 支架选用针织网的为好，它具有径向支撑力强、纵向柔顺性好、不易发生移位等优点。

**4.** 支架一定要设安全环，以免支架植入失败时，需用膀胱镜甚至膀胱切开才能取出支架。

**5.** 支架长度只能比前列腺段尿道短，过长则突向膀胱，与尿液长期接触，会形成结石；如突向膜部，则影响括约肌功能，造成尿失禁。

**6.** 支架上端以平膀胱颈或低 3mm 以内为宜,下端不达膜部,以免影响括约肌功能。

**7.** 当支架放置成功,需拆除尼龙线时,不可简单的抽出,防止支架牵拉下移,应用专用导管,沿单股尼龙线进入至支架尾端并固定后,方可抽出尼龙线。

**8.** 针织网支架拆除时,虽直接拉动安全环即可,但为防止金属丝损伤尿道黏膜,应用支架拆除套管植入以保护尿道黏膜。

**9.** 不可用带膜支架,因前列腺段尿道内有前列腺管和射精管开口,带膜支架势必阻碍这些开口的排泄功能;此外,带膜支架不能被尿道黏膜所覆盖,长期与尿液接触可导致结石形成。

**10.** 慎用 Z 形支架。Z 形支架径向支撑力较强,但纵向柔顺性差,且支架间隙大,与尿道接触面小,而前列腺尿道呈向后凹面,这样支架与尿道表面贴附较差,易产生滑动移位。

**11.** 尿路感染期间不宜行支架植入,否则易导致长期不愈的尿路刺激症状。

**12.** 术中不宜一次抽净潴留尿液,因膀胱在过度充盈状态下,迅速抽空时,内压骤然降低,易导致黏膜大出血、血压下降、心跳加速等。

**(五)疗效评价**

支架植入技术成功率为 90% ~100%,术后并发症在 10% 左右。支架植入术具有适应证范围广、操作简单、时间短、痛苦轻、一次成功率高、术后并发症少等优点,并具有可复性和可逆性,是一种理想的治疗前列腺增生症的方法。

(杨 坡)

# 第六章　其他介入治疗技术

## 第一节　经皮异物取除术

### 一、经皮心血管腔内异物取除术

**（一）概述**

随着介入放射学的发展，介入诊疗技术在临床上的应用日益广泛，相关并发症也随之出现。心血管腔内异物残留是介入诊断和治疗操作中的一种严重并发症，若不及时处理可导致心血管机械性损伤、穿孔、破裂、栓塞、血栓形成、心律失常和感染等，严重者可导致死亡。介入操作残留的异物可分为两大类：一类是各种断裂或滑脱的导管、导丝；另一类是各种移位或脱落的介入器材及附件，常见于各种放置位置错误或脱落的先天性心脏病封堵器、腔静脉滤器、球囊、支架、弹簧栓子等，如所处位置不恰当就会起不到治疗作用而成为异物。既往通过外科手术取除异物，由于外科手术需开胸、切开心脏或血管，创伤大、并发症多、恢复慢，给病人造成生理和心理的双重创伤，故利用创伤小的介入放射学技术具有其独特的优势。

经皮心血管腔内异物取除术是指在影像设备监视下，利用经皮穿刺引入导管、导丝及特殊取异物装置，取除心血管腔内异物的技术。这一技术自 20 世纪 60 年代开始应用，随着技术方法和器械的不断改进，成功率不断提高，使病人避免了创伤大的外科手术。

**（二）临床表现**

心血管腔内异物多于血管内介入手术过程中发生，术中即刻可明确诊断。根据异物的类型、大小、部位不同，临床症状也有较大的差异。如异物位于外周血管内，病人多无临床症状或出现血管栓塞的症状；如异物位于心腔内或心瓣膜之间，可导致心律失常；如位于肺动脉内，可出现肺动脉栓塞症状如呼吸困难、胸痛等；如异物刺破血管，可出现局部疼痛及局部血肿。

**（三）治疗所需器材**

除常规心血管造影设备和器械外，还需要一些取异物用的特殊装置，临床常用的有以下几种：

圈套导管系统：临床常用的有鹅颈圈套系统，该系统由与导丝成 90°角的温度记忆镍钛合金抓捕环（图 6-1-1）和输送导管组成，抓捕环直径共 10 种（2mm，4mm，5mm，7mm，10mm，15mm，20mm，25mm，30mm，35mm），能全面满足外周介入及心脏介入医生的需求。该系统可视性好，操控性好，牵引力强，可用于封堵器、支架、导丝、导管、球囊、下腔静脉滤器、弹簧栓子等异物的取除。

网篮取异物导管系统：网篮根据网丝的多少可分为 3 丝、4 丝至 8 丝，根据网丝的形态可分为直丝和螺旋丝等（图 6-1-2）。网篮导管可用于取除导丝、导管、球囊等异物，在其他腔内如消化道、胆道、泌尿系等多有应用。

钳取装置：可有直径 5F ~ 7F 的钳夹装置，包括心肌活检钳、支气管活检钳、胃镜活检钳等，根据钳嘴的形态可分为鳄鱼钳、鼠齿钳等（图 6-1-3）。另外还有三、四爪的取异物钳（图 6-1-4）。

钩形导管和转向导丝：钩形导管即导管头端弯曲成 180°的钩。转向导丝可经手柄操纵，使导丝弯曲成钩形，该类器械应用相对较少。

**（四）临床应用**

**1. 适应证**　经证实的心血管腔内各种异物并可能引起相应并发症者。

**2. 禁忌证**　已与心血管壁牢固粘连的异物或已发生心血管穿孔的异物，以采用外科手术取除为妥。

**3. 术前准备**

（1）病人准备：摄片或透视以确定异物所在的位置、形态、大小，以决定选择取除方法、器械及入路。其他准备同常规的血管造影。如病人焦虑、烦躁，予以镇静安定，疼痛、呼吸困难者予以镇痛、吸氧及对症处理。

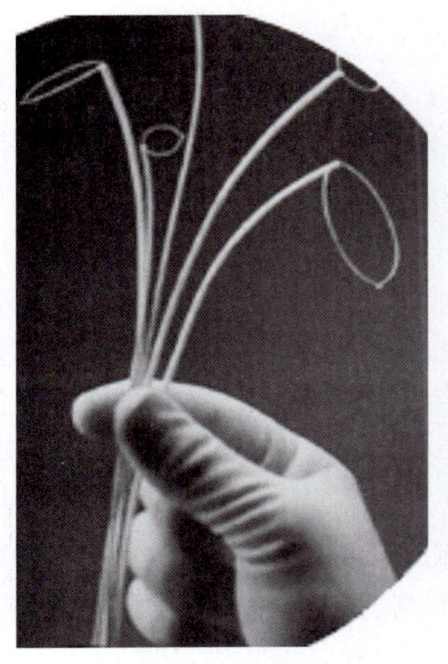

图 6-1-1　鹅颈圈套

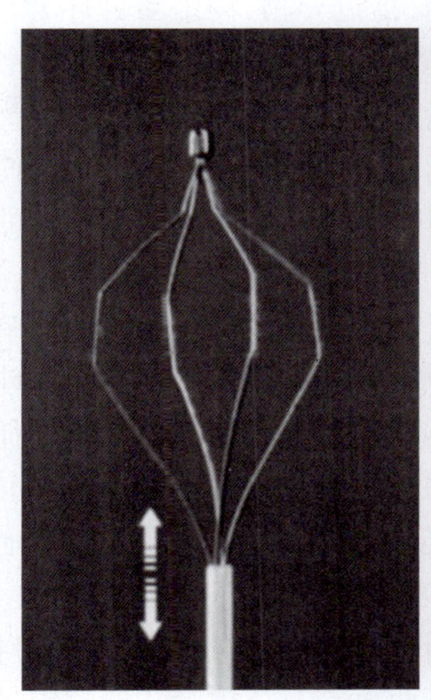

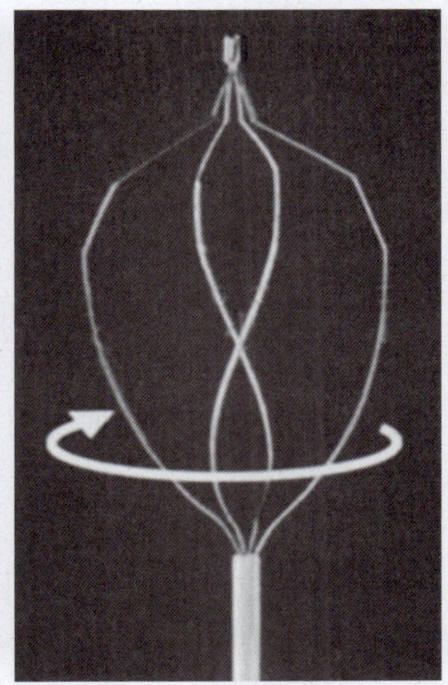

图 6-1-2　网篮导管

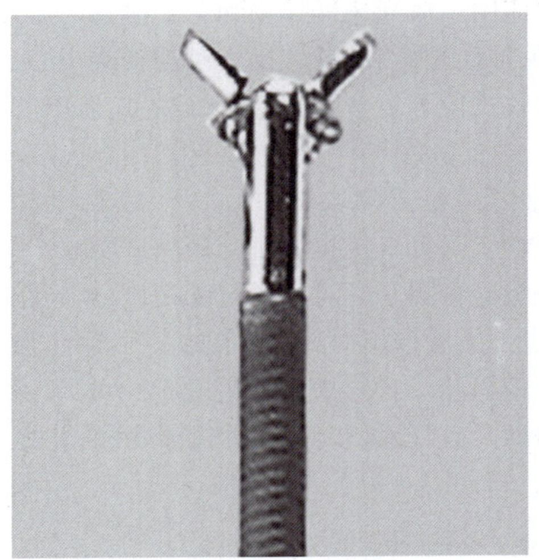

图 6-1-3　鳄鱼钳

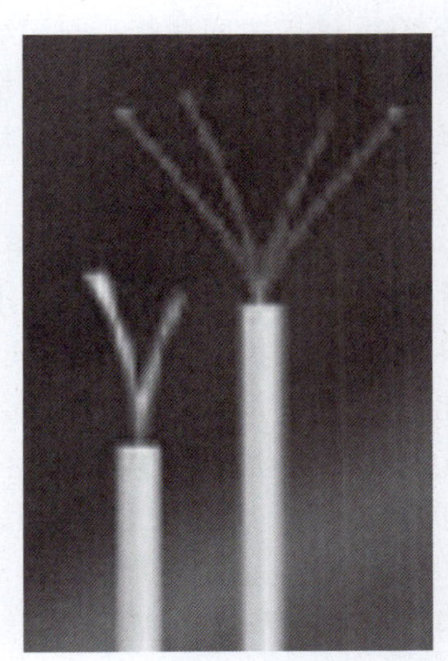

图 6-1-4　异物钳

（2）药品准备：常规局麻药、肝素注射液、生理盐水、造影剂、尿激酶等溶栓药物和抢救药品。

（3）器械准备：血管造影所需的常规器械，依据异物的大小、形态、位置等不同，选择相应的异物取除器械：圈套导管、网篮导管、钳取装置或钩状导管等。取心腔内异物时需心电监护仪，备心脏除颤仪、麻醉机等。

**（五）操作方法与注意事项**

经皮心血管内取除异物关键是根据异物的部位、形态、游离端的位置选择合适的入路、恰当的输送系统和异物抓捕器，防止异物漂移，抓捕过程中避免心血管壁的进一步损伤而造成更严重的并发症。目前常用于抓取异物的介入器材包括环形圈套器、网篮导管、异物钳等。

**1. 圈套导管系统**　鹅颈圈套器是目前临床最常用、最简单的器械，适合抓取导丝、导管等有一定长度的异物或腔静脉滤器、先心封堵器等。其特点是简便、快速，抓取范围大，可随血管直径调节套圈大小，尤其适合心腔内、腔静脉、大动脉、主肺动脉及大分支腔内异物的抓取。

可根据异物的大小选择输送鞘的直径，根据异物的具体部位选择经皮穿刺入路，根据异物的形态选择圈套环的直径。经鞘将输送导管抵近异物，伸出圈套环套住异物后向外拉导丝，圈套勒紧异物，连同导管一起拉出。在抓取断裂导管时，如抓取过紧容易造成导管再次断裂，故抓取时用力要适度，圈套器导管的长径与异物的长径要平行，成角时容易造成再次断裂，且抓取部位以导丝、导管头端为佳。如抓取可回收腔静脉滤器，需套住滤器回收钩，然后将导管前推，使滤器肢端完全回收入导管内再拉出导管，不能在滤器肢端未进入导管前硬拉圈套，可能造成滤器肢端的倒刺钩破血管壁。如为永久性滤器，可选用一至多个圈套器完全套住滤器肢端，使其完全收拢而取除。

**2. 网篮导管系统** 网篮导管直径较大、较硬，宜经导管鞘导入，抵达异物附近后推出网篮。所选择的网篮要足够大，能撑住血管腔，然后轻轻顺一个方向旋转，使异物进入网篮框架内，再拉住网篮钢丝推送导管或固定好导管向外抽紧网篮导丝，使网篮将异物紧紧抓住，然后连同导管一起轻轻拉出。网篮导管是抓取成功率较高的一种方法，适合抓取体积小、不易圈套的异物。其特点是抓取平面宽、不易滑脱、适于在较大的心血管腔内操作。但其尖端较硬，容易损伤心血管壁。

**3. 钳取装置** 经血管送入纤维内镜钳如心肌活检钳、支气管镜钳、胃镜钳等也是一种有效的取除异物方法，适合抓取体积较大、形状不规则的异物。其特点是抓取效率高、抓取牢靠，不足之处是常需要较大直径的输送鞘管，不易到达迂曲血管及分支。一般只用于取除右心房和腔静脉内异物，也可用于末梢血管腔内异物的取除。爪状钳抵达异物后，推出爪状钳。固定爪状钢丝推送导管，使爪状钳合拢钳住异物的游离端，然后连同导管一起缓缓拉出。爪类导管适用于取泡沫样异物和分支血管内条索状异物，但不宜在心腔内操作，因其头部用 4 根尖锐钢丝组成，易损伤腱索和瓣膜，操作时需轻柔小心。

**4. 钩状导管法** 主要利用导管钩与血管内断落的较长段导管和导丝铰合而将其拖出。该方法目前已很少在临床应用。

在心血管腔内抓住异物后如何将异物完整地退出血管腔是异物取出的另一个关键，处理不好会导致异物重新脱落、断裂。对于体积较小、较细的异物如导丝等，可直接拉入血管鞘内进而拉出体外；而导管等较粗的异物，先扩张穿刺径路，换入较粗大血管鞘，将导管圈套后对折拉至管鞘口，连同鞘一起拉出体外，局部迅速压迫止血。另外，如大的异物拉至穿刺点下无法取出时，可拔除血管鞘，用止血钳沿导丝进入血管内钳住异物以防止其再脱落，必要时可考虑血管切开。对异物遗留超过 24 小时者，除术前、术中、术后抗凝治疗外，尚需注意异物上血栓形成，在异物离开血管入口时避免使用暴力，防止血栓脱落造成栓塞。

#### （六）术后处理与并发症

术后按血管造影常规处理。给予抗生素预防感染，心脏内异物取除术者常规心电监护。本项操作安全，并发症较少见。但有可能在操作时引起血管损伤。心脏内取异物可诱发心律不齐甚至心脏穿孔。异物存留在体内时间越长，表面形成血栓量越多，取异物时越易引起栓塞。静脉系统取异物可引起肺栓塞，动脉系统取异物可引起末梢血管栓塞。预防上述并发症，全部操作应在肝素化下进行。操作要轻柔，避免造成血管撕裂伤。

## 二、经皮软组织内异物取除术

#### （一）概述

软组织内异物多为外伤所致，是临床常见急症。异物种类可分为金属性和非金属性两大类。金属性异物多见为缝衣针、铁钉、铁屑、枪弹、医用针头等；非金属性异物多见于玻璃、瓷片、竹木、牙签、砂石等。浅表软组织异物常较易取除，但深部软组织异物处理较困难，因定位不准或肌肉活动后异物移动，导致异物取除困难，手术难度大，甚至较大的创伤仍不能取除异物，给病人带来很大的痛苦。通过介入放射治疗技术，利用影像学精确的定位，微小的创伤，可较准确地取除异物。本节对该技术方法作一简要叙述。

### （二）临床表现及诊断

病人多有明确的外伤史，新鲜外伤体表可见创口。异物可遍布全身各部位，如上下肢、臀部、胸腹部、颈项部等，病人有局部疼痛、压痛或活动后疼痛，局部出血或肿胀，少数异物存留引起感染。少数陈旧性异物由于肌肉的舒缩运动而在软组织内移位，国内外均有报告异物向远处移位的病例。

金属性异物通过正、侧位或加斜位 X 线摄片即可确诊，非金属性异物通过体检、X 线摄片、超声、CT 检查多可确诊，对于非金属性异物，超声检查可作为诊断的首选方法。

### （三）治疗所需器材

定位：术前准确定位是手术成功的关键。超声定位对于非金属性异物具有较好的价值。X 线机正侧位透视下定位对于金属性异物和不透 X 线的非金属性异物具有指导作用。对于深部软组织及较小的异物，CT 扫描可精确地定位，有助于选择最短穿刺途径，避开大血管和重要的组织结构。

异物钳取装置：由穿刺定位针、系列扩张管、外套管、异物钳或钳头内含磁性片的异物钳组成。

### （四）临床应用

**1. 适应证**　原则上经证实的软组织内各种异物均应取除，特别是在下列情况下宜早手术：

（1）异物位于重要组织脏器者如血管神经周围，异物尖锐移动可能损伤周围重要组织；

（2）异物存留引起疼痛、感染，伤口迁延不愈或影响肢体功能；

（3）毒性异物与人体组织不相容者；

（4）病人精神、心理负担过大要求取除异物者。

**2. 禁忌证**　一般无绝对禁忌证，如果异物紧邻大血管或术中有可能损伤大血管时，为相对禁忌证。

**3. 术前准备**

（1）病人准备：摄片或透视以确定异物所在的位置、形态、大小，以决定选择取除方法、器械及入路。其他准备同常规的介入手术。如病人焦虑、烦躁，给予镇静安定，疼痛严重者予以镇痛及对症处理。

（2）药品准备：常规局麻药、生理盐水等药物和抢救药品。

（3）器械准备：X 线透视或超声定位，确定异物的大小、形态和位置；手术尖刀片；无菌异物钳取装置等。

（4）手术操作与注意事项：病人仰卧或俯卧位，根据影像学表现确定穿刺点，局部消毒铺巾，局麻后在皮肤穿刺点切一约 0.5cm 长小口，正侧位透视下或超声引导下将定位针刺向异物处，证实针尖触及异物时，沿定位针逐级套入扩张管和外套管。引入外套管后，再次证实外套管头端触及异物后，旋转推进外套管使异物进入外套管内，长条状异物则使其一端进入。经外套管送入异物钳，夹紧异物缓慢拔出体外。异物较大时，可稍后退外套管，钳夹异物后缓慢反复旋转钳，基本游离异物后，与外套管一起缓慢退出体外。切口局部消毒后敷料覆盖。如果异物为金属性，可采用钳头含磁性内片的异物钳。手术途径同上法，将异物钳直接沿切口向异物推进，钳头触及异物后张开钳口，铁质异物可吸入钳头内，夹住异物后缓慢退出，局部消毒无菌敷料覆盖。

### （五）术后处理与并发症

该技术对于软组织深部的异物取除具有相对简单、创伤小、适应证广、痛苦小、成功率高等优点，尤其对于散在、多个异物的摘除方面具有优势。术后应再进行影像学检查，确定异物已经取除。伤口局部保持清洁，创伤严重者针对外伤进行相应处理。经该技术取除异物者均无并发症报道。

## 第二节　下腔静脉滤器的置放

## 一、概述

在 20 世纪中期，深静脉血栓的病人通常需要行下腔静脉结扎术来预防肺栓塞，而术后的死亡率高达

19%～39%，心脏病病人更甚。多数病人会出现下肢水肿、静脉曲张、色素沉着及静脉性溃疡等并发症。下腔静脉滤器置放术是近几年来不断成熟和完善起来的，一种预防肺动脉栓塞的介入放射学技术。它是利用介入放射学的经皮静脉穿刺、引入导丝、导管等一系列技术，将一种能够滤过血栓的特殊装置放置于下腔静脉内，使血栓不能随静脉回流至右心造成肺动脉栓塞。肺动脉栓塞大多数是由于下肢及盆腔的深部静脉血栓脱落造成的，是常见的致死原因之一。因其缺乏典型的临床症状和特异性的检查、检验指标，临床不易做诊断。因此，预防治疗尤为重要。及时、准确的放置下腔静脉滤器，可起到有效的预防作用。随着介入放射学技术的进步，尤其是下腔静脉滤器装置的不断改进和完善，该技术被越来越广泛地用于临床。

## 二、常用滤器

下腔静脉滤器装置是决定疗效好坏的关键所在。目前发展最快的滤器为选择性可回收滤器，由于可回收滤器的临床观察时间较短，而且必须在放置后的一定期限内加以回收，因此永久性滤器仍然在临床使用。较好的下腔静脉滤器应该符合以下标准：能够阻止较大的血栓块通过；不影响正常的血流；易于置放；置放后稳定，不移位。尽管经过了多次的改进和更新，还是只有少数几种下腔静脉滤器接近或部分达到以上标准。

### （一）钛格林菲尔德滤器（Titanium Greenfield filter，TGF）

TGF 最早在 1988 年开始使用，可以通过 14.3F 的鞘进行放置（图 6-2-1）。与它的前身不锈钢 Greenfield 滤器一样，均为锥形设计。钛合金制成的由 6 个支脚末端都有 1 个弯曲向上的钩。滤过器的锥顶到锥底的长度为 47mm，锥底支脚间最大跨度距为 38mm。植入途径可经右侧或左侧股静脉，或经右侧颈内静脉。临床研究表明，滤器植入后肺栓塞的发生率为 3.2%，下腔静脉通畅率为 97.8%。较早的这类滤器产生移位和静脉穿孔的概率较高，现在的滤器已经经过改造，并且具有很好的 MRI 相容性。滤器放置后各支脚的对称性至关重要，否则将影响滤器的效果，虽然通过单弯导管可以对滤器的支脚进行微调，但会增加滤器移位的风险。

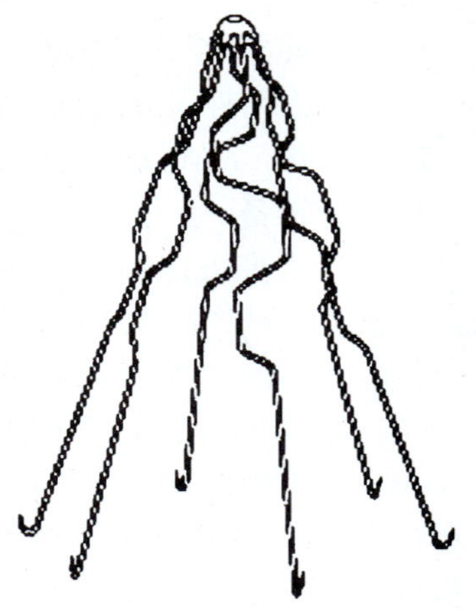

图 6-2-1 放置 TGF

### （二）鸟巢式滤器（bird nest filter，BNF）

BNF 由两根不锈钢支架为骨干，末端通过钩形支脚与静脉壁固定，两根支架与 4 根钢丝相连，植入后呈不规则鸟巢形（图 6-2-2）。滤器经 14F 导鞘放置，具有良好的 MRI 相容性。其他类型的滤过器适用于直径小于 2.8cm 的下腔静脉内，而 BNF 则可以使用在直径大于 2.8cm 的下腔静脉内，甚至当下腔静脉宽至 4.0cm 时，亦可成功放置，经股静脉和颈静脉均可释放。滤器长度为 7cm，因此对于下腔静脉较短的病人不适用。文献报道，滤器植入后下腔静脉闭塞的发生率为 2.9%，肺栓塞的发生率为 2.7%。

### （三）西蒙镍钛诺滤器（Simon nitinol filter，SNF）

SNF 构成材料是镍钛热记忆合金，具有良好的 MRI 相容性（图 6-2-3）。滤器长 3.8cm，直径 18mm，植入系统直径小，所需导管鞘口径为 9F。故可经肘前静脉等入路置放，这样就避免了股静脉穿刺，对于正在接受抗凝治疗而又必须安置下腔静脉滤过器的病人来说是很适宜的。滤器植入后肺栓塞的发生率为 0～4.8%，下腔静脉闭塞的发生率为 9.7%～13.6%。

### （四）镍钛诺 TrapEase 滤器（Nitinol TrapEase filter，NTF）

NTF 自 2000 年开始在美国被批准临床使用，也是无铁磁的镍钛合金材料，与 SNF 一样具有记忆性。此滤器为对称的六角形结构（图 6-2-4），永久性装置没有方向性，可以经股静脉或颈静脉放置，可用于下腔静脉直径不超过 3cm 的病人。滤器导入系统为 6～8F，可以经肘前静脉放置。植入后肺栓塞的概率极低，下腔静脉闭塞的概率为 1.5%。

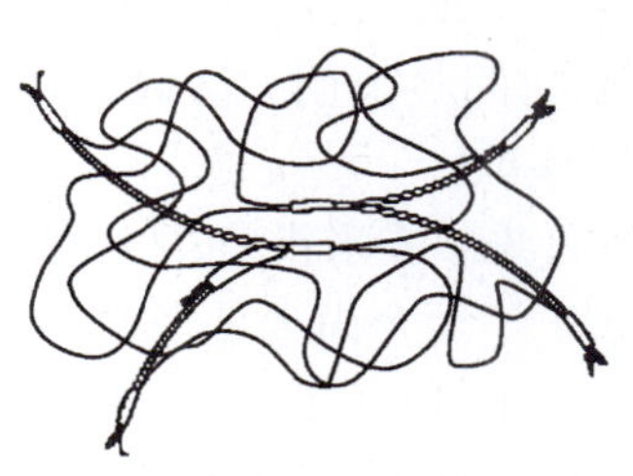

图 6-2-2　鸟巢形 BNF

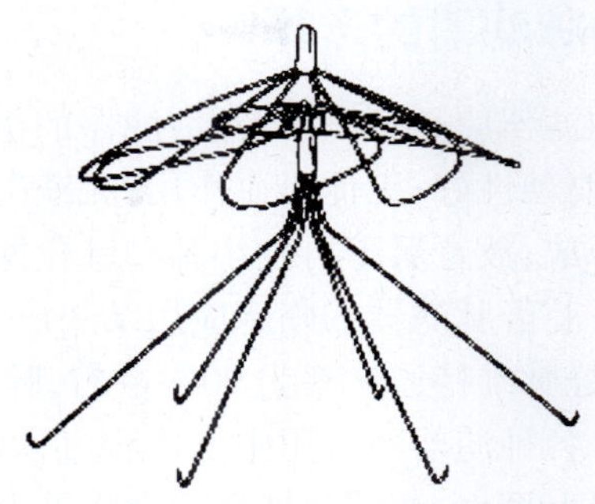

图 6-2-3　SNF 结构

### （五）Vena Tach Low-Profile（LP）滤器（vena tach LP filter，VLF）

VLF 为一圆锥形带边杆结构（图 6-2-5），于 2001 年开始使用。可以通过 9F 导鞘经股静脉或颈静脉植入，有方向性。滤器具有 MRI 相容性，适用于下腔静脉直径小于 28mm 的病人。

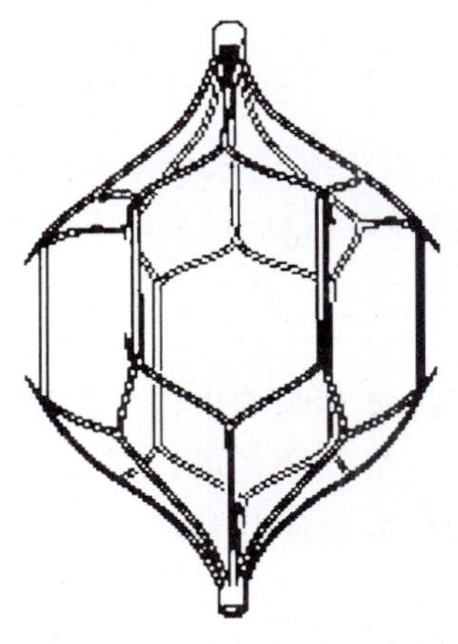

图 6-2-4　六角形结构 NTF

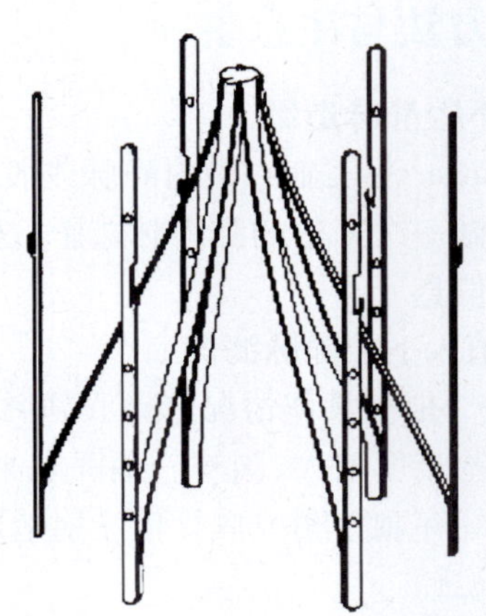

图 6-2-5　VLF 结构

此外，目前已开发出可回收的下腔静脉滤过器，可临时使用，短时间内收回。以上各类下腔静脉滤过器的输送装置各不相同，但基本结构类似（图 6-2-6）。

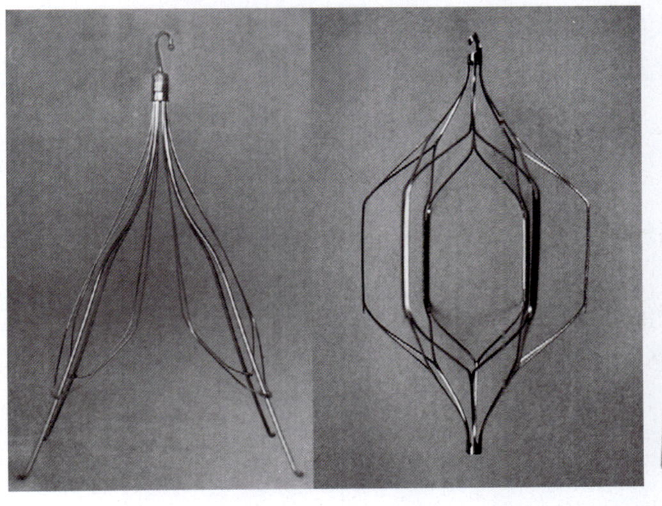

图 6-2-6　下腔静脉滤过器

## 三、腔静脉滤器的选择

良好的滤器应具备以下特点：滤器的综合投影面积小（对血流阻力低）；容易释放；生物相容性好；弹性好，抗腐蚀性好；无促凝血作用；无铁磁性；可回收（放置后一段时间经微创方法取出体外）；维持腔静脉完全开放；放置后不再发小肺动脉栓塞；不损伤下腔静脉，不会移位。

关于下腔静脉滤器的临床应用结果已有很多报告。不同类型的滤器看来没有很大的疗效差别，一般而言，腔静脉维持通畅率为90%左右，肺动脉栓塞复发率低于10%。至今尚未见多中心的、随机的前瞻性研究。各种滤器的应用中都遇到过移位等并发症，好在发生率较低，临床上可以接受。

基于以上理由，滤器的选择很大程度上取决于个人经验，但也有几条必须遵守的原则：不同的滤器有不同的放置途径，应按厂家的途径操作，确定下腔静脉直径。

目前为止，除了 Bird nest IVC Filter 以外，普通滤器只适合直径28mm以下的腔静脉。3%的病人下腔静脉大于28mm，但小于48mm，这时可选用鸟巢或双侧髂静脉同时放置滤器，虽然这种髂静脉双滤器技术有临床意义，但它的阻塞率比腔静脉内滤器要高。从操作技术及费用来看，鸟巢似乎更可取。

## 四、操作方法与注意事项

### （一）下腔静脉造影

用 Seldinger 法实施右颈内静脉或股静脉穿刺，导入导管鞘。经导管鞘送入带侧孔造影导管。放置滤器前必须做一次完整的腔静脉造影，这不仅可以了解下腔静脉直径等信息，还可能获得一些造影前未了解的重要信息。

### （二）植入下腔静脉滤器

**1. 入路** 根据具体情况选择股静脉，右颈静脉或肘前静脉。静脉穿刺的方法无特殊，只是部分病人因血管阻塞难度增大，国外一些医院采用超声多普勒（笔形探头）指导穿刺可以提高穿刺命中率，穿刺成功后应经穿刺针鞘或血管鞘注射造影剂显示髂静脉，如果髂静脉、股静脉有栓子（充盈缺损），应改用经颈静脉途径。

**2. 引入输送装置** 将选定的入路皮肤切口扩大，用扩张器扩张后，插入与输送装置相匹配的导管鞘。因各种下腔静脉滤过器的输送装置形状大小及结构均不相同，需根据不同的操作程序，经导管鞘将滤过器送入预定位置。

**3. 留置** 下腔静脉滤过器置放完成后，撤出输送装置及导管鞘，压迫静脉穿刺部位10～15分钟，术毕立即摄取腹部平片，以观察滤过器的位置等情况。造影摄片时应让病人做 valsalva 动作，以利于对下腔静脉的准确测量，如果血管直径大于滤器直径，会导致放置后滤器移位。滤器放置完成后，还应重复腔静脉造影作为资料保留，以利于今后比较，判定有无移位等发生。

## 五、临床应用

### （一）适应证

1. 患易引起肺动脉栓塞的各种疾病者，如下腔静脉、髂及下肢等静脉内有游离血栓，并抗凝治疗无效或不能接受抗凝治疗者。
2. 复发肺动脉栓塞无论能否抗凝治疗。
3. 盆腔及下肢外科手术前，疑有深部静脉血栓形成者，可放置临时性下腔静脉滤器。

### （二）禁忌证

1. 心、肝、肾等脏器功能严重障碍者。
2. 下腔静脉发育畸形或已阻塞者。
3. 下腔静脉以上水平静脉内血栓所引起的肺栓塞不是安放下腔静脉滤过器的适应证。

**4.** 患有严重的难治性凝血疾病。

**（三）术前准备**

**1. 病人准备** ①胸部X线平片、CT扫描及核素肺灌注扫描。②血常规、血型及出凝血时间测定等常规检查。

**2. 药品及器械准备** ①5～7F导管（猪尾状多侧孔导管及眼睛蛇形导管）；②0.035～0.038的各型导丝；③导管鞘（常用口径为7～8F）；④适合的下腔静脉滤过器及输送装置；⑤心电监护装置；⑥肝素12 500U；⑦离子型或非离子型造影剂。

**（四）术后处理及并发症**

**1. 术后一般处理** ①病人卧床12小时，注意静脉穿刺部位有无渗血；②颈内静脉穿刺入路者，应注意观察有无气胸并及时处理；③应用广谱抗生素3天；④可行溶栓治疗；⑤术后1周摄腹平片，了解滤过器位置，6个月复查1次，以后每年复查1次。

**2. 并发症** ①再发肺动脉栓塞：大多数由于滤过器功能失常或侧支血管中有大的栓子所致；②过滤器移位是最常见的并发症之一；③滤过器未打开或非对称性打开；④腔静脉阻塞；⑤大静脉穿孔或动静脉瘘。

## 第三节 输液港植入

### 一、概述

完全植入式静脉输液港（totally implantable venous-access ports，TIVAP）是一种可以完全植入人体内的静脉输液装置，由港体和导管两部分组成，中心静脉导管经过颈内静脉、锁骨下静脉、腋静脉等途径植入，其尖端一般到达上腔静脉与右心房交界处，导管尾部与注射座相连。TIVAP为需要长期输液治疗及肿瘤化疗等病人提供了可靠的静脉通路，能将各种药物直接输送至中心静脉，避免高浓度、强刺激性药物刺激外周静脉造成的外周静脉炎、血管硬化，有效防止化疗时药物外渗等原因造成的局部组织坏死。整个装置完全位于皮下且可在体内长期保留，体外不暴露任何部件，长期留置情况下局部和全身感染率低。具有携带方便，日常活动不受限，接受药物治疗方便轻松，极大地提高了病人的生活质量。

1982年Niederhuber于美国休斯敦安德森癌症中心经头静脉途径完成了首例TIVAP，很快在世界范围内得到应用和推广，其他外科切开植入途径如颈外静脉、颈内静脉、腋静脉、隐静脉等部位也相继报道。1992年Morris在影像引导下利用经皮穿刺技术完成TIVAP，迄今已得到广泛应用并超过了外科切开植入。据报道在美国每年输液港植入约有15 000例，多数由介入医生在DSA导向下完成。

### 二、适应证和禁忌证

**（一）适应证**

①外周静脉条件差，需要长期输液治疗；②输注有毒、刺激性高渗药物，如化疗药、肠外营养液。

**（二）相对禁忌证**

①全身或手术部位局部感染未控制，如合并肾盂肾炎、肺炎或胆管炎而感染未能有效控制者；②静脉回流障碍如上腔静脉综合征或穿刺路径有血栓形成；③应用抗凝药物或凝血功能障碍；④病情严重，不能耐受、配合手术；⑤对TIVAP材料过敏，如硅胶、聚氨酯或钛。

### 三、术前评估和准备

术前评估包括病史，体格、实验室和影像学检查。病史主要是家族和个人的出血倾向及既往有无中心静脉插管、血栓形成病史，以及近期是否服用过抗血小板药和抗凝药。体格检查重点是病人体质、胸壁皮下脂肪厚度，局部穿刺点和囊袋位置的皮肤情况，评估输液港穿刺通道的可行性。

TIVAP 术前准备：①对拟穿刺部位的血管作超声检查，评估有无血栓、癌栓；②术前常规检查包括血常规、凝血功能、血生化等；③签署知情同意书。

## 四、置管部位选择

TIVAP 置管部位选择（图 6-3-1）：①主要包括颈内静脉、锁骨下静脉、腋静脉、头静脉、股静脉等，右侧颈内静脉和两侧腋静脉为首选，双侧锁骨下静脉、左侧颈内静脉备选，股静脉为最后选择，头静脉适合于放置手臂港；②避开解剖扭曲、变异部位，局部有感染、肿瘤侵犯、放疗后的部位，或存在其他血管内设备（起搏器、透析导管等）的部位；③置管方式可以为经皮穿刺和手术切开。

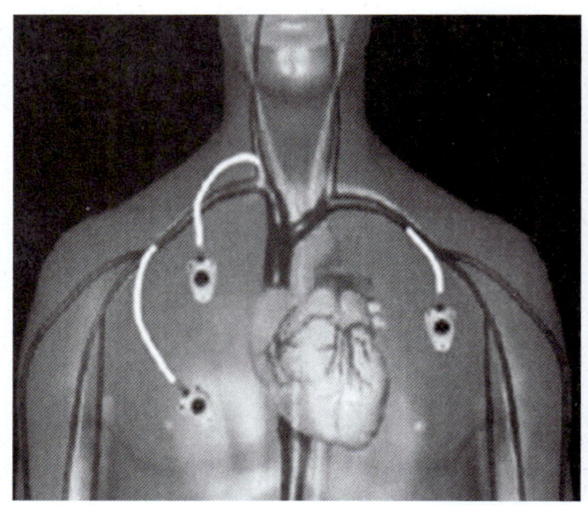
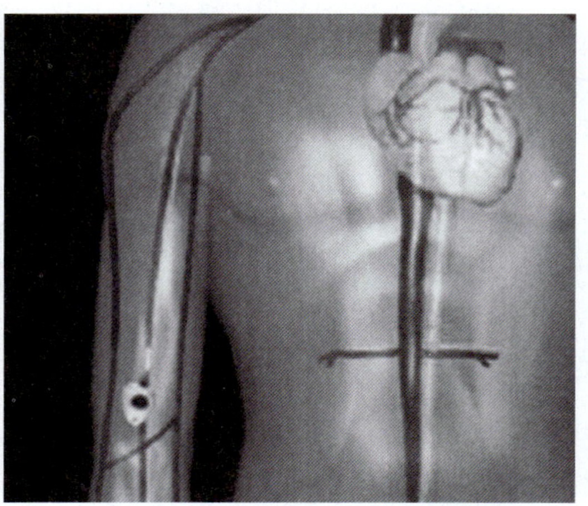

图 6-3-1 常用 TIVAP 置管部位

## 五、手术器材

手术器械：刀柄、刀片，蚊式血管钳、组织剪和线剪，无齿镊，持针器，皮肤拉钩等（图 6-3-2）。静脉输液港套件（图 6-3-3）包括：导管、港体、固定锁、穿刺针、导丝、扩张器、隧道针、可撕裂鞘管。

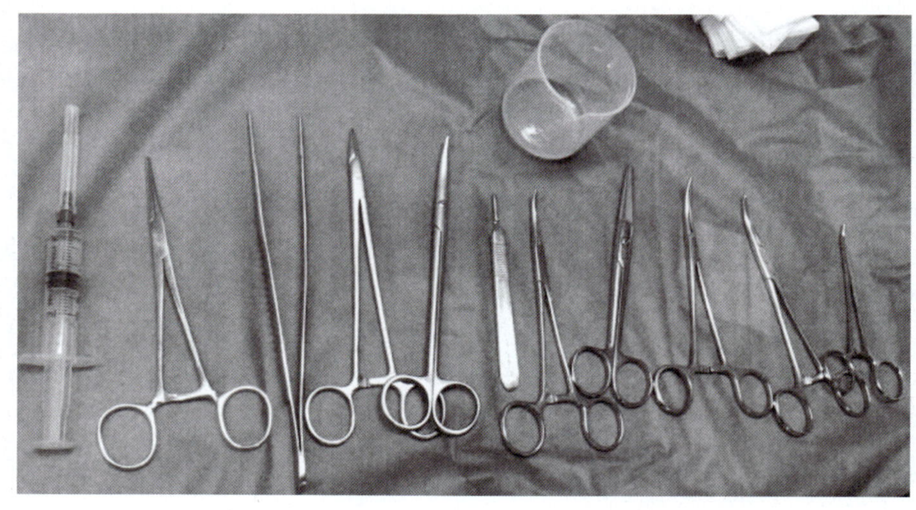

图 6-3-2 TIVAP 植入常用手术器械

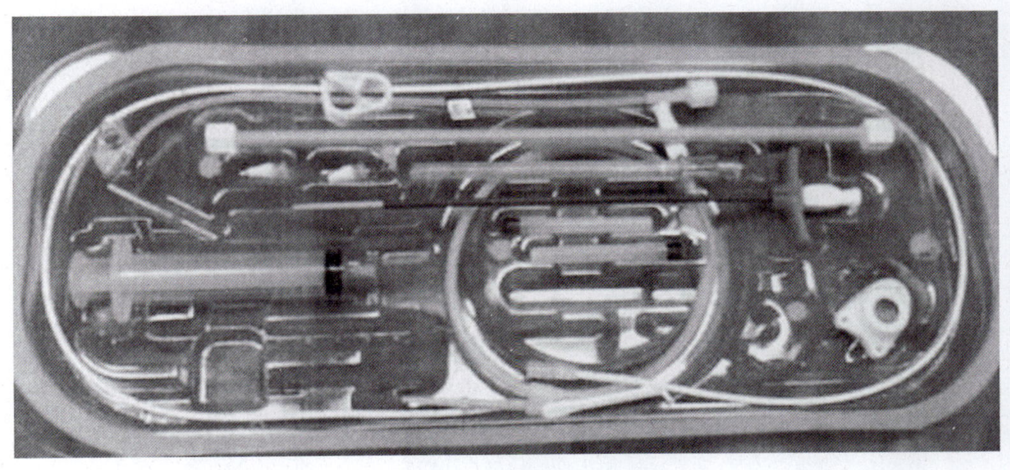

图 6-3-3 静脉输液港套件

## 六、手术方式

### （一）外科切开/开放式外科手术

采用经颈外静脉途径时取平卧位，头偏向对侧 30°～60°，沿颈外静脉与胸锁乳突肌交界处做一长度约 1.5cm 的横切口，分离皮下组织找到颈外静脉。在头静脉途径时，通过锁骨外侧缘下方在三角肌胸大肌间沟做纵向切口，分离皮下组织直至三角肌胸大肌间沟筋膜，即可找到头静脉。在静脉远端、近端下方各穿过一根丝线，远端结扎，近端提起，在两线之间用尖头小剪刀将静脉前壁斜形剪开一小口，切口占其周径的 1/2，插入导管约 15～17cm，回血通畅，封闭管腔并注入稀释的肝素。连接肝素盐水注射器，回抽静脉血及注入肝素盐水通畅，证实导管位于上腔静脉，结扎丝线固定导管。然后在泵体内注满肝素待用。在同侧上胸壁锁骨下窝处做 3cm 切口，向尾端游离皮瓣，皮瓣厚度 0.5～1cm，做一能容纳泵体的囊袋并植入输液港，将输液港导管经皮下隧道与输液港连接，并将输液港和周围组织缝合固定，避免注射座翻转。

### （二）经皮穿刺 DSA 引导下输液港植入术

病人平卧位，头偏向对侧约 30°～60°，连接心电监护。推荐使用超声引导下进行静脉穿刺，有经验者亦可依据体表定位法穿刺静脉，静脉穿刺成功后植入导丝，注意导丝植入深度，透视下明确导丝进入上腔静脉；然后穿刺点切口 0.5cm，同侧锁骨下窝制作港体皮囊，皮下隧道麻醉后自港体皮囊处切口向静脉穿刺处切口打通皮下隧道，注意隧道弧度；自导丝引入扩张导管和可撕裂鞘，撤出导丝，嘱病人屏住呼吸，防止气体栓塞，经撕裂鞘引入导管，注意导管进入深度，边进导管边后退并撕开撕裂鞘，导管末端连接 10ml 注射器，回抽见有暗红色血液，证实导管位于静脉血管内；将导管和隧道针相连，将导管拉至港体放置处切口，DSA 透视下确定导管末端位置位于上腔静脉和右心房连接处，修剪导管末端，使用固定锁扣连接导管和港体，无损伤碟形针刺入港体，注射器回抽有暗红色血液，肝素水正压脉冲式封管；然后将港体放置在皮囊内，妥善固定，理顺导管和港体，避免成角，点片再次确认导管弧度和末端位置良好，无卡压，局部止血后依次缝合穿刺点切口和皮囊切口，消毒后无菌纱布覆盖，3M 贴膜固定。

导管末端位置的确认：推荐 TIVAP 导管末端位于上腔静脉与右心房交界处，胸片上大致位于 $T_{6\sim8}$ 之间、超出右侧主支气管 2.9cm±1.3cm、青少年和成年人隆突下方两个椎体 5～6cm 范围以内，儿童为隆突下 1.5 个椎体（图 6-3-4）。

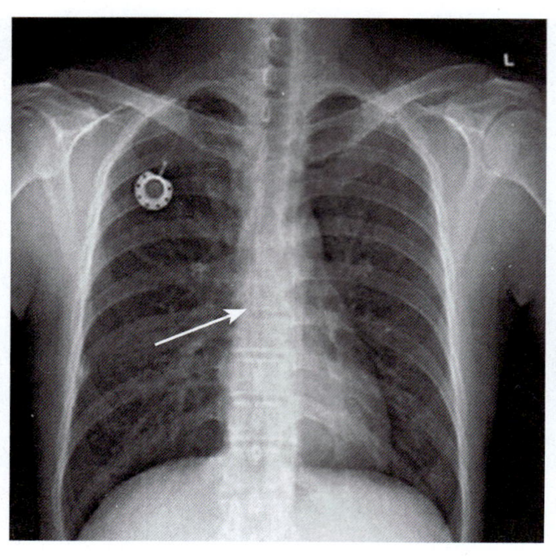


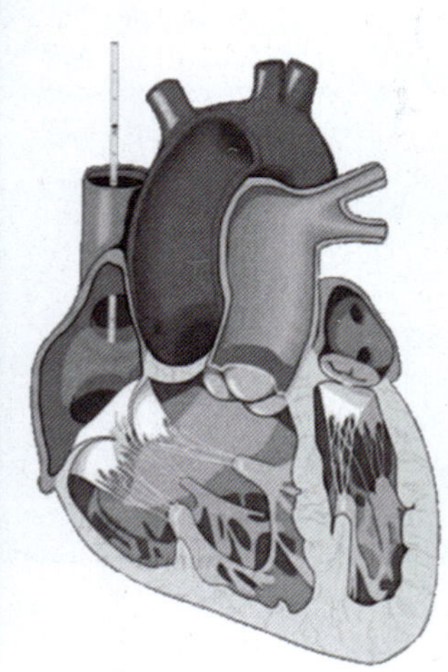

图 6-3-4 导管末端位置

## 七、并发症

### （一）即刻并发症

即刻并发症是指术中或术后立即发生的并发症，包括气胸、血胸、空气栓塞、意外动脉损伤、心律失常、心脏填塞和臂丛神经损伤等。

**1. 气胸** 发生率为1% ~4%，主要与穿刺者经验和穿刺部位有关。如果穿刺时出现气胸，应继续在穿刺侧尝试或待气胸吸收后择日再穿刺，忌在对侧继续穿刺，以免出现双侧气胸，引起严重呼吸窘迫症状。处理措施包括密切观察，严重者需胸腔插管引流。

**2. 血胸** 用细针穿刺时误穿锁骨下动脉的概率在1% ~11%，而粗针误穿的概率在0.1% ~0.8%。细针误穿后多能自愈，而粗针误穿锁骨下动脉后则需要局部压迫、密切观察，警惕大量血胸危及生命的状况发生。

**3. 空气栓塞** 极少见但致命，可能是器械因素和导管移除后伤口未封闭造成的。一旦病人出现明显呼吸急促、发绀、低血压和心前区涡轮样杂音（由气体和水混合后产生），应立刻让病人呈左侧卧位，然后通过导管吸出气体，这样也会使气体移至右心室，气体可在右心室变成小的水泡，后者可能会顺利通过肺循环而不产生症状，同时给予高浓度氧气吸入。

**4. 意外动脉损伤** 一旦穿刺损伤动脉便会引起皮下血肿。颈内静脉穿刺时若伤及颈动脉，可导致假性动脉瘤、动静脉瘘和气管漏，应立即移除导管并局部压迫至少10分钟，并密切监测病人神经系统状态、血流动力学变化和呼吸情况，并做好插管准备。必要时应进行手术探查或者修补损伤部位。锁骨下静脉穿刺时，动脉穿刺伤发生率为6% ~8%，可损伤动脉包括锁骨下动脉、肋间动脉及乳内动脉等。

**5. 心律失常和心脏填塞** 室性心律失常发生率为23% ~25%，房性心律失常的发生率为6% ~40%。心律失常是一种短暂性并发症，多不会引起血流动力学变化，及时撤出导丝、导管，症状即可消失。中心静脉插管导致心脏和大血管损伤的可能性很小，但这一并发症是致命的，多在术后几分钟出现相关症状和体征，包括胸部和腹上区疼痛或不适、恶心、呼吸困难、心动过速、颈静脉怒张、脉搏过速、低血压等。预防措施为导丝或导管进入遇到阻力时，不应暴力强行送入，应在透视监视下操作。

**6. 神经损伤** 颈内静脉穿刺时可以损伤臂丛神经、星状神经节、迷走神经、副神经、舌下神经和膈神经；锁骨下静脉穿刺有可能损伤喉返神经、膈神经和臂丛神经。

### （二）早期并发症

包括咯血、局部血肿、伤口裂开。

**1. 咯血** 主要是由于穿刺置管的过程中损伤气管或者上肺叶以及术后出现上腔静脉血栓、右心房血栓栓子形成和肺动脉栓塞，上腔静脉血栓形成后导致气道静脉性充血，右心房栓子形成后有可能出现肺动脉栓塞，进而出现肺动脉高压、肺假性动脉瘤，最终出现咯血症状。

**2. 局部血肿** 发生率在0～4.5%。经皮穿刺植入局部血肿的发生率比切开植入高，而港体位于胸大肌静脉下局部血肿的发生率明显高于港体位于皮下者。

**3. 伤口裂开** 发生率约为3%，主要与操作者外科技术水平低下、张力性缝合、囊袋血肿等因素有关。另外，也有病人因素，包括营养不良、肥胖、糖尿病、高血压、尿毒症等。一旦伤口裂开，应停止使用输液港，并处理伤口。

### （三）后期并发症

包括导管相关性血液感染、纤维蛋白鞘、血栓形成、导管功能障碍、导管断裂和移位、夹闭综合征、上腔静脉溃疡和穿孔、药物外渗等。

**1. 导管相关性血液感染** 发生率在2.4%～16%，是指血管内插管的病人出现不明原因的畏寒、发热，血常规提示白细胞升高或者伴有其他感染指标升高，除外导管因素以外的其他血液感染的途径。使用抗生素前抽取外周血及导管内血液送检，如果两者皆阳性为同一病原体，或在无外周血液对比时导管内血培养结果大于1000CFU/ml，或移除的导管尖端培养结果为阳性等，均为导管相关性血液感染。以革兰阳性菌如金黄色葡萄球菌、凝固酶阴性葡萄球菌、念珠菌等最常见，其次有革兰阴性杆菌。

临床上考虑导管相关血液感染但血培养结果尚未报告前，可经验性应用广谱抗生素。当培养结果阳性，则根据药敏结果性选用敏感抗生素，应从外周静脉输注，对TIVAP则采用“抗生素锁”技术，即高浓度抗生素持续填充导管腔数小时。如果经抗感染治疗难以控制或反复出现导管相关感染，应取出TIVAP。

**2. 纤维蛋白鞘** 是覆盖于植入导管表面的含纤维蛋白血栓进一步发展而成的血管化纤维结缔组织，导管末端位置不正确是其诱发因素之一。因此强调，导管末端应尽量靠近右心房。对纤维蛋白鞘可尝试用尿激酶封管方法处理。

**3. 导管源性血栓形成** 一般无症状，包括导管内血栓和导管外血栓。导管内血栓多因长时间未冲洗导管，或导管末端位置不佳所致，血液反流至导管内凝固堵塞导管。导管外血栓主要是置管静脉发生血栓，表现为一侧肢体、颜面部肿胀。

**4. 导管自发性断裂和移位** 少见，发生率为1%～1.9%。导管断裂主要原因有暴力钳夹导管、连接导管锁扣时动作粗暴、夹闭综合征、产品老化、导管成角等。导管沿着血管移动，最后可以停留在腔静脉、右心房或者肺动脉及其分支，极少数也可以到达颈内静脉。通过常规胸片、CT或者造影可以清晰地发现导管裂缝或者断开。对已断裂脱落至心脏、肺动脉的导管，可采用介入方法取出。导管移位多由肩部和上臂剧烈运动，剧烈咳嗽和频繁呕吐所致的胸内压改变、充血性心力衰竭有可能导致导管尖端弯曲、打折，甚至移位至颈内静脉、对侧头静脉，常见症状包括锁骨下疼痛、上肢感觉异常、心律失常、心悸等。

**5. 导管功能障碍** 发生率1.5%～13%，如果从导管抽血受阻，则可能是发生了导管血栓形成、药物结晶阻塞、导管扭折等。在硅树脂类导管中更易发生脂质阻塞。合理用药和溶液、严格按照输液港使用和护理要求可以有效预防非血栓形成性阻塞。导管头端紧贴到血管壁可引起机械阻塞，通过保持导管头端处在合适的位置可以预防其发生。

**6. 夹闭综合征** 是指在锁骨下静脉置管时，导管在进入锁骨下静脉前，于第一肋骨与锁骨交叉处被夹住而引起导管阻塞（图6-3-5）。因导管被邻近骨性结构反复压迫，可出现裂缝直至完全断裂。如果经锁骨下静脉途径植入输液港的病人输液时置TIVAP部位出现胀痛不适，应警惕导管断裂，需进一步做造影；如证实导管裂缝、断裂，应及时取出TIVAP。

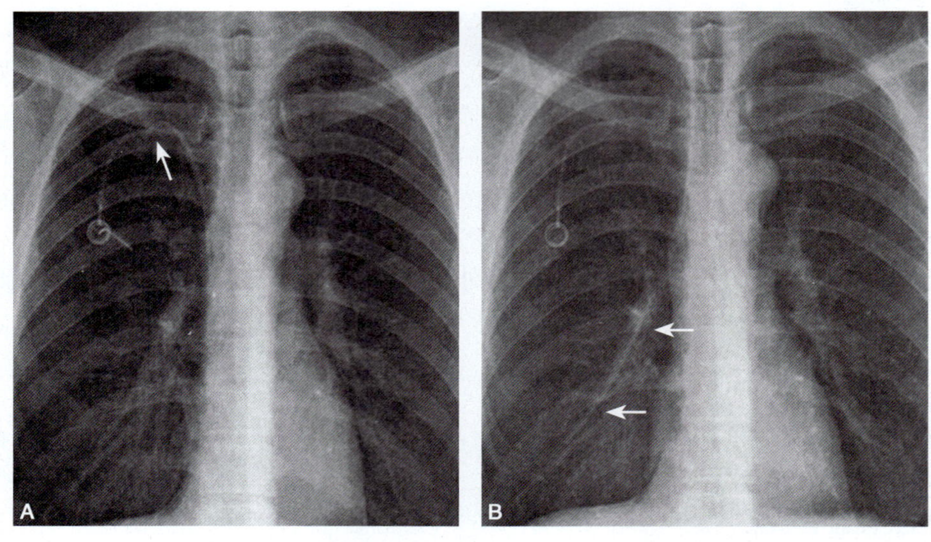


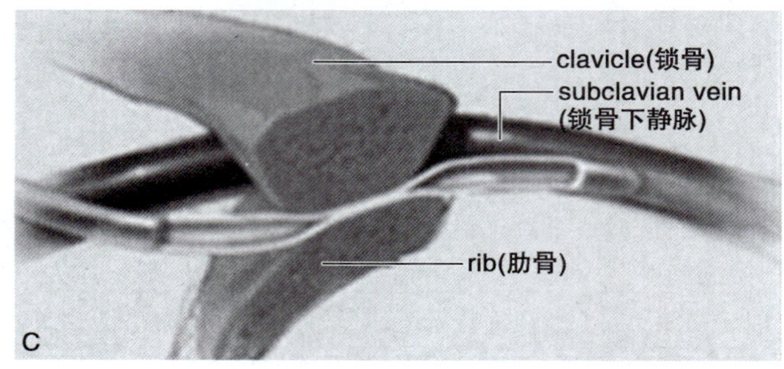


图 6-3-5 夹闭综合征

注:A. 箭头处可见导管受压切迹;B. 导管折断后随血流进入右肺动脉;C. 夹闭综合征解剖示意图

**7. 上腔静脉溃疡和穿孔** 罕见,常伴有非特异性症状(如胸痛、呼吸困难、单侧胸腔积液等)。

**8. 药物外渗** 主要原因为导管渗漏断裂,针头未完全插入或者未插入港体、针头脱出,血栓或纤维蛋白鞘形成,上腔静脉穿孔。处理措施包括注入解毒剂、皮下抽吸和外科手术。

## 八、 TIVAP 使用和维护

应由经培训的护士进行,主要注意点:①严格无菌观念。②使用 TIVAP 前需评估局部有无并发症,触摸 TIVAP 轮廓,注意有无港体翻转的情况发生,检查同侧胸部和颈部静脉是否有血栓、红斑、渗液或漏液等现象。③按照外科消毒要求局部消毒。④常规选择 20~22G 无损伤针(图 6-3-6)。⑤无误伤针穿刺后,调整针斜面背对注射座导管锁接口,冲管时应有效地冲刷注射座储液槽残余药液及血液,以免导管阻塞及相关感染发生。⑥抽回血确认通畅,弃血 5ml;如无回血,采取措施明确 TIVAP 不通畅的原因并予以对应处理。⑦采用生理盐水脉冲冲管,稀释肝素液正压封管;含安全阀或前端闭合式设计导管用生理盐水冲洗;每次使用后均需冲洗,每个管腔均要冲洗。⑧如果连续使用 TIVAP,无芯针和透明敷料应每周更换或松脱时随时更换;纱布敷料每隔一日更换或敷料变湿、变脏、松脱时随时更换;输液接头每周更换,遇接头脱落、污染、受损、经接头采集血标本后随时更换。⑨出现输液速度减慢及需变换体位方可顺利输注等现象时应作 X 线检查,确定有无导管夹闭综合征发生并及早处理。⑩不可使用高压注射泵注射对比剂,或强行冲洗导管(耐高压 TIVAP 除外)。治疗间歇期连续 1 个月未使用 TIVAP,应进行常规维护。

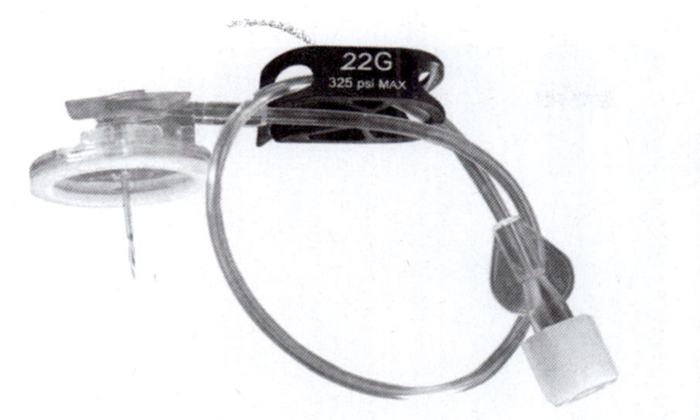


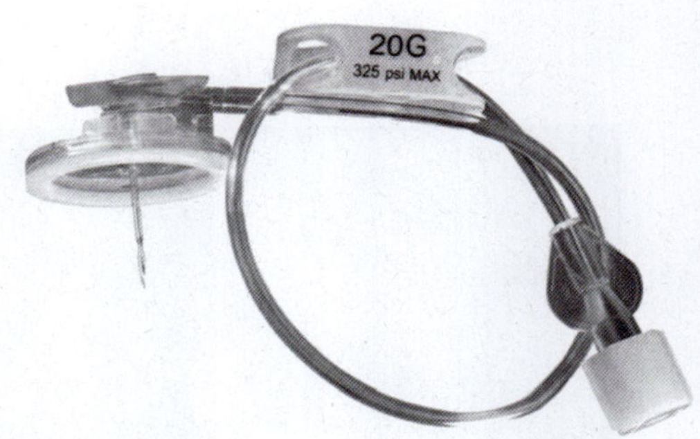


图 6-3-6　无损伤针

## 九、输液港取出

治疗结束后依据病人要求可考虑取出 TIVAP；出现夹闭综合征致导管断裂或明确输液港相关性感染，且在予抗感染无效时须取出输液港。同样的术前作常规凝血功能、血常规等检查，移除输液港应在严格无菌条件下进行，港体囊袋处切口皮肤和皮下组织，操作时要有序的进行，并且操作要轻柔，小心剥离包绕导管和港体的鞘膜，分离 TIVAP，依次取出导管和港体，取出后检查 TIVAP 的完整性，缝合伤口。切勿强行撤除导管，则可能导致导管断裂。

# 第四节　脊柱良恶性疾病的介入治疗

脊柱的基本功能是支持躯干、载荷传导、运动及保护脊髓、神经根和前方的脏器。脊柱疾病发生率高，多表现为疼痛剧烈、翻身及坐立困难，且伴有肋间痛或下肢放射痛等神经根压迫症状，甚至可出现瘫痪，严重影响生活质量。以往脊柱良恶性疾病的治疗多由外科主导，但由于解剖结构复杂、外科治疗创伤大、并发症多而难以广泛应用。目前，脊柱疾病在临床上多主张微创治疗，而脊柱介入的不断发展和完善符合了临床的微创理念，使许多此类病人从中获益匪浅。常见的脊柱良性疾病有腰椎间盘突出症、骨质疏松椎体压缩骨折和血管瘤，恶性疾病多为椎体转移性肿瘤或骨髓瘤等。本章主要介绍腰椎间盘突出症的介入治疗和椎体成形术治疗脊柱良恶性病变。

## 一、腰椎间盘突出症的介入治疗

### （一）概述

腰椎间盘突出症（lumbar disk herniation）是指纤维环断裂及髓核突出使椎间盘组织局限性移位而压迫邻近的韧带和神经根导致腰痛及下肢放射痛、间歇性跛行，部分还可出现麻木或发凉，是严重影响病人劳动力和生活质量的常见病。其病因与腰椎长期过度负荷、急性损伤、年龄、妊娠等因素密切相关。腰椎间盘突出多发生在后侧方，其原因主要有：后纵韧带在下腰段窄，呈中间厚，向两侧逐渐变薄；椎间盘纤维环前方较厚，后方及后侧方较薄，髓核偏后方；人体各种活动多向前方弯曲，使纤维环后侧部受力最大。最常见的发病部位是 $L_4 \sim L_5$ 及 $L_5 \sim S_1$。

腰椎间盘突出症的确诊主要依赖 CT 和 MRI。CT 表现为椎间盘组织在椎管内前方压迫硬膜囊及神经根，使硬膜囊向一侧推移，神经根向侧后方移位（图 6-4-1-A）。MRI 表现为 $T_1W$ 呈髓核自正中或后外侧突入椎管，其信号强度与该椎间盘相同，与高信号强度的硬膜外脂肪及低信号强度的硬膜囊形成鲜明对比，$T_2W$ 突出物与高信号硬膜囊内的脑脊液对比清晰（图 6-4-1-B）。

腰椎间盘突出症的传统治疗方法为保守治疗和手术治疗。保守治疗可使约 80% 的腰椎间盘突出

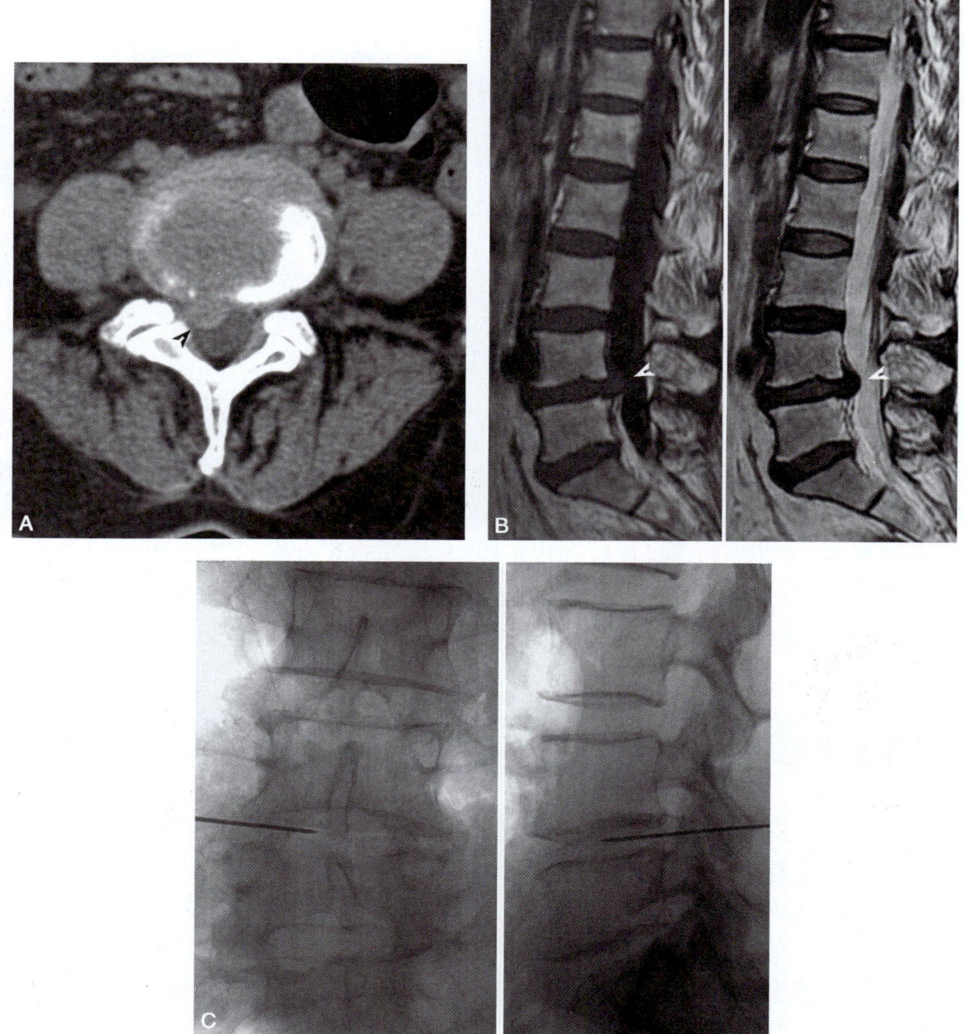


图6-4-1　女性，53岁。腰痛伴有下肢放射痛2个月余，活动受限，夜间疼痛影响睡眠，保守治疗无效，行PLD后疼痛完全缓解

注：A. CT示$L_4$～$L_5$椎间盘向中央型膨出（箭头）；B. 腰椎MRI $T_1W$和$T_2W$示$L_4$～$L_5$椎间盘向后突出（箭头）；C. 穿刺成功后正侧位摄片示穿刺针头端位于椎间隙中央且位于椎间隙之正中线

病人得到治愈，其方法包括卧床休息、骨盆牵引、推拿、理疗、硬膜外或骶管注射疗法等。但突出程度大、临床症状重、反复发作者，保守治疗则无效，需外科手术治疗。外科常用的手术方式为经后路半椎板切开髓核切除减压术，其疗效优良率为86%～92%，但外科手术不可避免地要进入骨性椎管，创伤相对较大，可造成术后椎管内瘢痕增生、神经根粘连而引起的腰背痛，其发生率高达25%，且严重并发症发生率高达1/64。近年来由骨科和疼痛科主导的经皮椎间孔镜技术经侧后入路可直接取出突出髓核、避免切开椎板，其疗效优良率可达88%～90%，且明显降低了椎管内瘢痕增生、神经根粘连而引起的腰背痛，但并发症发生率仍高达3.5%，下肢感觉异常发生率为2.8%～17.0%。

腰椎间盘突出症的介入治疗历经了50余年的发展，在一定范围内克服了上述外科手术的不足，主要包括经皮腰椎间盘摘除术（percutaneous lumbar discectomy，PLD）、经皮腰椎间盘化学溶解术（chemonucleolysis，CN）、经皮腰椎间盘激光汽化术（percutaneous laser disk decompression，PLDD）及经皮腰椎间盘内臭氧消融术。介入治疗的机制为：PLD 是机械性的减压，通过纤维环开窗和切割抽取髓核两个过程而实现；CN 应用胶原酶溶解髓核组织，从而达到降低椎间盘内压的作用；PLDD 采用激光物理汽化盘内髓核组织，达到椎间盘内减压；臭氧具有强氧化作用，可破坏髓核内蛋白多糖和髓核细胞，使髓核体积缩小、固缩，从而解除对神经根的压迫，还对髓核所引起的神经根的化学性炎症和疼痛具有消炎和止痛作用。这些介入治疗的关键技术是经皮腰椎间盘穿刺，其中经皮椎间盘摘除术应用最为广泛。

### （二）经皮腰椎间盘髓核摘除术

**1. 适应证与禁忌证**

（1）适应证：需满足以下三个条件：①腰椎间盘突出症经保守治疗 4～6 周无效者，但疼痛剧烈者在诊断明确并排除禁忌证的情况下，则可不经过保守治疗而直接行介入微创治疗；②神经根受压症状和体征阳性，主要包括腰腿痛、下肢神经感觉障碍及直腿抬高试验阳性；③CT 和 MRI 证实为包容性腰椎间盘突出，且其病变平面与临床症状及体征相一致。

（2）禁忌证：

相对禁忌证：①突出髓核组织过多，压迫硬膜囊约 50%；②椎间盘广泛退行性变及椎间隙明显狭窄；③后纵韧带和黄韧带广泛钙化，合并椎管狭窄，侧隐窝狭窄等；④有马尾神经压迫症状；⑤外科椎间盘切除术后复发者；⑥介入/微创治疗后疗效不佳者；⑦合并椎管内肿瘤或椎体转移性肿瘤者。

绝对禁忌证：①椎间盘穿刺通路周围感染；②邻近椎体结核；③严重的凝血功能障碍；④心、肺、肝、肾衰竭。

**2. 术前准备**

（1）常规准备包括：血常规、血生化、出凝血时间、血沉等；术前谈话应详细，包括术中、术后可能出现的并发症及疗效的预测评估等，必须获得病人及家属的理解和签字；根据 CT 片测量穿刺点距脊柱中线的旁开距离，即以髓核中心 O 点（椎间盘前后间之中点与左右中心交界处）与上关节突外侧缘之间画一连线并延长至腰背部皮肤，与之相交点 b 即为测量后理论上穿刺进针点，大约的体表位置，a 为棘突背侧皮肤投影，a～b 为穿刺点距脊柱中线旁开距离（图 6-4-2）。

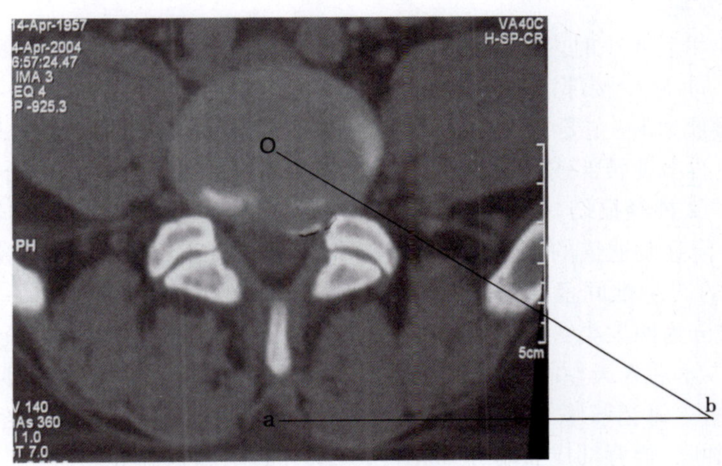


图 6-4-2　经皮腰椎间盘穿刺点旁开距离测量示意图

注：O 为椎间盘髓核中心；a 为棘突在背部支肤上的投影；b 为测量后理论上穿刺进针点，大约的体表位置

（2）器械准备：主要由六部分组成：①带芯穿刺针；②系列扩张套管，最粗工作套管直径一般为 3.5mm 或 4.0mm；③环锯，为直径 3.0mm 或 3.5mm，头端带锯齿；④自动摘除器（图 6-4-3）；⑤动力传动系统，提供自动摘除器动力；⑥负压装置。穿刺针、扩张套管系统等所有进入椎间盘内的器械、动力传动轴等必须高温高压消毒。

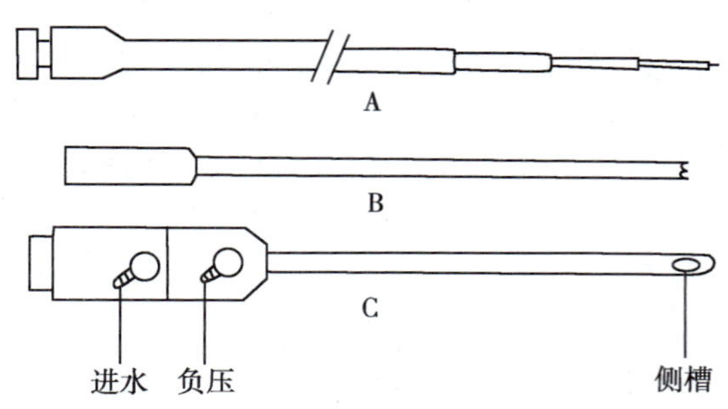


图 6-4-3 自动腰椎间盘摘除器主要组成示意图

注:A. 穿刺针及系列扩张套管;B. 环锯;C. 自动摘除器

**3. 操作方法及注意事项**

(1) 操作方法:①体位:多取侧卧位,患侧向上。也有部分操作者采用俯卧位穿刺。②穿刺点定位:透视下将直金属条放置于治疗的椎间盘(椎间隙)中心线上,用甲紫在体表画一体表垂直平行线,根据 CT 测得的穿刺点距棘突旁开距离,在体表标出穿刺点。③消毒铺巾:以穿刺点为中心消毒,铺巾。④局部麻醉:用2% 利多卡因作皮肤及沿穿刺途径作局部麻醉,严禁将脊神经根麻醉。⑤穿刺及扩张:在穿刺点作 3mm 皮肤切口,用带芯穿刺针从皮肤切口经侧后方肌群缓慢插入病变椎间隙中央,双向透视进针位置准确无误后(见图 6-4-1-C),退出针芯,沿穿刺针逐级交换入扩张管,最终植入直径 3.0~3.5mm 工作套管至椎间盘中后 1/3 处。⑥破坏开窗:沿套管进入环锯后,应把环锯留于椎间盘中央,缓慢撤退工作套管至纤维环边缘,再轻轻地用力把工作套管抵紧纤维环,然后把环锯撤回至工作套管内,重新把环锯向前至纤维环,缓慢捻转环锯,锯通纤维环,进入髓核腔。⑦切割抽吸:经工作套管插入切割器,连接吸引器,接通冲洗液,启动吸引器及电机,从不同深度和不同方向对髓核组织进行反复切割抽吸,直至无髓核组织吸出为止。⑧髓核抽吸完毕后退出切割器和套管,穿刺局部无菌敷料包扎。

(2) 注意事项:①由于倾斜的腰骶角和髂骨翼的阻挡使得 $L_5$~$S_1$ 椎间盘穿刺相对较为困难。根据滕皋军经验,术前在 CT 片上准确测量出穿刺点棘突旁开距离,采用侧卧位患侧下肢过伸作穿刺体位,可使绝大多数 $L_5$~$S_1$ 椎间盘穿刺无需髂翼钻孔即可成功。②深部局麻应在透视下进行,确保麻醉针不越过上关节突,避免将神经根麻醉而导致术中损伤。③穿刺至椎间盘外缘及入椎间盘的过程中一定要询问病人是否有下肢和臀部的放射痛。④髓核切吸时要固定好工作套管,避免其退出纤维环或向前插入过深而损伤前方的大血管等结构。

**4. 术后处理及并发症**

(1) 术后处理:①术后 6 小时内监测血压、脉搏 1 次/小时;②术后 1 周内应以卧床休息为主,出院后继续卧床休息 2~4 周,减少腰部活动。

(2) 并发症:①腰肌血肿:主要为手术器械粗大,椎旁静脉丛损伤出血所致。腰大肌旁血肿临床较少见,常在术后 3 天左右出现腰部或腹股沟疼痛,无需特殊处理,一般经过休息,给予止血药,多能于2~4 周内自行吸收痊愈。②神经损伤。③腹腔脏器损伤:后位结肠是最可能的损伤器官。术前仔细阅读病人 CT 或 MRI 片,弄清穿刺通道的毗邻关系,术中严格遵循双相定位原则,穿刺针穿入腹腔引起腹腔脏器损伤是可以避免的。④椎间盘感染:是腰椎间盘摘除术的严重并发症之一,发生率为 0.02%~1.4%。临床表现大致分为两大类:一是急性化脓性感染,较为少见,多由于无菌操作不严格而带入金黄色葡萄球菌所致。病人术后 3 天左右出现全身发冷、体温明显升高、腰背部疼痛明显,同时亦感原下肢坐骨神经痛较术前加重。每当咳嗽、排便等腹压增加时疼痛更加剧烈。翻身因疼痛难忍而极为困难。临床检查可见穿刺口肿胀、腰背部皮肤略红、周围软组织有凹陷性水肿等。血象白细胞明显升高,中性粒细胞多大于 90%。二是低毒性感染,PLD 术后的感染以此类最为多见,可能与穿刺不当,定位针进入肠道,之后又进入椎间盘有关。病人术后短期内情况良好,原术前的坐骨神经痛明显减轻或消失,但于术后 4~20 天又复出现不明原因的严重的腰痛和坐骨神经痛,站立时腰痛或腰酸难忍以致不能站立,大多数体温、脉搏正常,无发冷、发热。临床检查腰背部肌肉痉挛明显,有明显的深压痛和叩击痛,周围软组织无凹陷性水肿,穿刺口无红肿等感染征象。血象白细胞记数和分类大多正常,多数早期即表现为血沉明显加快,达 50~100mm/h,C 反应蛋白明显升高。MRI 在症状发生 1 周后即可见典型椎间盘炎征象,表现为 $T_1$WI 病变椎间盘及其邻近椎体的信号减低,$T_2$WI 则信号明显加强,呈高低混合信号。CT 在症状发生 2 ~ 3 周后才能见到椎间隙的密度减低、骨质破坏、椎间盘周围组织肿胀等征象后期可见椎间隙的狭窄和骨质增生。一旦确诊了椎间盘炎，应使病人绝对卧床休息，全身应用大剂量广谱抗生素，适当应用镇痛药物减轻病人痛苦。此外，可再次原部位 PLD 取得病理组织送细菌学培养和药敏，可抽出大多炎性坏死组织而立即减压，迅速减轻剧烈的腰痛和腰肌痉挛，阻止更广泛的骨质破坏。与单纯抗生素治疗相比，可明显地缩短病程。一般治疗后症状明显缓解 8 ~ 10 天，血沉和 C 反应蛋白即明显下降，说明血沉和 C 反应蛋白的下降是判断椎间盘炎好转的重要指标。

**5. 疗效评价** 目前，国内外学者主要采用 MacNεb 标准（表 6-4-1），有效率为显效+有效，多数大宗病例报告在 75% ~90% 之间，且近期疗效与远期疗效基本一致。

表 6-4-1 MacNab 腰腿痛手术评价标准

| 显效 | 有效 | 无效 |
|---|---|---|
| 1. 恢复工作能力；2. 偶有腰痛或腿痛；3. 对止痛药无依赖性；4. 体能活动良好；5. 无神经根损伤体征 | 1. 工作能力基本恢复；2. 间隙性轻度腰痛或放射痛；3. 对止痛药无依赖性；4. 体能活动良好；5. 无神经根损伤体征 | 1. 无工作能力；2. 继续疼痛；3. 不能停止使用止痛药；4. 体能活动受限；5. 神经根损伤体征阳性 |

除了用临床症状与体征评价 PLD 疗效外，影像学表现也是客观依据，然而多数显效病人在术后未能立即显示突出的髓核组织回纳，在 PLD 术后数月后仅有少数病人显示突出的椎间盘征象有改善或消失。Onik 分析这种影像学改善的程度与疗效并不成正相关的原因，认为 PLD 术后即使无影像学改变，但可使突出的髓核变软，从而使神经根受压减轻。

### （三）经皮腰椎间盘胶原酶溶解术

**1. 适应证与禁忌证** CN 术的适应证与禁忌证与 PLD 术基本一致。胶原酶溶解术的禁忌证还应包括：①严重过敏体质者；②既往手术瘢痕形成神经根粘连者；③孕妇及 14 岁以下儿童。由于 CN 可作盘外注射，因此，在突出程度方面的掌握 CN 可较 PLD 为宽。

**2. 手术操作** 按注射部位不同分为盘内注射和盘外注射。盘内注射即将胶原酶注射入病变椎间盘内而溶解髓核，但术后病人多出现较重的疼痛反应，椎间隙变窄，甚至引起继发性椎管或椎间孔狭窄，限制了临床推广应用。最近，国内学者多采用盘外注射，即胶原酶注射到突出物周围的硬膜外腔来溶解突出物而缓解对神经根的压迫，术后反应明显较前者轻，而疗效无显著差异。关于注射方法的选择目前的观点是：①局限性膨出，腰部症状比下肢症状重者，宜采用盘内注射；②侧后方突出压迫脊神经致一侧坐骨神经症状者，宜采用盘外注射；③个别突出物大者，单纯盘外注射无效时，可采用盘内、外联合注射；④突出物较大者，1 次盘外注射无效不能痊愈者，可酌情第 2 次盘外注射。以下将分别介绍两种注射法。

术前 1 小时静脉注射地塞米松 5mg，以预防过敏。

盘内注射仅用于非包容性突出，穿刺方法同 PLD，穿刺针应穿入椎间盘中心或靠近突出的椎间盘内，胶原酶常用剂量 400 ~600U，注射速度应缓慢。

盘外注射术采用 20 ~21G 穿刺针，可采用侧后方入路或小关节内侧缘入路，针尖应位于硬膜外腔间隙。测定负压：沿穿刺针内注入 2 ~3ml 空气，如无阻力，即为硬膜外腔；可用硬膜外腔造影证实针头是否位于硬膜外腔而排除将胶原酶注入蛛网膜下腔内的可能；推荐应用硬膜外麻醉试验确定是否有硬膜囊损伤。注射胶原酶：证实穿刺针位置准确无误，缓慢注射生理盐水 3 ~5ml+胶原酶 1200U。

上述两种方法可联合应用。

**3. 术后处理及并发症**

（1）术后处理：①体位：盘内注射者应取仰卧位并屈膝曲髋；盘外注射者应患侧向下，侧卧位 8 ~12

小时，使胶原酶集中于突出物周围的硬膜外间隙以提高疗效。②卧床 5～10 天。③疼痛处理：盘内注射后疼痛反应重，发生率高达 60%～70%，疼痛程度与注射胶原酶量成正比，即注射量越大，疼痛反应越重，可表现为数天内疼痛加剧，尤其腰痛加剧，多需药物镇痛，1～2 周后才能缓解。盘外注射者疼痛反应轻，无需处理，一般 1～3 天可缓解。

（2）并发症：McCulloch（1980）统计观察 17 000 例 CN 病人并发症发生率为 3.2%，Nordby（1993）统计 1982～1991 年间 12 家北美医院完成的 13.5 万例 CN 病人的 FDA 临床试验，术后 15 天内并发症及不良反应率为 1.0%。与 CN 相关的主要并发症包括：①过敏反应：发生率为 0.5%～3.2%，轻则表现为皮疹、紫癜等，重则血压下降，气管痉挛等。应紧急推注激素等药物，必要时应作气管切开等应急措施。②神经系统并发症：发生率为 0.06%～1.2%，包括迟发性横断脊髓炎、马尾综合征、蛛网膜下腔出血、蛛网膜炎等。③椎间盘炎：发生率为 0.05%～1.0%，可为化脓性或无菌性炎症，其表现如 PLD 章节所叙述。④继发性椎间孔或椎管狭窄：根据前述 CN 的原理为加速椎间盘退变，CN 术后 50% 以上病例可发生椎间隙狭窄，因而导致椎间孔变小，压迫神经根，从而影响远期疗效。⑤化学性脑膜炎：为穿刺针误入蛛网膜下腔而将胶原酶注入蛛网膜下腔内致化学性脑膜炎，是最严重的并发症，必须杜绝。

**4. 疗效评价** 国内多数学者认为胶原酶使突出物溶解吸收、缓解神经根压迫一般约需 2 周，而部分病例的疼痛反应可持续 1～2 个月才能缓解，故疗效观察应以 2 个月后的临床表现来判断。疗效报告各异，McCulloch（1980）组 1576 例为 67.6%，Nordby（1994）综合 45 家 7335 例的 CN 病人，总有效率达 76%。Javid 比较 CN 与半椎板切除术的病人各 100 例，前者疗效为 82%，后者为 90%。Hedtmann 比较用木瓜酶与胶原酶行 CN 术 164 例，6 个月随访两组疗效分别为 75% 和 72%。

**（四）经皮腰椎间盘激光消融术**

**1. 适应证与禁忌证** PLDD 术适应证与禁忌证与 PLD 术基本相同，PLDD 更适合于程度较轻的椎间盘突出者。

**2. 仪器和器械**

（1）激光源：目前用于 PLDD 的激光有：$CO_2$激光、Nd：YAG 激光、KPT 激光和半导体激光。

（2）手术器械：18G、15cm 长的带芯穿刺针 1 根；Y 形阀 1 个；400nm 光导纤维 1 根，头端应剥脱裸露 3～5mm。

**3. 手术操作** 术前 CT/MRI 测量定位、穿刺方法同 PLD 章所述。穿刺成功位置准确无误后，拔出针芯，插入 400nm 光导纤维，并保持光导纤维超出穿刺针顶端 0.5cm，应小于 1.0cm，用 Y 阀将光纤固定在穿刺针上。光纤固定和定位满意后，即可打开激光。以英国 Diomed 公司生产的半导体激光为例，调至 15W，1.0 秒脉冲，2～10 秒间隔。在治疗过程中可看到轻微烟雾冒出针管并闻及焦味。若病人胀痛明显则可用注射器经 Y 阀抽取气体，以减低椎间盘内压力，也可采取延长脉冲间隔的方法。Gangi 建议 $L_1$～$L_2$，$L_2$～$L_3$，$L_3$～$L_4$，$L_5$～$S_1$椎间盘用 1500J，$L_4$～$L_5$用 2000J 激光。Liebler 主张用 1200～1500J。Bosacco 用 1250J。手术结束后，撤出光纤和穿刺针。病人术后应采取卧床休息、对症等处理，方法同 PLD。

**4. 并发症** Choy 报告的 518 例病人并发症发生率低于 1%，Gangi 报告 119 例中 1 例发生伴有椎体改变的椎间盘炎，1 例术后发生严重的腰背痛，持续 6 周，可能为无菌性椎间盘炎，大约有 60% 病人术后 1 周有腰背痛。Ohnmeiss 的 204 例中 1 例出现交感神经反射消失；Epstein 报告 2 例 PLDD 术后神经根损伤出现跛足。因此，尽管 PLDD 可能为一较安全的治疗方法，但应高度重视和预防激光对周围组织的热损伤，其最有效的方法是精确定位和严密监视手术过程。

**5. 临床疗效** Choy 报告 518 例 PLDD 术，有效率达 75%，Liebler 报告 333 例有效率达 72%。与 PLD 术后一样，影像学检查多数 PLDD 病人术后不能立即使突出的椎间盘回纳，部分病人术后可见椎间盘内积气现象。

**（五）经皮腰椎间盘臭氧消融术**

按注射部位不同分为盘内注射和盘外注射。盘内注射臭氧的穿刺方法同 PLD，采用 20～22G 穿刺针，腰椎间盘穿刺成功后，向盘内注入浓度为30～40μg/ml的$O_3$气体10ml，退针至椎间孔后缘，再注入浓度为25μg/ml的$O_3$气体10～15ml。盘外注射臭氧的穿刺多在CT导向下经关节突内侧入路，当穿刺针头端进入突出物内，并排除累及硬膜囊，则可向突出物内注入浓度为30～40μg/ml的$O_3$气体10ml，CT复查显示臭氧在突出物内及椎管内弥散后即可拔针，必要时可联合盘内注射。

## 二、经皮椎体成形术

### （一）概述

脊椎的转移性肿瘤、骨髓瘤及部分椎体血管瘤往往引起病人难以忍受的脊背疼痛。传统的治疗手段为放疗和外科手术切除加内固定术。放疗的疼痛缓解率可达40%～80%，但一般在2周后才能显示效果，且无法加强因肿瘤破坏而造成的脊柱不稳。外科手术治疗的近期疼痛缓解率能达到90%左右，但手术适应证的范围窄，创伤大，并发症发生率高达24%，难以广泛应用。

随着人口老龄化进程加快，骨质疏松症已成为常见病，易发生椎体压缩骨折而成为脊背痛的另一主要原因。传统的治疗为卧床休息、使用止痛剂等，几乎等于放弃治疗，虽然部分病人疼痛症状可得到缓解，但长期卧床又可导致骨质疏松程度加重及压疮等并发症出现。

1987年，法国医生Galibert等首先报道用经皮椎体穿刺注射骨水泥治疗椎体血管瘤7例获得显著的止痛效果，从而开创了经皮椎体成形术（percutaneous vertebroplasty，PVP）。随后这一技术相继应用于脊椎转移性肿瘤、骨髓瘤及骨质疏松症并椎体压缩性骨折，疼痛缓解率达80%～95%，可使多数病人在术后迅速止痛，而且防止椎体进一步塌陷，其最成功之处是采用一项简单的技术解决了一个棘手的难题。PVP术是在透视监视下用骨穿刺针穿入椎体后，将凝固剂——骨水泥注入病变椎体内，从而达到治疗目的，其主要作用是解除或减轻疼痛、加固椎体和防止椎体进一步压缩塌陷。PVP止痛机制尚不完全清楚，可能为：

**1.** 骨水泥加强了椎体强度，稳定了压缩椎体内的微骨折（microfracture），减少骨折断端的微运动，从而减少了对痛觉神经末梢的刺激；

**2.** 骨水泥机械作用阻断了局部组织的供血，从而导致痛觉神经末梢和肿瘤组织坏死；

**3.** 骨水泥聚合时热力和单体的细胞毒作用导致椎体肿瘤组织及椎体痛觉神经末梢坏死；

**4.** 骨水泥可防止椎体进一步塌陷。

### （二）适应证与禁忌证

**1. 适应证** PVP已广泛应用于椎体转移性肿瘤、骨髓瘤或淋巴瘤、椎体血管瘤和骨质疏松椎体压缩性骨折等疾病的治疗，适应证的选择依赖于病变椎体的水平和范围、疼痛程度和神经功能以及病人预期寿命等。

（1）骨质疏松症性椎体压缩骨折：骨质疏松新发椎体骨折后通常3周内病人有剧烈的背痛，翻身、起床等活动极度受限，难以坐立及行走，胸椎压缩骨折者常有一侧或双侧肋间神经放射痛，$T_{11}$～$L_2$椎体压缩骨折疼痛可放射至髂嵴及臀部皮肤。一般4～8周后疼痛症状逐步减轻。但部分病人由于椎体塌陷程度进行性加重，使得剧烈背痛持续大于3个月。少数病人背痛难以缓解，可能是由于严重骨质疏松症即使在卧床期间仍有其他椎体相继发生压缩骨折，也有椎体压缩骨折发生后形成椎体内有囊性积液或积气不能吸收而导致椎体骨折难以愈合（Kümmell病）（图6-4-4-A）。

由于新鲜压缩骨折及骨折后经久不愈者椎体都有明显水肿，MRI上$T_1$WI呈低信号，$T_2$WI和脂肪抑制相则呈高信号，而椎体陈旧性压缩与邻近正常椎体信号相一致，即$T_1$WI、$T_2$WI均呈高信号（图6-4-4-A，图6-4-5-A，图6-4-6-A），而信号正常的椎体陈旧压缩是不引起疼痛的，不需行PVP治疗。故MRI是PVP术前首选、必备的影像检查，可最早发现椎体高度无明显压缩的微骨折，可显示椎体骨折的部位、压缩程度和有无后移压迫硬膜囊，尤其可准确鉴别多发椎体压缩骨折中致痛椎体。

CT可显示椎体骨折碎片分布的位置、椎体骨皮质断裂程度及裂隙的分布、椎管内是否有游离骨碎

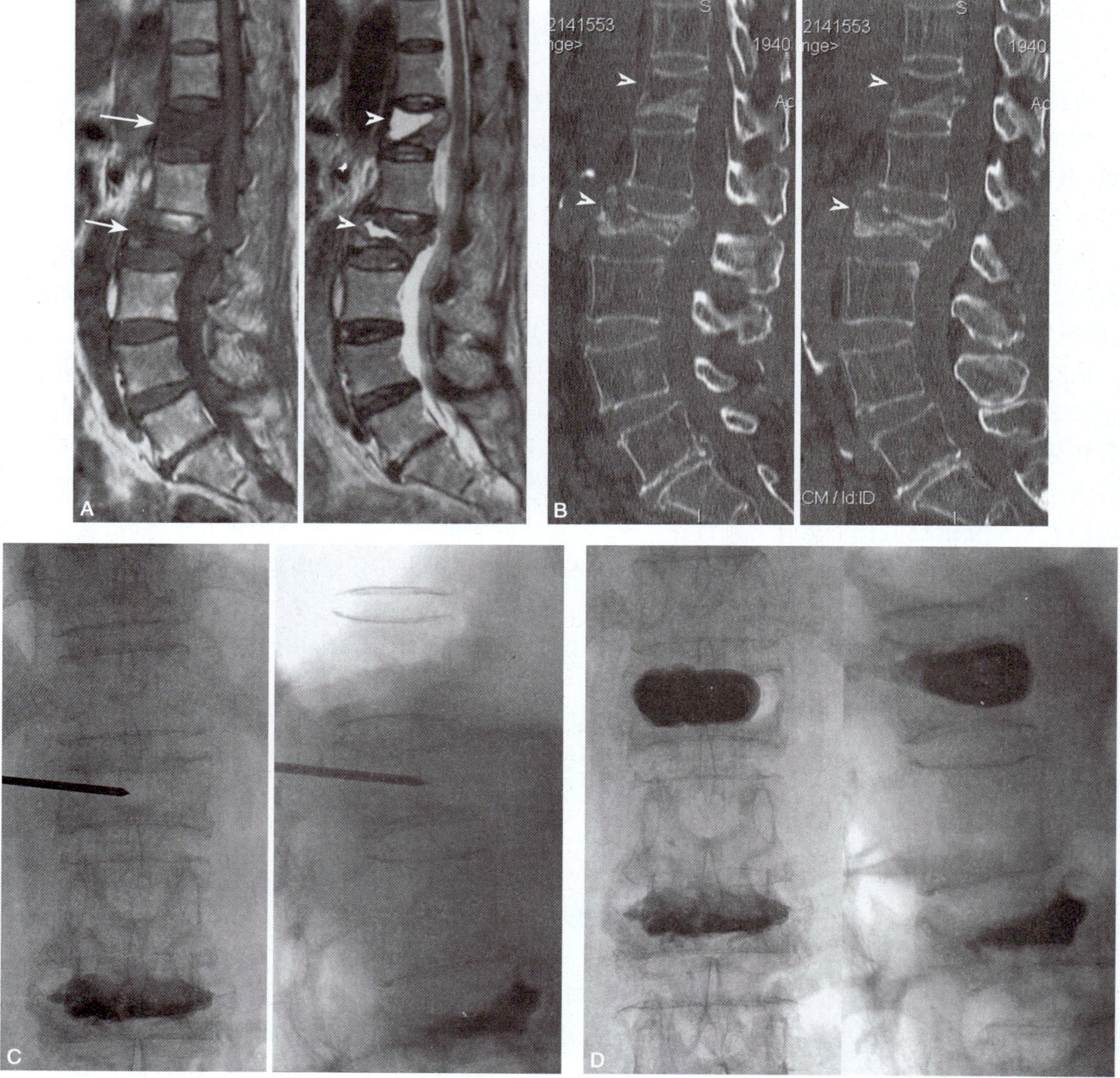


图 6-4-4 女性，67 岁。腰背部疼痛剧烈 3 个月余，活动明显受限，保守治疗无效。确诊 $T_{12}$、$L_2$ 新鲜压缩骨折行 PVP 治疗后疼痛完全缓解

注：A. MRI 示 $T_{12}$、$L_2$ 椎体多发压缩，$T_1$WI 呈低信号（箭）、$T_2$WI 信号显著增高且其内均有囊状液体，提示 $T_{12}$、$L_2$ 椎体为近期新鲜压缩并 Kümell 病形成；B. CT 矢状面重建示 $T_{12}$、$L_2$ 椎体均有一不规则低密度低区（箭头），$L_2$ 椎体前缘骨皮质断裂成碎片；C. 正位示穿刺针头端位于椎体中央（左），侧位示穿刺针至椎体前中 1/3（右）；D. 分别向 $T_{12}$、$L_2$ 椎体内注入骨水泥 12ml、6ml 后正侧位片示骨水泥在 $T_{12}$、$L_2$ 椎体内跨中线充填良好

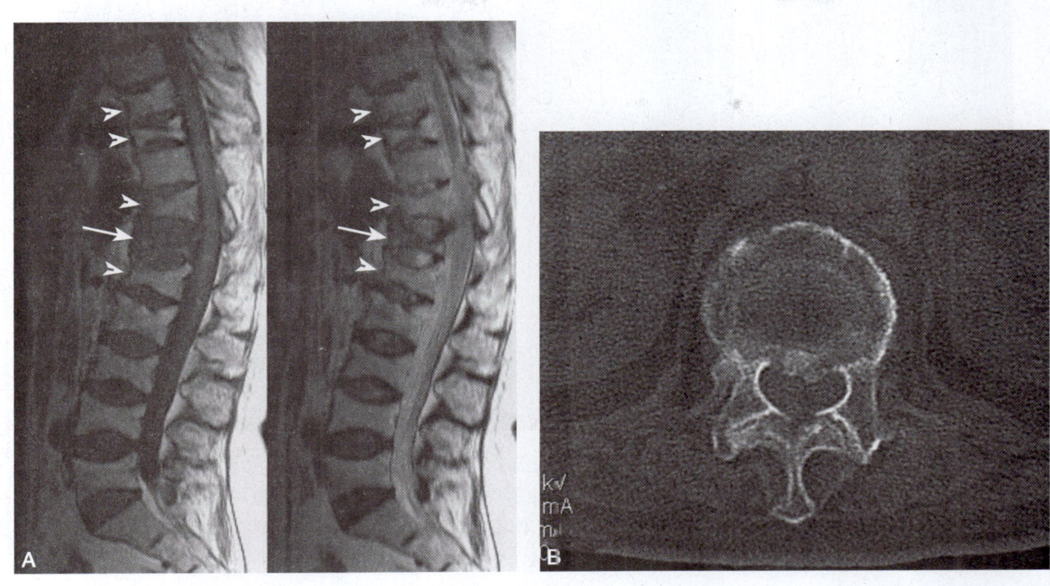

图 6-4-5　女性，58 岁。类风湿关节炎 10 余年，长期服用类固醇激素，近 2 年反复腰背部疼痛，腰痛剧烈 2 个月

注：A. MRI 示 $T_8$，$T_9$，$T_{11}$，$T_{12}$ 及 $L_1$ 椎体多发压缩，其中 $T_{12}$ 在 $T_1$WI 呈低信号、$T_2$WI 信号不均匀增高，提示 $T_{12}$ 椎体为近期新鲜压缩，其余椎体信号正常；B. $T_{12}$ 椎体 CT 横断面示椎体周围骨皮质有硬化，但椎体内骨小梁有吸收呈较宽裂隙

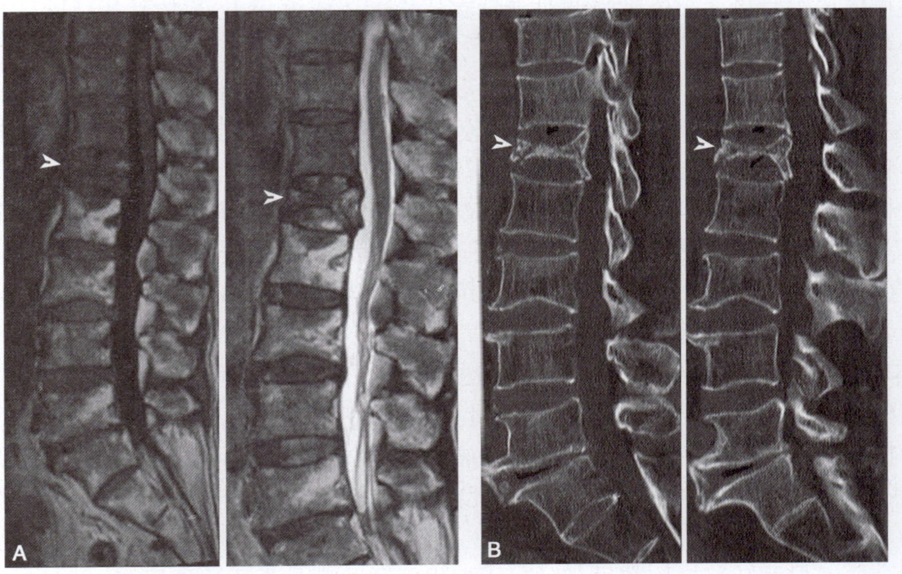

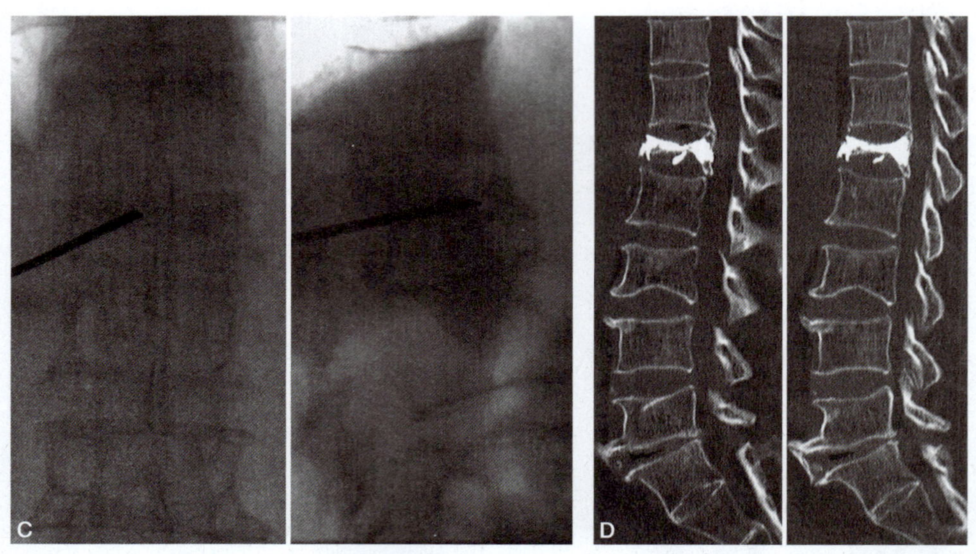

图6-4-6 男性，78 岁。外伤后腰背部疼痛较剧 3 个月余，翻身起床等活动明显受限，不能久坐久站，保守治疗无效。确诊 $L_1$ 重度新鲜压缩骨折行 PVP 治疗后疼痛完全缓解

注：A. MRI 示 $L_1$ 椎体重度压缩，$T_1$WI 呈低信号、$T_2$WI 呈混杂高信号（箭头）；B. CT 矢状面重建示 $L_1$ 椎体重度压缩骨折，前下缘骨皮质断裂成碎片（箭头）；C. 正位示穿刺针头端位于 $L_1$ 椎体中央（左），侧位示穿刺针至 $L_1$ 椎体前中 1/3（右）；D. 注入骨水泥 5ml 后 CT 矢状面重建示骨水泥在 $L_1$ 椎体内充填良好

片、椎弓根是否断裂，并可观察穿刺途径的解剖结构等（图 6-4-5-B，图 6-4-7-B）。必须指出，CT 不能鉴别新鲜和陈旧椎体压缩。

X 线平片可见骨质疏松程度、椎体压缩塌陷呈楔形变，但压缩程度>10% 才能发现，尤其是不能鉴别新鲜和陈旧性椎体压缩骨折。故笔者强调对于骨质疏松椎体压缩病人，X 线片所反映的信息量少，PVP 术前不作为必备的影像检查。

椎体新鲜压缩骨折由于局部充血水肿，ECT 多有核素浓聚，而陈旧性椎体压缩骨折无核素浓聚征象，故有助于鉴别新鲜和陈旧压缩。但 ECT 图像模糊，不能显示压缩椎体的形态和附件结构，且易误导诊断为椎体转移性肿瘤，故骨质疏松椎体压缩骨折病人，ECT 不作为常规影像检查。

骨质疏松椎体压缩骨折一旦经 MRI 和 CT 检查明确诊断，并排除其他原因所致的疼痛，即可尽早行 PVP，这样不仅可以迅速缓解剧烈的背痛、缩短病程，而且可防止椎体进一步塌陷。椎体压缩程度>75% 者，经椎弓根穿刺椎体的难度较大，但对于操作熟练者仍可为之实施 PVP 治疗（图 6-4-6）。对于骨质疏松症无腰背痛者，仍不主张行预防性 PVP。

（2）椎体转移瘤：恶性肿瘤骨转移发生率高达 27.2% ～42.8%，而骨转移者中 60% ～80% 为脊椎转移。转移性椎体肿瘤的影像学表现分三型：溶骨型、成骨型和混合型，其中溶骨型最常见。

PVP 治疗椎体转移性肿瘤的适应证最好是肿瘤破坏椎体引起局部剧烈疼痛、要求卧床休息并以止痛剂维持者，或并有椎体病理性压缩骨折。对于无症状性溶骨型椎体转移瘤者，为防止椎体塌陷，可行预防性 PVP。

MRI 可较全面地显示转移椎体数目、部位、压缩程度和肿瘤是否压迫硬膜囊，但 MRI 并不能确定骨质破坏的范围及是否有成骨（图 6-4-7-A）。CT 可显示椎体骨质破坏的位置和程度、是否合并成骨，可了解椎体后缘骨皮质破坏缺失的范围（图 6-4-7-B），通常 PVP 要求破坏<50%，但操作经验成熟者椎体后缘破坏范围>50% 仍可进行 PVP。X 线平片只有在椎体破坏范围较大、压缩塌陷明显时才能发现病变。因此，PVP 术前 MRI 和 CT 为必备的影像学检查，脊柱 X 线平片只能作为参考并非必备。

（3）椎体骨髓瘤：又称浆细胞瘤，好发于 40 ～60 岁，男性多于女性，多发于扁骨，椎体为其好发部

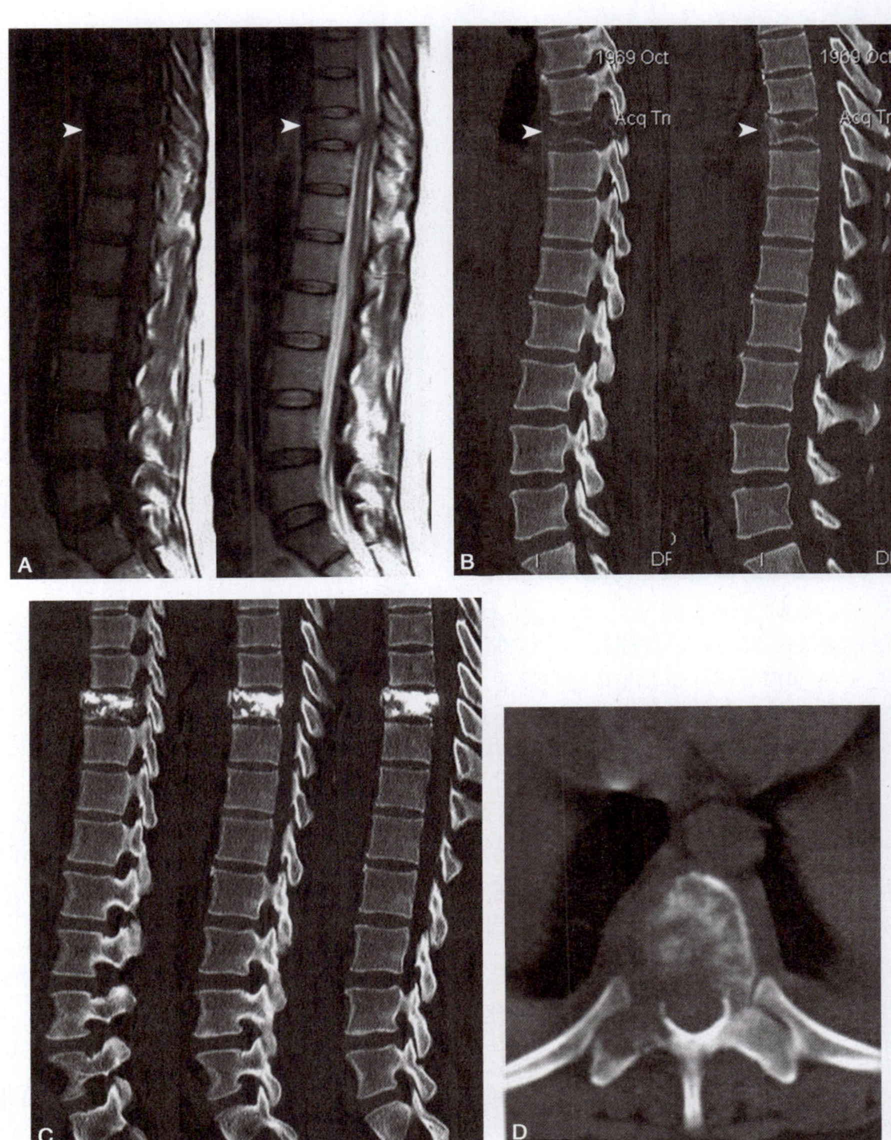


图 6-4-7 女性，36 岁。 上腰背部剧烈疼痛 1 个月余，发现胸 10 椎体溶骨破坏及左下肺占位，行胸 10 椎体活检证实为腺癌（来源于左肺）

注：A. PVP 前 MRI 示 $T_{10}$椎体信号明显异常，硬膜囊轻度受压；B. PVP 前 CT 示 $T_{10}$椎体及右侧椎弓大片溶骨性破坏；C. 注入骨水泥 7ml 后 CT 矢状面重建示 $T_{10}$椎体内骨水泥充填良好；D. PVP 后 CT 横断面示 $T_{10}$椎体内原破坏区已被骨水泥充填良好

位。临床主要表现为疼痛、骨折、畸形及贫血等。

MRI 可较全面地显示骨髓瘤累及的椎体数目、部位、压缩程度和硬膜囊是否受压（图 6-4-8-A），但 MRI 并不能确定骨髓瘤破坏骨质的范围。骨髓瘤所累及的骨质均为溶骨性破坏，CT 可显示椎体骨质破坏的位置和程度，可了解椎体后缘骨皮质破坏范围（图 6-4-8-B），通常 PVP 要求破坏<50%。X 线平片只有在椎体破坏范围较大、压缩塌陷明显时才能发现病变，多发性骨髓瘤呈多发穿凿样骨质破坏区，周围几乎无骨膜反应，单发性骨髓瘤者则呈单一的膨胀性骨质破坏区，骨皮质变薄。除外下述相对禁忌证后，适应证选择原则同椎体转移性肿瘤。

（4）椎体血管瘤：椎体血管瘤是脊柱常见的良性病变，多见于青壮年女性，一般无症状，多在脊柱检查时发现。少数椎体血管瘤呈侵袭性增长，可穿过椎体骨皮质进入椎管，临床表现主要有剧烈腰背痛

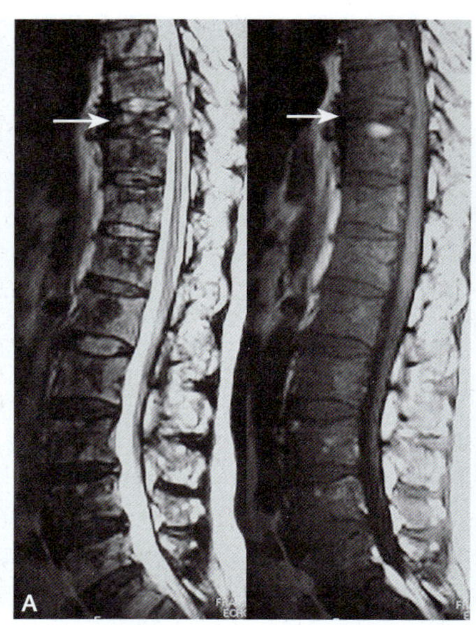


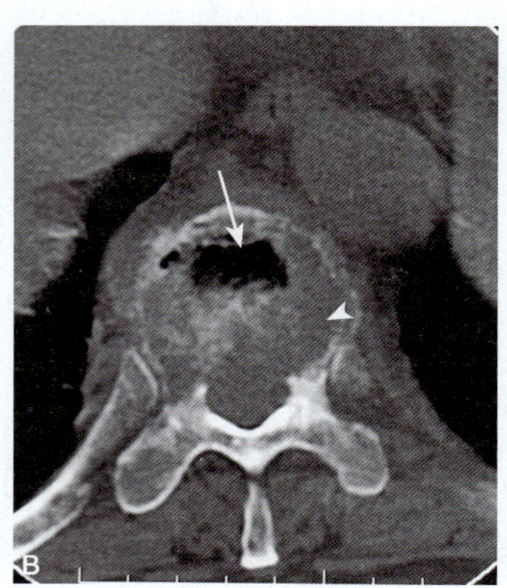


图 6-4-8 男性，62 岁。背痛进行性加重 9 个月余，近 1 个月来加剧，翻身极度困难，不能坐立及行走。经 $T_9$ 椎体活检证实为骨髓瘤

注：A. MRI 示多个胸腰椎体信号异常，其中 $T_9$ 椎体重度压缩，$T_1$WI 低信号，$T_2$WI 混杂高信号，相应平面硬膜囊轻度受压（箭头）；B. $T_9$ 椎体 PVP 前 CT 示骨质溶骨性破坏，前柱内有片状积气（长箭头），椎体骨质已完全溶解破坏（短箭头）

或腰背酸胀，翻身、行走困难及脊髓、神经根受压等症状。

椎体血管瘤 MRI 表现为 $T_1$WI 呈低信号，$T_2$WI 呈高信号或混杂信号（图 6-4-9-A），可清晰显示椎体血管瘤向椎管内累及和脊髓受压的程度；CT 表现为椎体松质骨全部或局部密度减低，骨小梁减少、变粗而致密呈网格状（图 6-4-9-B、图 6-4-9-C）；X 线平片只有在血管瘤范围较大时才能发现，表现为受累椎体栅栏状骨质疏松，垂直的骨小梁增粗、间隙增宽，可并有椎体塌陷。PVP 的适应证选择多为有症状的椎体血管瘤，但近来亦主张可用于无症状的局限性椎体血管瘤。除外下述相对禁忌证后，适应证选择原则同椎体转移性肿瘤。

**2. 禁忌证** 绝对禁忌证为椎体感染性病变或结核。下列情况可视为相对禁忌证：①椎体骨折线越过椎体后缘或椎体后缘骨质破坏广泛、较大范围不完整者；②椎体压缩程度超过 75% 者；③出凝血功能障碍，有出血倾向者；④体质极度虚弱，不能耐受手术者。为了准确地选择适应证，术前检查应包括 MRI、CT 和 X 线平片，必要时应行核素扫描。

**（三）术前准备**

**1. 设备与器械**

（1）导向设备：C 形臂 X 线机为必备的影像导向设备，使得术中可以双向定位，保证了 PVP 术的安全性和准确性。

（2）手术器械：①11～13G 带芯骨穿刺活检针及专用骨水泥注射器，较常用的有 PVP 穿刺套装，配有 Murphy Quick 1.0ml 注射器，使用方便、注射容易且价廉。目前市场上还有旋转式压力注射器，但价格昂贵且为一次性使用。②外科不锈钢锤等。

**2. 骨水泥** 目前 PVP 术普遍使用的成形材料为低黏稠度注射用骨水泥，即聚甲基丙烯酸甲酯（polymethylmethacrylate，PMMA），由甲基丙烯酸聚合物（粉）和甲基丙烯酸单体（液）按一定比例混合后聚合固化成强度较高的高分子化合物为 PMMA。市售 PMMA 为白色粉末 40g/袋+1 支 20ml 调配液，粉：液调和后其聚合过程大致分为三个时相，包括：①稀薄阶段：粉液迅速调匀后约 2 分钟内呈稀薄液状。②黏稠阶段：粉液混合约 2 分钟后 PMMA 逐渐呈糯糊到生面团状，持续 3.0～6.0 分钟，PVP 术要在此阶

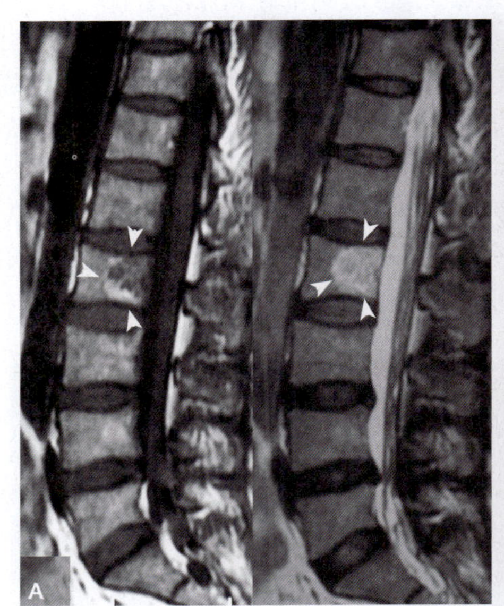

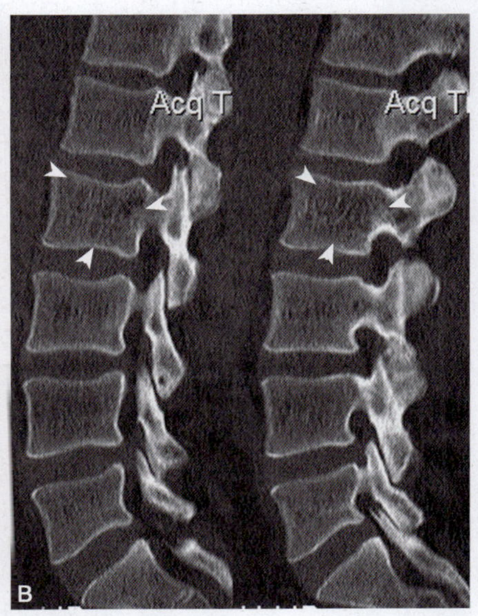

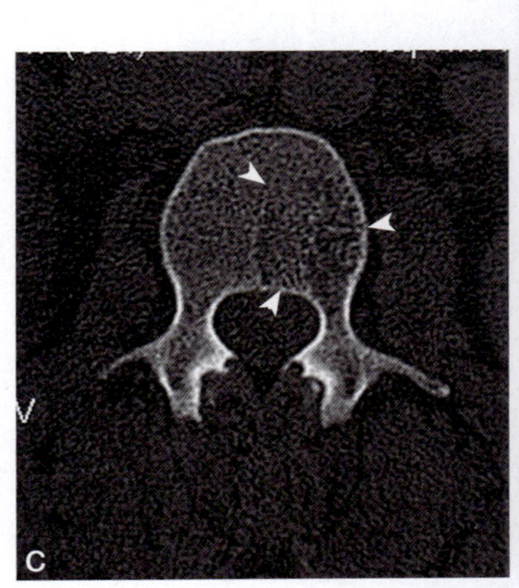

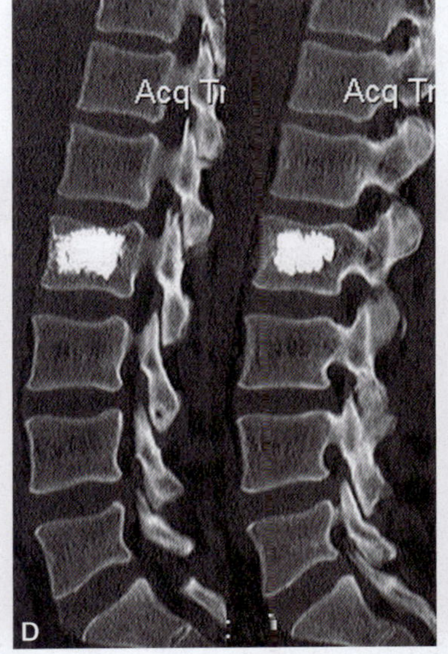

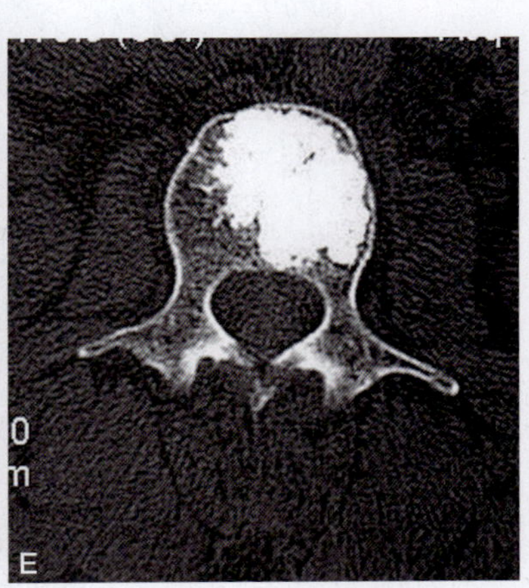


图 6-4-9　女性，49 岁。左腰部酸痛反复发作 5 年余，影像学检查明确为腰 2 椎体血管瘤，PVP 治疗后左侧腰痛完全缓解

注：A. MRI 矢状位示 $L_2$ 椎体血管瘤约 1. 8cm×2. 2cm 大小（箭头），位于椎体中后部，$T_1$WI、$T_2$WI 均呈高信号；B. CT 矢状面重建示 $L_2$ 椎体血管瘤（箭头），呈骨小梁增粗，间隙增宽；C. CT 横断面示 $L_2$ 椎体血管瘤（箭头）；D ~ E. PVP 后 CT 示 PMMA 已完全充填 $L_2$ 椎体血管瘤

段内将 PMMA 注入椎体内，超过此阶段则注入十分困难。③硬化阶段：粉液调和 8 ~ 10 分钟后，PMMA 变硬固定。在硬化阶段，PMMA 聚合时可一过性产热，最高可达约 74℃，这时组织可能有一定的灼伤。PMMA 本身在 X 线下不显影，虽然多数厂商已在粉中添加 10% 钡粉，但 PVP 术中在透视下显影仍欠佳，需用钡粉作增显剂，加入钡粉量约为 30%。由于粉液调和后在较短时间内发生聚合、凝固，故掌握注射 PMMA 的时机甚为重要，若在较稀薄时注射，容易使 PMMA 向引流静脉回流或周围组织渗漏，甚至造成肺栓塞，而在黏稠阶段后期注射时阻力颇大而难以注入。

**3. 病人准备**

（1）术前血常规、出凝血时间、血沉、超敏 C 反应蛋白、肝肾功能、胸片及配血血型等。

（2）根据 MRI 和 CT 明确所治疗的椎体，判定从哪侧进针，测量穿刺点距脊柱中线的最近距离和进针角度。

（3）对疼痛剧烈、难以翻身俯卧的病人，术前 10～20 分钟可用哌替啶 100mg 肌注镇痛。

（4）术前谈话应详细，必须获得病人本人及家属的理解和签字。

**（四）手术操作过程及注意事项**

**1. 手术操作过程** 颈椎则采用经前侧方进针（图 6-4-10-A），胸、腰椎穿刺采用经椎弓根进针最为安全（图 6-4-10-B、图 6-4-10-C）。胸腰椎穿刺体位均取俯卧位，PVP 全程应作心电监护。由于颈椎解剖结构的复杂，目前临床应用较少，故以下着重叙述胸腰椎 PVP 操作要领。

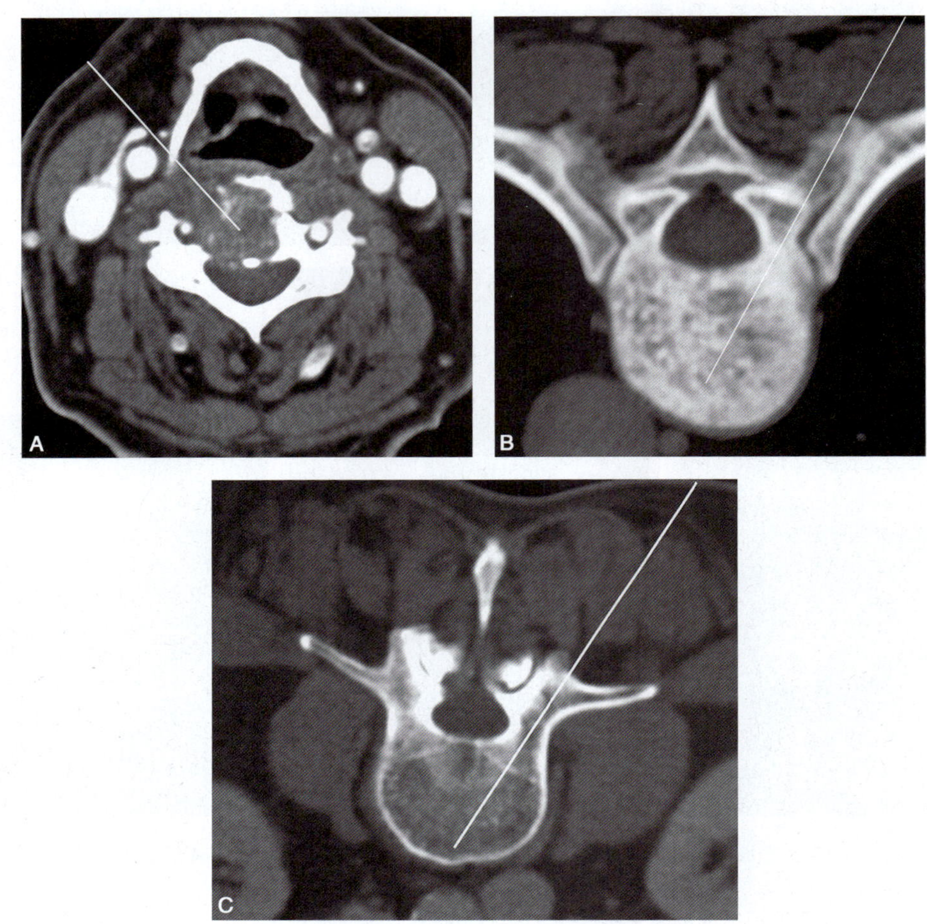


图 6-4-10 颈、胸、腰椎穿刺途径 CT 解剖示意图

注：A. $C_4$ 椎体；B. $L_2$ 椎体；C. $T_8$ 椎体

PVP 操作须在 C 形臂 X 线机双向监视下进行，有两种定位及穿刺方法可供选择：方法一为 X 线球管与病人垂直，将椎弓根体表投影偏外侧 1～2cm 作为穿刺点，进针时与矢状面成角 30°～40°至椎弓根外侧缘；方法二为将 X 线球管向矢状面并向足侧成角 10°～15°，使靶侧椎弓根显示在一侧椎体的中心，然后将穿刺针与椎弓根和 X 线球管成一直线进针，即透视下使穿刺针成一点状影。目前多采用方法一。

具体操作过程为：①病人取俯卧位，常规消毒铺巾。②确定穿刺点：在后前位透视下使两侧椎弓根对称显示，选择椎弓根外缘的体表投影外侧 1～2cm 为穿刺点。③麻醉：用 2% 利多卡因在穿刺点皮肤向椎弓根方向作穿刺通道全层浸润麻醉，其要点为：取 18G 大小 5～6cm 长的穿刺针，在透视下穿刺至椎弓根外缘及中央投影处，正好感觉触到骨质，则注射麻药。④穿刺：穿刺针与身体矢状面成角 30°～

40°。穿刺至椎弓根后缘骨皮质，然后作双向透视，在侧位透视下将穿刺针方向尽量调整至与病变椎体中线一致，用侧位透视下用外科锤敲击穿刺针入椎弓根，反复多次双向定位，当穿刺针头端抵达椎体后缘时，正位正好越过椎弓根内缘，然后在侧位透视下将穿刺针敲击推进至椎体前1/3交界处，正位则位于椎体中央（见图6-4-4-C，图6-4-6-C）。⑤PMMA调配：按粉(g)：液(ml)：钡粉(g)为15：10：3来调制骨水泥，充分混合至黏稠期开始即抽入多个1.0ml骨水泥注射器内。⑥注射：PMMA调配后约3分钟开始在侧位透视下缓慢向椎体内注入，一般3～5分钟内完成注射，如发现明显渗漏则立即停止注射。⑦拔出穿刺针：先植入针芯将残留在穿刺针管内的PMMA推入椎体内，旋转向后退出穿刺针，穿刺点局部压迫约3～5分钟后包扎术毕。⑧正侧位摄片观察骨水泥在椎体内分布状况（见图6-4-4-D）。

**2. 注意事项**

（1）胸椎穿刺点应选择在椎弓根体表投影偏外侧1～2cm，不宜太远，否则可能穿入胸膜腔造成气胸；如经胸肋关节穿刺，则对于骨质疏松者的操作应轻缓，避免造成肋骨折断而出现新的疼痛。

（2）经椎弓根穿刺应避免损伤椎弓根内侧骨皮质，以防止骨水泥渗漏入椎管。

（3）穿刺成功后可直接注入PMMA，无需先行椎体骨静脉造影。

（4）PMMA注入量：颈椎1～2.5ml、胸椎3～5.5ml、腰椎4～7.0ml，关键是将PMMA充分充填入椎体断裂区域或破坏碎裂区域。对于椎体内椎体Kumel病，则需充分充填椎体内的腔隙，而有关PVP术中PMMA渗漏产生的并发症发生率显然与PMMA注射量增加有关。

### （五）术后处理及并发症

**1. 术后处理**

（1）仰卧4～6小时，6小时内监测生命体征1次/小时，平稳后可下地活动；

（2）如穿刺局部及椎体内疼痛，可用吲哚美辛或类固醇类消炎药；

（3）术后1～3天CT复查观察骨水泥在椎体内分布状况（见图6-4-6-D，图6-4-7-C～D，图6-4-9-D～E）

**2. 并发症**

（1）与穿刺相关的并发症包括肋骨骨折、气胸、脊髓损伤、大出血等，甚罕见。

（2）与骨水泥注射相关的并发症：①PMMA向椎体周围渗漏而造成的相应压迫，包括椎管内硬膜囊外、神经根管、椎旁软组织、相邻椎间盘内及椎旁静脉丛，大多数不产生临床严重后果；②PMMA静脉回流导致肺动脉栓塞。预防渗漏并发症的关键为黏稠期、实时透视监视下注射。

（3）感染，极少见。

### （六）疗效评价

PVP的疗效评价是观察疼痛缓解和防止椎体塌陷。

疼痛评价多采用WHO标准，将缓解程度分为四级：

CR（完全缓解）：疼痛症状完全消失，生活完全自理；

PR（部分缓解）：疼痛缓解明显，偶有症状，无需使用口服止痛剂，生活大部分能自理；

MR（轻微缓解）：时有疼痛症状，使用口服止痛剂能止痛，生活部分能自理；

NR（无效）：疼痛无缓解，口服止痛剂不能完全止痛，依赖强止痛剂，有效为CR+PR。

有不少学者使用VAS疼痛分级法（visual analogue scale，VAS），即形象类比评分法评价病人疗效，VAS分值介于0～10分，0代表无疼痛，10代表剧烈疼痛，术后疼痛分值较术前下降3分方为有效，术后评分为0分（完全缓解）、1～3分（显著缓解）、4～6分（部分缓解）、7分以上（无效）。椎体转移性肿瘤PVP后近期疼痛缓解在75%～90%；骨质疏松性压缩性骨折PVP后疼痛缓解率多达90%～96%，且保持长期稳定。

有关PVP后椎体高度测量已证实PVP可部分提高压缩椎体高度，平均为2.2mm。近来多数文献随访研究表明PMMA所加固的椎体，术后近期和远期（>1年）均未出现椎体进一步塌陷，提示PVP有防止椎体进一步塌陷的作用。

## 三、经皮椎体后凸成形术

### （一）概述

经皮椎体后凸成形术（percutaneous kyphoplasty，PKP）是在 PVP 基础上衍生的另一种脊柱介入治疗方法，其基本方法同 PVP，只是在穿刺成功后先将专用球囊植入病变椎体内扩张形成一腔隙，然后再注入骨水泥，可恢复椎体部分高度。1998 年美国 FDA 批准 PKP 用于临床以来，在治疗疼痛性骨质疏松椎体压缩骨折的止痛效果与 PVP 相类似。从理论上讲 PKP 不仅可缓解椎体压缩骨折所致的疼痛，还可使压缩椎体的高度得到恢复，从而改善或预防脊柱后凸畸形、增加肺活量和延长寿命，并降低邻近椎体再发骨折的发生率。然而，由于 PKP 材料价格昂贵、手术时间长、多需全麻下操作、创伤相对较大、胸 8 以上椎体难以应用及严重并发症发生率较高等原因，一直以来 PKP 的应用价值备受争议。

### （二）适应证与禁忌证

**1. 适应证**　PKP 最常用于病史<3 个月的骨质疏松椎体压缩性骨折。近年来 PKP 也可应用于椎体转移肿瘤并病理性压缩骨折、椎体骨髓瘤和椎体血管瘤。

**2. 禁忌证**

（1）绝对禁忌证：严重凝血功能障碍；椎体结核或细菌感染。

（2）相对禁忌证：①无疼痛的椎体压缩，即椎体陈旧性压缩；②椎体压缩程度超过 75% 者；③向后方凸出的骨块；④椎弓根骨折；⑤体质极度虚弱，不能耐受手术者。

### （三）术前准备

**1. 设备、骨水泥及病人准备**　同 PVP 要求。

**2. 手术器械**　①11～13G 带芯骨穿刺针；②手术刀片；③后凸成形的成套工具及扩张球囊（图 6-4-11）；④外科不锈钢锤。

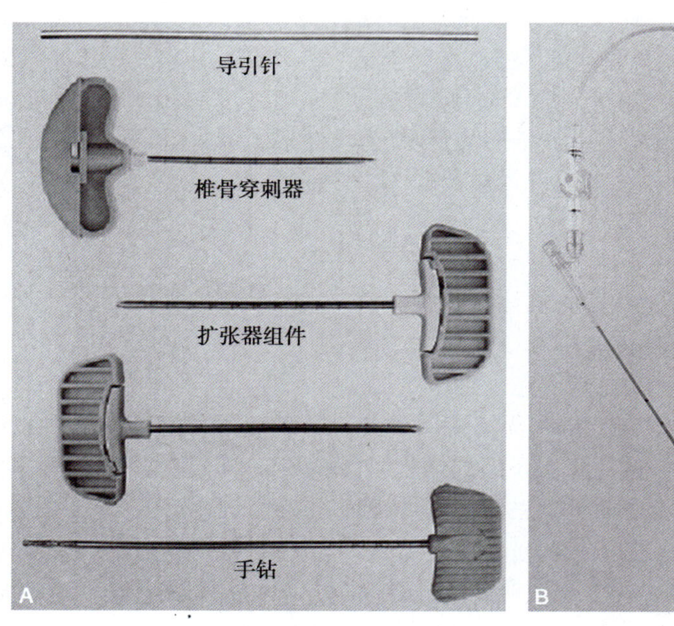


图 6-4-11　PKP 器械

注：A. 导引针、穿刺针、扩张套管、手钻；B. 球囊管及压力注射器

### （四）手术操作过程及注意事项

**1. 手术操作过程（图 6-4-12）**　多采用插管全麻，少部分也采用局部麻醉，在俯卧位下多经椎双侧弓根入路，具体穿刺方法同 PVP。当 11～13G 带芯骨穿刺套针头端抵达椎体后 1/4 时，撤出内芯，植

入导引钢针。拔出骨穿刺套针,沿导引钢针逐级植入扩张套管,最终植入8G工作套管至椎体后1/4,撤出扩张套管和导引钢针。将精细骨钻植入工作套管,顺时针缓慢钻入椎体,当侧位上骨钻头端抵达椎体前1/4处时,正位则接近棘突。同向旋转撤出骨钻(螺纹中组织送病理检查),植入球囊位于椎体前后1/4之间(图6-4-12B,图6-4-13),连接注射器(每个注射器抽取对比剂10ml,如omnipaque),扩张球囊,双侧可同时扩张(图6-4-14),当压力达50psi时,取出球囊内芯导丝,逐渐加压至球囊扩张满意(图6-4-12C),一般最大压力<300psi。抽出球囊内对比剂,撤出球囊。调和骨水泥,抽入注射器内注入2ml推杆内4根备用,至黏稠期在透视监视下沿工作套管植入骨水泥推杆将骨水泥缓慢推入椎体空腔内(图6-4-12D),如发现骨水泥渗漏至椎体外即停止推入,最后用骨水泥推杆夯实后取出。旋转撤出工作套管,切口压迫止血,用无菌创可贴闭合切口,正侧位摄片记录骨水泥在椎体内分布状况(图6-4-15)。术后平卧2~4小时,12小时后方可下床行走,并予以抗生素预防感染3~5天。

**2. 注意事项**

(1) 手术入路的选择:①双侧经椎弓根或椎弓根旁;②单侧经椎弓根或椎弓根旁;③单侧椎体侧方。Tohmeh等对经单侧或双侧PKP的椎体进行轴向加压试验,结果两种入路PKP后椎体抗压强度无显著差异,但多数从事PKP的学者倾向于选用双侧入路。由于经椎弓根外侧入路穿刺在胸椎可导致气胸,在腰椎可导致腰大肌血肿,故很少有人选用。

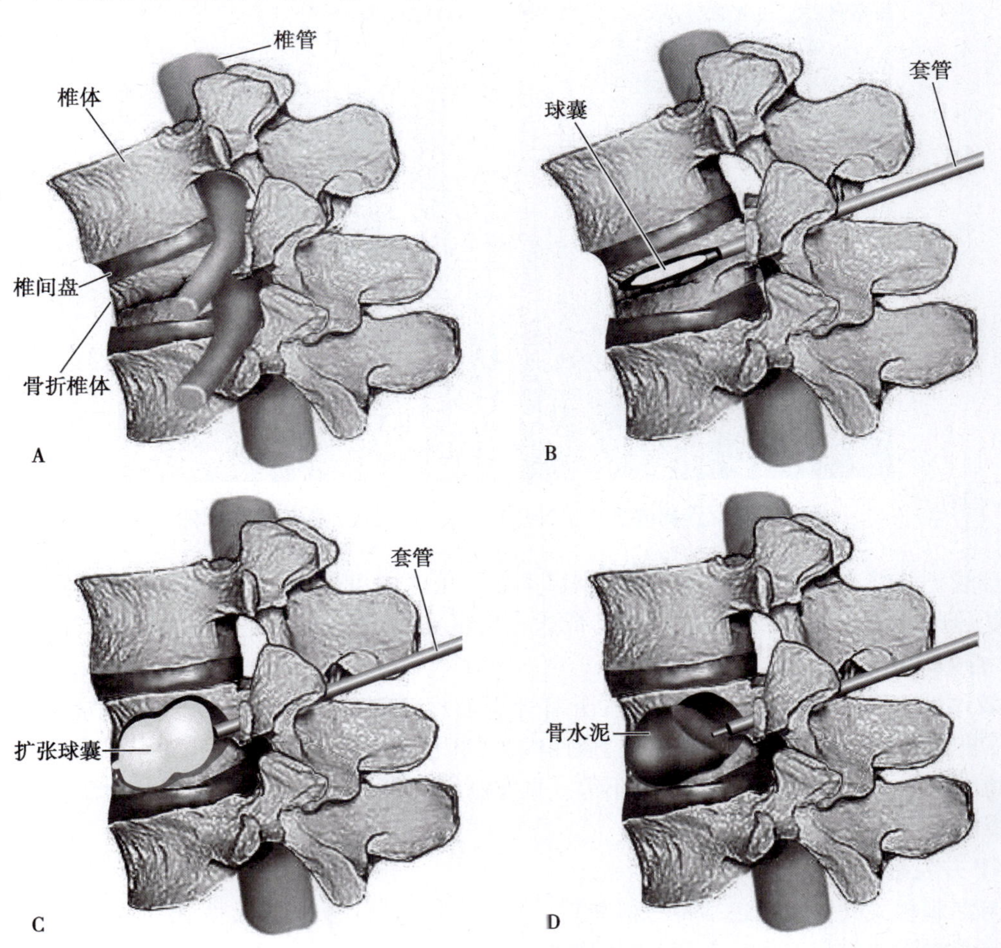


图6-4-12　PKP操作示意图

注:A. 椎体压缩约20%;B. 经椎弓根穿刺入椎体,经套管针植入球囊导管至椎体前后1/4之间;C. 扩张球囊,恢复椎体高度并在椎体内形成一腔隙;D. 撤出球囊导管,经套管针内填充PMMA至椎体中央的腔隙内

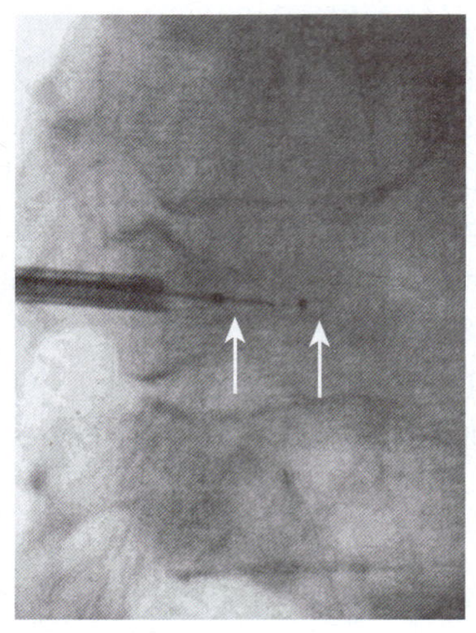

图 6-4-13 球囊植入椎体前后 1/4 之间，箭头为球囊位置标记

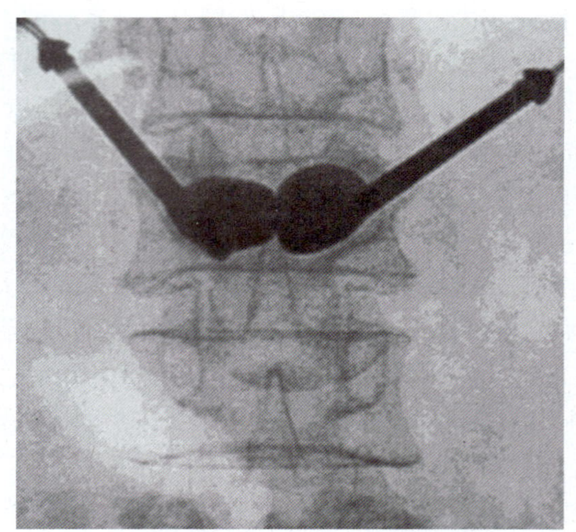

图 6-4-14 双侧球囊充分扩张

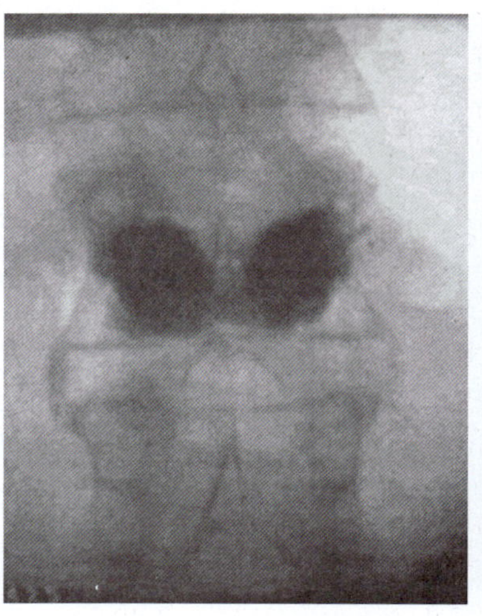

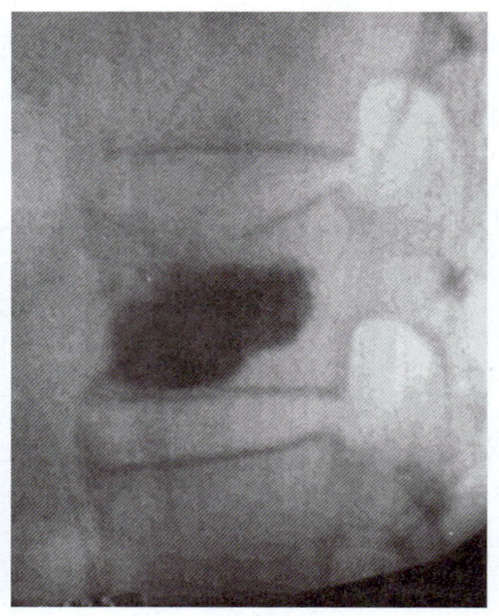

图 6-4-15 正侧位显示双侧骨水泥注入后在椎体内的分布状况

（2）球囊扩张终止的指征：球囊扩张达到以下任一项时即可停止扩张：①椎体高度恢复正常；②虽无高度恢复，但球囊已扩张至终板；③球囊已抵达一侧皮质；④已到达球囊的最大容量或最大压力。

**（五）疗效评价和并发症**

**1. 疗效评价** PKP 治疗骨质疏松椎体压缩骨折的疼痛缓解率和功能恢复率高达 95%。可使约 67% 的压缩椎体高度得到部分或完全恢复，后凸畸形的发生率减少到 50%，但缺少长期随访结果。平均恢复的高度约 4.1mm，范围在 2～6mm 不等。据文献综述报告 PKP 治疗椎体转移合并病理性压缩骨折的疼痛缓解率与 PVP 相当。

**2. PKP 并发症**

（1）与穿刺相关的并发症包括椎弓根断裂、肋骨骨折、气胸、脊髓损伤、大出血等。

（2）与骨水泥注射相关的并发症：①PMMA 向椎体周围渗漏而造成的相应压迫，包括椎管内硬膜囊外、神经根管、椎旁软组织、相邻椎间盘内及椎旁静脉丛；②PMMA 静脉回流导致肺动脉栓塞。

（滕皋军）

# 第七章　肿瘤介入及综合治疗

随着社会发展进步，人类平均寿命延长，疾病谱亦发生变化。当今，肿瘤仍然是严重威胁人类健康的常见疾病之一。在我国，由于筛查机制的不健全，大多数实体性肿瘤病人失去根治性手术切除机会，因此，抗肿瘤的综合治疗日趋重要。

现代抗肿瘤治疗理念是生命与生命质量并重；抗肿瘤技术发展的特点是微创、高效、低毒。介入治疗作为微创治疗技术之一，兼收内外科特点而并存，适应并满足这一社会发展需求。经过近 30 年临床实践使诸多技术日臻成熟并完善，治疗内容亦不断丰富。当今，已确立其在肿瘤综合治疗中占据重要地位，且发挥着越来越重要的作用。

在某些恶性肿瘤的单病种治疗方面，例如，对于不能手术切除的原发性肝癌，现已形成以介入为主的综合治疗新模式之一。良性肿瘤，例如肝血管瘤、症状性子宫肌瘤的介入治疗已与外科手术并驾齐驱，为病人提供新选择治疗方法。

在综合治疗方面，例如肝动脉化疗栓塞联合外科手术治疗原发性肝癌，消化、泌尿、妇科系统等实体性肿瘤的区域性灌注化疗和(或)栓塞，通过减瘤或降期手术切除可提高手术成功率和治疗效果。对于放化疗的中度、低度甚至不敏感肿瘤，如非小细胞肺癌等，可以通过介入治疗降低肿瘤负荷后联合放化疗，有利于提高总体疗效。同时，介入治疗也是某些手术后易复发，如恶性间叶组织肿瘤和放化疗失败肿瘤的重要补救性治疗方法。由此，以循证医学为依据，介入治疗在不断地与不同学科弥补相互之不足，在不断探索治疗协同、个性化治疗过程发挥着积极而重要作用。

在肿瘤并发症处理方面，例如对于肿瘤侵犯或压迫导致气管、食管狭窄或食管-支气管瘘，胆道、肠道狭窄或梗阻，深部静脉血栓形成及肺栓塞、肿瘤破裂出血、脊柱骨转移、疼痛，外科手术、放疗所引起医源性并发症等，介入治疗大多可以达到确切减症并恢复功能的治疗目的，甚至有立竿见影的效果，具有明显治疗特色和优势作用，使之更加丰富了肿瘤综合治疗内容。

肿瘤介入治疗是介入放射学的重要内容之一，所涵盖内容广泛，但由于篇幅所限而不能一一讲述。因此，本章将原发性肝癌、胆管癌、肝血管瘤、子宫肌瘤等具有代表性治疗作为重点，旨在对肿瘤介入治疗有一基本了解和学习。

## 第一节　原发性肝癌

### 一、概述

原发性肝癌(primary hepatic cancer)发病率占肿瘤第 3 位，死亡率仅次于肺癌，位居第二。我国属于高发区，以东南沿海地区多见。近年来，发病率仍有增高趋势。20 世纪 80 年代以前，外科手术是其主要甚至唯一治疗方法，然而，其复杂的生物学行为决定其难治性。仅以小肝癌为例，根据上海复旦大学中山医院汤钊猷教授资料，近 20 年来，尽管小肝癌外科手术数量增加了 10 倍，而 5 年生存率不再提高，且术后 5 年内复发率为 50%。原发性肝癌的介入治疗始于 20 世纪 70 年代，经过 30 余年的临床实践，新技术不断涌现且日臻成熟，目前，介入治疗在原发性肝癌综合治疗地位和作用是，小肝癌介入治疗已达到与外科手术相近似效果，为病人提供新选择方法；中肝癌介入治疗联合外科手术可明显提高单一治疗效果；也是不能手术切除肝癌首选治疗方法，从而改变了以往单一治疗的格局，且已形成以介入为主的新综合治疗模式之一。

### 二、病因与病理

原发性肝癌(以下简称肝癌)病因与机制尚未明确，目前认为与病毒感染、食物饮水污染、基因组不稳定性有关。

大体病理可分为：结节型、巨块型、弥漫型。根据肿瘤大小的新型分类：微小肝癌（直径≤1cm）、小肝癌（直径1～3cm）、中肝癌（直径3～5cm）、大肝癌（直径>5cm）。根据病理组织分类：肝细胞癌（hepatocellular carcinoma）、胆管细胞癌，两者并存者为混合细胞型肝癌（combined hepatocellular and cholangiocarcinoma）等。我国肝癌中95%以上为肝细胞癌，以下简称肝癌。肝癌主要侵袭性常以单中心或多中心形式发生，极易侵犯门静脉分支形成癌栓，易形成肝动脉-门静脉瘘或肝静脉瘘，肝外血行转移多见于肺、骨、脑等。淋巴转移至肝门淋巴结最多见，此外，向横膈及附近脏器直接蔓延和种植性转移并不少见。

## 三、临床表现与诊断

临床表现：肝癌发病隐匿，早期缺乏典型症状；中晚期肝癌主要临床表现：肝区疼痛、食欲减退、乏力、消瘦、腹胀等全身和消化道症状。如发生肺、骨、脑转移，可产生相应症状。少数病人可伴有低血糖、红细胞增多症等副癌综合征。常见并发症：门静脉癌栓形成或肝动脉-门静脉瘘可以加重门静脉高压症、侵犯肝静脉可引起下腔静脉甚至右心房癌栓形成，肿瘤破裂出血，合并肝硬化的门静脉高压症如上消化道出血、脾功能亢进、腹水等。

实验室检查：甲胎蛋白（AFP）对诊断肝细胞癌有相对特异性。放射免疫法测定血清AFP≥400μg/L。但临床上AFP阳性率为60%～70%。其他标志物包括：碱性磷酸酶（ALP）、盐藻糖苷酶（AFU）、γ-谷氨酰转肽酶（GGT）等，虽无特异性，但联合应用仍有一定价值。

影像学检查：超声检查是筛查肝癌的常用手段。CT、MRI对诊断以及治疗随访、疗效评价具有更多优势，尤其是MRI功能成像对于判断治疗后残存肿瘤细胞活性更具临床意义。PET-CT在有关诊断中应用较少，其临床实用价值尚需进一步评价。腹腔动脉或肝动脉造影具有特征性表现：①肿瘤血管：形态不规则，粗细不均、走行迂曲、末梢呈丛、团状。②肿瘤染色：肿瘤中毛细血管被造影剂充盈后，呈边界清楚、密度均匀致密影，称肿瘤染色，一般与肿瘤大小相符。③正常血管受压移位表现。④动-静脉瘘：在动脉期即可发现门静脉或肝静脉分支显影，形成肝动脉-门静脉瘘和（或）肝动脉-肝静脉瘘。⑤门静脉或肝静脉癌栓：表现为门静脉或肝静脉充盈缺损或线条征改变。

## 四、肝癌的介入治疗

随医学科学与高新技术发展进步，不断地丰富介入治疗内容。肝癌的介入治疗主要包括选择性肝动脉化疗栓塞术、经皮穿刺物理消融术、经皮穿刺药物注射术。

### （一）肝动脉化疗栓塞术

20世纪70年代末，日本学者创用肝动脉化疗栓塞术（transcatheter arterial chemoembolization，TACE）治疗肝癌，开始得到国内外临床应用，目前，已成为临床最常用、最基本的治疗技术方法。肝动脉化疗栓塞治疗肝癌的基本原理：

**1.** 肝脏为双重供血器官，正常肝脏血供的70%～75%来源于门静脉，25%～30%来源于肝动脉；而肝癌血供的95%～99%来自于肝动脉，是经肝动脉栓塞，也是外科结扎肝动脉的解剖学基础。

**2. 肝癌肿瘤血管的特点** 常为丰富血供，具有虹吸作用；肿瘤血管缺乏平滑肌；肿瘤组织无库普弗细胞，缺乏吞噬能力，有利于碘化油较长时间并特殊集聚在肿瘤血管及组织内，使其缺血缺氧坏死，而对正常肝组织影响较小，此为经肝动脉栓塞的肿瘤生物学基础。

**3.** 阿霉素、丝裂霉素等化疗药物并非肝脏首过效应，且具有时间依从性、浓度依从性的特点，将碘化油与化疗药物混合并乳化，类似药物载体作用，有利于药物缓慢释放，有助于提高肿瘤组织局部血药浓度，增强化疗药物生物利用度，提高治疗效果，此为经肝动脉化疗的药代动力学基础。

肝动脉化疗栓塞主要技术操作详见有关章节。目前，采用微导管超选择至供养肿瘤的肝段动脉支，达到肝段性栓塞治疗（segment embolization），可使肿瘤的栓塞更为彻底，最大限度减少肝功能损害，是常规技术操作方法。

化疗药物选择：主要是表柔比星、氟尿嘧啶、丝裂霉素、卡铂或顺铂。现代化疗原则不再是最大耐受性，而是最小有效性。一般按照体表面积/平方米计算并根据病人一般情况、细胞免疫功能状况选择剂量。目前认为，肝动脉化疗栓塞治疗肝癌，栓塞起主要作用，临床常用的栓塞材料主要是超液态碘油及吸收性明胶海绵，近年来，采用微球（包括载药微球）或微颗粒作为栓塞剂具有主要发展趋势。一般，可根据肿瘤大小、一般情况，初治、复治与否选择剂量。

适应证与禁忌证。适应证选择：①不适宜手术或希望非手术治疗的小肝癌；②外科手术切除术前应用，可缩小肿瘤，有利于切除并控制转移；③失去手术切除机会的中晚期肝癌；④外科手术失败或术后复发者。以下为禁忌证：①肝功能严重障碍，Child-Pugh C 级者；②严重心、肺及肾功能不全；③严重凝血功能障碍；④大量腹水、恶病质。

由于肝癌肿瘤血管多样性和复杂性，采用单一肝动脉栓塞治疗，多数肿瘤栓塞并不彻底，坏死不完全；栓塞后肿瘤微环境缺氧状态可刺激残存肿瘤细胞分泌血管内皮生长因子（VEGF）等促血管生成因子释放，诱导肿瘤新生血管生成，是导致肿瘤残存复发、转移的主要影响因素。因此，采用单一肝动脉化疗栓塞治疗技术多存在局限性。

**（二）物理消融治疗**

一般指在超声、CT 或 MR 引导或实时监视监测下，采用经皮穿刺技术，直接对肿瘤组织实施物理或化学消融治疗。目前，以热消融治疗为主，包括射频、微波、高能聚焦超声、激光等；冷消融主要包括氩氦冷冻治疗。

**1. 射频消融治疗（radiofrequency ablation，RFA）**　是当今技术成熟，临床应用广泛的重要物理消融方法。基本技术原理：利用高频电流（>10kHz）使活体中组织离子随电流变化的方向产生振动，使电极周围受电流作用的组织离子相互摩擦产生热量，当温度超过 50℃ 以上即可使局部组织蛋白变性、细胞膜崩解、凝固性坏死而达到治疗目的。对单发小肝癌，采用单一射频消融技术多可获得与外科根治性手术效果；对中肝癌、大肝癌，单一射频治疗方法效果有限，而采用肝动脉化疗栓塞联合应用射频消融治疗方法，有助于提高治疗效果。靠近膈肌、肝门区、胆囊旁或肠管附近的肿瘤，该技术受到一定限制；需要麻醉配合解决术中疼痛问题。

**2. 微波凝固治疗（microwave coagulation ablation，MWA）**　属于热消融治疗范畴。基本技术原理：微波是一种高频电磁波，当微波进入分子内部时，该分子阻止微波传播，并以每秒亿万次的速度使微波折射，产生两极分子循环运动，相互摩擦而产生电解热，在极短时间内产生 65～100℃ 的高温，微波辐射产生使肿瘤组织凝固坏死。随机对照和回顾性研究结果表明，微波和射频在局部疗效、并发症发生率以及远期生存方面无显著差异，其适应证选择及并发症等与射频消融治疗相似。

**3. 冷冻消融治疗（cryoablation）**　是近年来新发展的冷消融治疗技术方法之一。基本技术原理：是将常压氩气通过气体节流效应，经冷冻探针远端使靶肿瘤区域快速降至 -140～-50℃，使细胞变性、缺血、崩解、凋亡，凝固性坏死并释放相关抗原，刺激机体抗肿瘤免疫反应。一般需要肝动脉化疗栓塞后联合应用有助于提高治疗效果，但在普及应用方面尚不及射频、微波技术。近年来，有采用开放式核磁引导、监测技术方法实施治疗，实现了无 X 线辐射环境下治疗，有待于推广应用。

**4. 高能聚焦超声（high intensity focused ultrasound ablation，HIFU）**　属于无创治疗技术。基本技术原理：利用超声波穿透性、方向性、聚焦性好的特点，将体外发射的低能量超声波聚焦于肿瘤部位，通过热效应可使温度瞬间达到 65～100℃，肿瘤组织产生凝固性坏死。但聚焦区域小，治疗时间长且需要反复多次进行；通过超声探测肿瘤尚存在盲区，甚至需要切除肋骨开放探测通道而有悖于微创初衷；肝脏受呼吸运动影响，准确定位亦有难度，其应用价值尚有待于研究。

**（三）经皮穿刺药物注射治疗**

经皮穿刺直接向肿瘤内注射无水乙醇、乙酸或超液态碘油，使肿瘤细胞变性并发生凝固性坏死或缺血缺氧坏死。具有操作简便、费用低廉等优点。目前,主要应用于小肝癌、或肝动脉化疗栓塞、物理消融治疗后肿瘤残存或复发进行补充治疗,也是射频、微波等物理消融重要辅助治疗方法之一。

## 五、肝癌并发症的介入治疗

肿瘤并发症是指肿瘤发展或治疗过程中,肿瘤侵犯或转移或医源性造成某组织器官功能损害,不同程度影响病人的生活质量,甚至危及生命的一类病变或综合征,是由此及彼的因果关系。肝癌较为常见并发症及治疗如下:

### (一)肿瘤破裂出血

肿瘤破裂出血是肝癌的严重并发症,常为首发症状之一,其发生率为3%~15%,占肝癌死亡原因的9%~10%。传统的药物和(或)外科手术治疗效果差并有高死亡风险,目前,选择性肝动脉栓塞术(TAE)被公认为有效治疗方法。出血量>0.5ml/min为活动性出血,腹腔动脉或肝动脉造影可明确肿瘤破裂出血部位和主要供血动脉。根据出血情况采用超液态碘油、吸收性明胶海绵和(或)弹簧圈等栓塞材料,并辅以止血药物,常可以达到立竿见影的效果,为进一步治疗创造有利条件。

### (二)门静脉癌栓(portal vein tumor thrombosis, PVTT)

门静脉癌栓是肝癌肝内播散、转移,外科手术、介入治疗后复发并影响预后的重要影响因素。尤其发生在门静脉主干的癌栓可导致肝门静脉高压、急性上消化道大出血、顽固性腹水并导致肝功能衰竭严重并发症。采用门静脉梗阻段内支架植入技术并辅以肝动脉化疗栓塞(和/或门静脉插管化疗)、三维适形放疗等,有助于重建门静脉血流,改善症状,延长生存期。对于门静脉左或右支癌栓,肝功能Child B级以上者,肝动脉化疗栓塞仍是控制肿瘤和PVTT进展的主要方法。近年来,采用放射粒子植入的近距离放疗效果开始受到关注,但缺乏长期临床疗效评价。

### (三)肝动脉-门静脉和(或)肝动脉-肝静脉瘘(arteriovenous shunt, AVS)

动静脉瘘是肝癌向门静脉、肝静脉方向转移的通道,也是切除术后转移和复发的主要原因。肝癌合并AVS发生率为28.8%~63.2%。由于AVS存在,行TACE治疗时栓塞剂可进入门静脉栓塞正常肝组织,同时增加门脉压力,加重肝功能损害;栓塞剂进入静脉系统还可引起肺栓塞和体循环栓塞。故明确瘘口位置并给予有效栓塞是进一步化疗栓塞治疗的关键,不但可减低肿瘤细胞播散和转移,更重要的是降低病人门脉高压,从而减少上消化道大出血、腹水等并发症的发生率。AVS的栓塞治疗必须结合血管造影表现,依据瘘口的位置、大小、形态、分流量而决定栓塞的材料和栓塞方法,同时必须结合病人肝功能的储备情况进行综合考虑。常用的栓塞材料为吸收性明胶海绵、微弹簧圈,也可应用无水酒精、NBCA等液体栓塞剂。

### (四)门静脉高压症

肝癌约80%以上病人伴有肝炎后肝硬化背景,既是肝癌主要伴随病变,也是引起严重并发症之一。其中,15%~28%病人因门静脉高压食管胃底静脉曲张破裂出血死亡,占肝癌直接死亡原因的第2位。门静脉高压症主要包括,上消化道出血、脾功能亢进、顽固性腹水等。对于上消化道出血,如确认肝癌病灶不在穿刺道上,采用经皮经颈内静脉门-体分流术(TIPS,详见有关章节),并选择性胃左或胃短、胃冠状静脉栓塞或经皮肝穿门静脉直接栓塞胃左或胃短、胃冠状静脉栓塞(PTPE)止血治疗。对于脾功能亢进而骨髓并未受到抑制病人,采用脾动脉周围性栓塞,多可以有效缓解白细胞、血小板减少等症状。

### (五)继发性布-加综合征或下腔静脉狭窄

肿瘤压迫或侵犯肝静脉或肝段下腔静脉癌栓形成可导致肝静脉或下腔静脉狭窄甚至闭塞,可导致肝后型门静脉高压症,即继发性布-加综合征,发生率为0.7%~3.9%。处理原则,以减症并提高生活质量为治疗目的,其有关技术方法详见有关章节。

### (六)梗阻性黄疸

肝癌合并阻塞性黄疸发生率为0.5%~13%。有效缓解黄疸有助于改善其有关技术操作方法、适应证选择详见有关章节。

**（七）肝移植术后并发症**

根据我国肝移植注册中心数据，肝癌肝移植约占50%。肝移植术后并发症主要是肝动脉狭窄或急性血栓形成、门静脉或下腔静脉狭窄或血栓形成、胆管狭窄等，是导致移植失败的主要原因。因此，早期诊断和处理对于挽救移植肝脏具有重要意义。目前，移植肝血管、胆管造影依然是诊断金标准；采用介入治疗技术可避免再次手术并有效提高肝脏移植的成功率。对于血管狭窄可采用球囊扩张成形；对急性血栓形成可采用导管直接溶栓治疗；对于胆管狭窄性病变可给予球囊扩张或胆道内支架成形治疗。

## 六、其他综合治疗

当今，肝癌从单一治疗手段走向多学科或集学综合治疗时代，以循证医学为依据，如何弥补不同学科治疗之不足，探索治疗协同、个性化治疗方案并科学、合理、有计划有步骤地实施，是提高总体疗效的重要途径。

**（一）分子靶向药物治疗**

分子靶向药物（molecular targeted drug）是近年来能够特异性在肿瘤发生发展中起关键作用的靶分子及其调控的信号传导通路，如血管内皮生长因子（VEGF）、表皮生长因子受体（EGFR）、肿瘤坏死因子α（TNF-α）等，从而达到靶向治疗肿瘤的目的。当今，索拉非尼抗肝癌治疗颇具代表性，它既可抑制RAF/MEK/ERK 信号传导通路，又可抑制 VEGF 和血小板衍生生长因子（PDGF）受体，是一种多靶点激酶抑制剂。索拉非尼单药治疗晚期肝癌的多中心随机对照临床研究（SHARP）结果表明，单药可使晚期肝癌病人 TTP 从 12.3 周延长到 24 周，总生存期由 34.4 周延长到 46.3 周。是目前首个延长晚期肝癌生存期的全身治疗药物。2007 年欧洲药品评价局（EMEA）及美国食品及药品管理局（FDA）先后批准索拉非尼用于治疗肝细胞癌。索拉非尼与介入治疗联合的临床疗效评价正在进行中。最近，介入治疗与索拉非尼联合治疗中晚期肝癌开始受到关注，其治疗效果正在评价中。

**（二）生物治疗**

应用生物学方法改善宿主个体对肿瘤应答或直接的生物学效应治疗，主要包括免疫治疗、基因治疗。其中免疫治疗包括肿瘤疫苗、细胞因子诱导的杀伤细胞（CIK）、免疫核糖核酸、白细胞介素-2、干扰素等，基因治疗包括抑癌基因治疗、自杀基因治疗、免疫基因治疗等。有研究显示肝癌切除后大剂量应用干扰素可降低术后复发率。因此，去除或较大幅度降低肿瘤负荷再联合生物治疗方法，有助于提高抗癌效果，具有合理性，对预防和延缓肿瘤复发，提高病人生存质量具有积极作用。

**（三）放射免疫治疗**

目前，是指利用单克隆抗体（mAb）为载体，耦联放射性核素特异性杀伤肿瘤细胞的导向治疗。利卡汀[碘（$^{131}$I）-美妥昔单抗]中美妥昔单抗特异性结合到肝癌细胞膜抗原 HAB18G/CD147，不但可以将放射性核素带到肿瘤细胞并直接杀伤，还可以通过抗体依赖的细胞毒性作用杀伤肿瘤细胞，而且抗体能够被肿瘤快速摄取，在体内正常组织中可快速清除，毒性低。Ⅳ期临床试验结果显示，其具有抑制肝癌的侵袭和转移作用，尤其对 10mm 左右转移病灶疗效满意。对于预防或治疗转移、复发可能具有重要应用前景，但尚需较大规模的临床试验进行验证。

**（四）抗病毒与护肝治疗**

约 85% 肝癌病人有肝炎、肝硬化背景，乙肝病毒感染及肝功能损害需要系统全面的临床处理，对任何临床问题的忽视或松懈都可能对整个治疗产生较大影响。

循证医学证据表明，肝动脉化疗栓塞术可激活乙型肝炎病毒的复制，诱发或加重 HBV 相关性肝损伤，与 TACE 治疗相关性损伤形成叠加效应。TACE 后发生 HBV 再激活的肝癌病人病死率较高。HBeAg 阳性、HBV-DNA 阳性为 TACE 术后 HBV 再激活独立的危险因子。对于有发生 HBV 再激活危险因素的病人，术前预防性应用抗病毒治疗可提高其生存率。目前，对于有病毒复治的治疗主张是，足量、全程。

肝功能损害是TACE后的最常见并发症之一。要避免术后出现肝功能严重损害甚至肝功能衰竭首先是严格掌握适应证。对肝功能储备差及门静脉癌栓者应慎重。超选择性栓塞可使TACE对非肿瘤肝组织的损害减低到最小。用小剂量化疗药物可取得与常规剂量化疗药物同样的疗效。临床实践表明，TACE前后选用一些保肝药物，可预防或减轻TACE后的肝功能损害。常用药物主要为腺苷蛋氨酸、还原性谷胱甘肽、乌司他丁、肝得健等。健脾活血中药在防治TACE后引起的肝储备功能损害方面也有着独到的作用。

# 第二节 胆管癌

## 一、概述

胆管癌是来源于肝内或肝外胆管上皮的恶性肿瘤，占消化道肿瘤的3%。在肝脏恶性肿瘤中仅次于原发性肝癌，位居第二。胆管癌包括肝内胆管癌和肝外胆管癌。肝内胆管癌（intrahepatic cholangiocarcinoma，ICC）通常分为外周型、肝门型，前者指来自肝内二级分支以下胆管上皮的腺癌，约占胆管恶性肿瘤的6%；后者指来自肝门部、左右肝管和胆总管的肿瘤。尽管胆管癌可起源于肝内、外胆管的任何部位，但肝门部胆管癌占整个胆管癌病例的2/3，在我国尤为常见。

胆管癌发病隐匿，多以黄疸症状就诊，一经发现病变多为中晚期，失去根治性手术治疗的机会。梗阻性黄疸可进一步加重肝功能损害，继发胆道感染、肝脓肿等是其主要死亡原因。因此，解除胆道梗阻并维持通畅、控制肿瘤的生长是治疗的关键。PTCD作为外科补充技术，术前减黄治疗可降低外科围术期病死率；对于失去手术切除机会的病人可提供有效姑息性治疗；针对肿瘤的介入治疗为局部控制肿瘤、维持胆道通畅提供有效治疗手段。目前，介入治疗技术在胆管癌综合治疗中发挥积极而重要的作用。

## 二、病因与病理

目前，胆管癌病因不明，可能与溃疡性结肠炎、胆管结石、原发性胆汁肝硬化、原发性硬化胆管炎、先天性胆总管囊肿等有关。胆管癌80%为腺癌，少数为鳞癌，以高分化腺癌多见。病理分型：①乳头状型：向腔内生长，又称管内型，好发于下段；②硬化型：肿瘤在胆管壁内浸润生长，管壁增厚僵硬；③结节型：肿瘤呈直径为1～5cm结节状，周围常有纤维组织包绕。根据肿瘤发生部位，分为上、中、下段：上段又称肝门部胆管癌，位于左右肝管与胆囊管开口之间，发生率50%～75%；中段，位于胆囊管开口与十二指肠上缘之间，发生率10%～25%；下段，十二指肠上缘与十二指肠乳头之间，发生率10%～20%。Bismuth将肝门部胆管癌分为四型：Ⅰ型只累及胆总管上段，分叉部未累及；Ⅱ型累及分叉部；Ⅲa型累及右侧肝管，Ⅲb型累及左侧肝管；Ⅳ型累及双侧肝管二级分支。该分型对于治疗方案的选择以及预后判断具有一定指导价值。

## 三、临床表现与诊断

发病年龄多在40～60岁之间。男女发病比例为（2～2.5）∶1。起病隐匿，早期症状不典型。进入中晚期可出现右上腹部隐痛或胀痛，90%病人出现进行性黄疸、脂肪泻、陶土样大便等胆道梗阻表现，可伴有皮肤瘙痒、食欲缺乏、乏力、贫血等症状。如发生在中下段胆管癌，可扪及腹部肿块。如并发胆道感染可出现胆管炎体征，表现为右上腹疼痛、寒战、高热甚至出现感染性休克。

实验室检查：血清肿瘤标志物CA19-9、CEA水平增高对胆管癌诊断具有重要参考价值，常伴有血清碱性磷酸酶、LDH 升高。合并梗阻性黄疸时，血清总胆红素升高，以结合胆红素升高为主；同时可伴有 ALT、AST 升高、凝血酶原时间延长。

影像学检查：B 超检查是首选方法，与螺旋 CT、MRI、磁共振胰胆管成像(magnetic resonance cholangio-pancreatography，MRCP)三维切面的成像、立体构象技术相结合，可为确定病变部位、大小、范围、性质、胆管内外情况、临床分期提供有价值信息。肝动脉和门静脉造影术可以显示肝门部入肝血管的情况及其与肿瘤的关系。PTC、ERCP 属于有创检查，就诊断而言，已逐渐为先进影像学技术所取代，但 PTC 方法在显示胆管内外病变、治疗技术选择方面、判定预后仍具有重要参考价值和临床指导意义。

## 四、胆管癌的介入治疗

主要包括两部分内容，尽早缓解或解除胆管癌常见并发症——梗阻性黄疸，以期减少胆道感染、肝功能损害等并发症发生；针对病因的抗肿瘤治疗，以期最大限度地维持胆道通畅，控制肿瘤生长。主要技术方法是经皮肝穿胆管引流术和(或)内支架成形术、选择性肝动脉化疗栓塞、放射性粒子($^{125}I$)植入治疗等。

### （一）经皮肝穿胆管引流术和（或）内支架成形术

约 90% 的胆管癌病人以梗阻性黄疸为首发症状，其中，能接受外科根治术者仅占 7%，姑息旁路分流术也仅占 19%，且术后并发症及术后病死率较高。自 20 世纪 80 年代以来，随着技术和器械不断地提高和发展，目前，应用经皮肝穿胆管引流术(PTCD)、胆道内支架成形术已成为缓解或解除梗阻性黄疸的主要治疗方法。

经皮肝穿刺胆管引流术分为单纯外引流术、内外引流术，有关技术操作详见相关章节。外引流是指引流导管不通过狭窄段，置于梗阻近端的引流，多由于胆道严重狭窄病人，有利于减轻狭窄段炎性水肿而择期改为支架成形治疗，也可以用于外科手术前的减症治疗。缺点是容易造成体液、电解质和消化液丢失，因此，较少单独应用。内外引流术是指引流导管通过狭窄段同时内外引流，最后以内引流为主，恢复胆汁生理排泄通道，有助于较短时间内减症并恢复消化功能。

胆管内支架成形术：无论外引流或内外引流，由于体外的引流装置，常给病人带来心理压力和生活不便。对于预计生存期在 3 个月以上的病人，应考虑放置金属支架代替引流管引流，技术操作详见相关章节，以期获得相对长时间的内引流效果。根据病人一般情况、梗阻程度、范围，可在 PTC 后即刻完成，也可在 PTCD 引流 1 周左右进行。

胆管癌合并梗阻性黄疸病人是继发胆道感染的高危人群，在围术期，应高度重视预防和控制感染问题。其他与技术操作有关的并发症，如胆道出血、胰腺炎等，给予对症支持治疗多可控制。

适应证与禁忌证：

适应证：①失去外科手术切除机会或手术困难较大；②高龄、体弱难以耐受外科手术或存在外科手术风险较大的伴随病变；③拒绝外科手术切除；④外科切除术后复发或瘢痕性狭窄。

禁忌证：①不可纠正的出血倾向；②大量腹水；③弥漫性胆管阻塞；④恶病质，严重肝肾功能损害。

### （二）抗肿瘤治疗

抗肿瘤治疗主要目的是控制肿瘤进展、转移，最大限度地延缓发生再狭窄的时间，并有助于持续改善病人生活质量。主要治疗内容，包括选择性肝动脉化疗栓塞术、放射性粒子($^{125}I$)植入内照射治疗、放疗(外照射治疗)或联合射频消融治疗。

**1. 选择性动脉化疗栓塞术** 可根据病人一般情况、PTCD 或胆管支架植入术后症状改善情况选择治疗时间。肝动脉、肠系膜上动脉造影可显示肿瘤的主要供血动脉及肿瘤部位、数目等，采用微导管超选择至肿瘤供血支行栓塞治疗。栓塞剂选择：发生在肝内胆管癌多为乏血供，因此，多采用 PV 颗粒、微球栓塞。化疗药物选择，目前主要是 5-FU、吉西他滨；剂量按照体表面积计算。有关治疗间隔时间、适应证选择、围术期处理等参见本章第一节。

**2. 放射性$^{125}I$粒子植入** 是近年来发展起来的近距离放射治疗(内照射)技术，基本技术原理：将

$^{125}$I粒子作为低剂量微型放射源，在 CT 或超声引导下，植入肿瘤组织内，通过持续发射低能量的 γ 射线，不断杀伤进入 DNA 合成期及有丝分裂期的肿瘤细胞而达到治疗目的。与外照射比较，近距离放疗具有明显的生物学优势：①肿瘤局部治疗的持续时间长、杀伤力强；②照射剂量较低放射损伤小；③治疗比较安全。主要技术操作方法：首先通过超声、CT、MRI 所提供肿瘤与正常器官毗邻关系的信息，测出肿瘤二维径线，将数据输入三维治疗计划系统，选择粒子植入分布范围、计算总放射剂量，使得粒子在三维方向上剂量分布均匀，最大限度地减少对周围正常组织的放射剂量。胆道引流术后联合放射性粒子植入有助于控制局部胆管癌进展，延长维持胆道通畅时间，提高病人生存质量及生存期，但尚缺乏大宗随机、对照临床试验资料。对于肝内胆管癌可联合物理性消融治疗；对于肝外胆管癌可以联合立体定向放疗、全身化疗等，但由于胆管癌解剖位置及生物学行为的特殊性，采用哪种联合治疗更有效，尚需根据病人具体情况而定。

**3. 疗效评价** 胆管癌未切除治疗的病例中位生存期为 3 个月，行姑息性胆管引流后是 6 个月。有报道经胆道内支架成形术联合介入及综合治疗，平均生存期可达 10.2 个月。

# 第三节 肝血管瘤

## 一、概述

肝血管瘤是肝脏最常见的良性肿瘤，其中以肝海绵状血管瘤（cavernous hemangioma of liver）最为常见，约占肝良性肿瘤的74%，好发于30～50 岁，女性较为多见。本病通常发生在儿童期，诊断于成人期，故多认为是先天性病变。病灶大多为单发，也可多发。以往外科手术切除是传统治疗方法，自 1977 年 Tegtmeyer 采用吸收性明胶海绵颗粒栓塞治疗婴儿巨大肝海绵状血管瘤获得成功后，介入治疗逐渐得到推广应用，目前已经成为临床常用治疗方法之一。

## 二、病因与病理

肝血管瘤的病因不清，主要是连接于肝动脉、门静脉和肝静脉之间的血窦发生阶段出现障碍所致。

大体病理呈膨胀性生长，紫红色，边界清，有条索状纤维包膜包裹，切面呈海绵状或蜂窝状含血腔隙，其内可发生纤维化、钙化、血栓形成。镜下肿瘤由大小不等的血管腔和结缔组织组成，管壁常因纤维化而不同程度增厚，瘤体中隔由纤维细胞、胶原纤维和大量基质构成，瘤体内无正常血管、胆管结构和正常肝细胞，可见轻重不等的黏液变性和透明变性，继而异常血管为团状增生的纤维组织所代替。

## 三、临床表现与诊断

肝血管瘤的临床表现与肿瘤的部位、大小、增长速度及肝实质受累程度有关，肿瘤较小者一般无临床症状，多在体检或者因其他疾病做影像学检查时发现。即使肿瘤体积较大者也少有症状、体征，比较常见的症状是腹部持续隐痛或餐后饱胀等。位于肝表面的肿瘤由于自发破裂或外力撞击导致大出血是危及生命的严重并发症。

肝血管瘤实验室检查多无明显异常，其诊断主要依靠影像学检查。超声检查敏感性很高，表现为均质、强回声、边缘清晰及后壁声影增强的肝内回声区。彩色多普勒超声可显示病灶内血管、血流，其敏感性及特异性较高。CT 或 MRI 增强检查表现具有一定特征性，早期病灶边缘强化，随时间延长，强化区逐渐向病灶中心推进。

血管造影不仅是诊断血管瘤的可靠方法，也是选择治疗技术的重要依据：①肝血管瘤主要由肝动脉供血，供血动脉无明显增粗，无新生肿瘤血管，与肝癌明显不同。②造影剂进入血窦后呈密度很高的染色，形似大小不等的树上挂果征或爆米花样改变，多分布于瘤体边缘。较大瘤体中心常为纤维组织取代，表现为无血管区，肿瘤染色形成环状或 C 形，是海绵状血管瘤的一个特征性表现。③海绵状血管瘤的异常血管在注入造影剂后 1～2 秒即可被充盈显影，但排空慢、持续时间长，呈“早出晚归”征象，是海绵状血管瘤的又一个特征性表现。④传统认为肝血管瘤罕见并发动静脉瘘，随影像检查设备的发展及对 AVS 认识的深入，目前认为，肝血管瘤并发 AVS 并非罕见，血管造影征象包括双轨征、门静脉或肝静脉及其属支显影，多出现于瘤旁或巨大瘤体中血管湖周围。

根据性肝动脉造影所见，可将血管瘤分为富血供型、乏血供型、伴动静脉瘘型。

## 四、肝血管瘤的介入治疗

目前，肝血管瘤介入治疗方式主要包括选择性肝动脉栓塞术、经皮穿刺瘤内药物注射。

### （一）选择性肝动脉栓塞

首先行选择性肝动脉造影，以了解血管瘤的数目、大小、位置、染色特征及血供等情况，再超选插管到供血分支，将栓塞剂、药物经导管从肝动脉缓慢推入，达到破坏血窦内皮细胞和闭塞瘤体血窦的作用。

常用栓塞剂和药物，主要是碘化油、聚乙烯醇（PVA）颗粒、无水酒精、鱼肝油酸钠、吸收性明胶海绵、弹簧圈等。治疗药物选择主要是平阳霉素，因其具有抑制和破坏血管内皮细胞的作用，因此，与碘化油混合并乳化后应用最广泛，从而使异常血窦血栓形成机化，瘤体缩小而达到治疗目的。栓塞剂选择，根据血管造影情况、医师经验、病人具体情况而定。对于巨大血管瘤，可分次栓塞治疗，以减少并发症的发生。合理使用不同性能的栓塞剂较单一栓塞剂栓塞疗效更显著。对于伴有动静脉瘘的海绵状血管瘤，需视动静脉瘘的分流量调整栓塞剂的选用。

### （二）经皮穿刺硬化剂、药物注射治疗

经皮穿刺瘤内注射硬化或药物注射方法是在 B 超或 CT 引导下的介入治疗技术，硬化剂直接注入肿瘤，使肿瘤组织脱水固定，细胞蛋白质凝固变性，局部血管血窦内皮坏死，血栓形成，导致肿瘤坏死，发生纤维化，从而达到治疗目的。硬化剂主要包括鱼肝油酸钠、无水乙醇。药物主要有胶体 32P、平阳霉素、博来霉素等，以平阳霉素最为常用。为求将药物尽量充满所有血窦，需要采用多点、多次注射使药物扩散到整个瘤体，重复治疗时应依据治疗后瘤体大小来调整用药量。目前，对于较大的肝海绵状血管瘤，多采用肝动脉栓塞联合经皮穿刺药物注射治疗。

**1. 适应证与禁忌证**　适应证：大于 5cm 血管瘤，有明显压迫症状或疼痛者；肿瘤邻近肝包膜，有破裂风险者；肿瘤破裂出血者；不能手术切除或不愿接受手术治疗者。禁忌证：有严重出血倾向者；严重肝、肾功能不全者。

**2. 疗效评价**　采用肝动脉栓塞治疗血管瘤，对控制瘤体增长、缩小肿瘤体积，减轻临床症状及止血等效果满意。与经皮穿刺瘤内药物注射方法联合应用常有助于提高治疗效果。

# 第四节　子宫肌瘤

## 一、概述

子宫肌瘤（myoma of uterus）是女性生殖器官最常见的良性肿瘤，由子宫平滑肌组织增生而成，其间有少量纤维结缔组织。子宫肌瘤多见于 30～50 岁妇女，20 岁以下少见。传统的治疗方法是以手术切除为主，近年来，随着医学科学技术和社会发展进步，最大限度保留器官功能的微创治疗已经形成社会需求。子宫肌瘤的非手术治疗方法是以微创、有效、不良反应轻、并发症少、安全为特征，因其可以获得与外科手术媲美的疗效并适应社会发展而备受瞩目。现已成为国内外可供选择的治疗方法之一。子宫

动脉栓塞(uterine artery embolization,UAE)技术即是非手术方法之一,始于20世纪90年代初,目前技术发展日臻成熟,在国内外得到广泛临床应用。

## 二、病因与病理

病因尚未明了,根据好发生于生育年龄妇女,绝经后肿瘤停止生长甚至萎缩、消失等,提示子宫肌瘤的发生可能与女性激素有关。合并妊娠时胎盘生乳素有促进雌二醇对肌瘤的作用,故子宫肌瘤生长加快,同时,卵巢功能、激素代谢均受高级神经中枢的调控,故神经中枢活动对肌瘤发病也可能起重要作用。

肌瘤原发于子宫肌层,依据子宫肌瘤发展与子宫肌层之间的关系分为三类:①浆膜下肌瘤(sub):肌瘤向子宫浆膜面生长,突起在子宫表面,占20%~30%。肌瘤表面仅由于子宫浆膜层覆盖。当瘤体继续向浆膜面生长,仅有一蒂与子宫肌壁相连,成为带蒂的浆膜下肌瘤,血供不足易变性、坏死,若蒂部扭转而断裂,肌瘤脱落至腹腔或盆腔。若肌瘤位于宫体侧壁向宫旁生长,突入阔韧带两叶之间称阔韧带肌瘤。②肌壁间肌瘤(intramural myoma):肌瘤位于子宫肌壁内并被肌层包围,占60%~70%。③黏膜下肌瘤(submucous myoma):肌瘤向子宫黏膜方向生长,突出于宫腔,仅由黏膜层覆盖,占10%~15%。依据生长部位,可分为子宫体肌瘤(占92%)、子宫颈肌瘤(占8%);依据肌瘤的多少,可分为单发和多发。

子宫肌瘤巨检为实质性球形结节,表面光滑,与周围肌组织有明显界限。血管由外穿入假包膜,供给肌瘤营养,肌瘤越大,血管越多越粗;假包膜中的血管呈放射状,壁缺乏外膜,受压后易引起循环障碍而使肌瘤发生各种退行性变,包括玻璃样变、囊性变、脂肪变性、红色变性、肉瘤样变性及坏死、感染等。镜下检查可见肌瘤由皱纹状排列的平滑肌纤维相互交叉组成漩涡状,其间参有不等量的纤维结缔组织。细胞大小均匀,成卵圆形或杆状,核染色较深。

## 三、临床表现与诊断

临床表现常与肌瘤的生长部位、大小、生长速度等有关。临床上至少有50%以上的子宫肌瘤病人没有症状,多在体格检查时发现。典型临床表现为月经量过多、经期过长、周期缩短和(或)不规则子宫出血,其发生率约为30%;长期月经过多导致继发性贫血症状;当子宫体积超过3个月妊娠大小时,下腹部可触及肿块并导致压迫症状;不孕发生率占25%~40%;压迫膀胱时可伴有夜尿增多。

妇科检查:肌壁间肌瘤子宫常增大,表面不规则、单个或多个结节状突起;浆膜下肌瘤可扪及质硬、球状块物与子宫有细蒂相连,活动;黏膜下肌瘤子宫多为均匀增大,有时宫口扩张,肌瘤位于宫口内或脱出在阴道内,呈红色、实质、表面光滑,伴感染则表面有渗出液覆盖或溃疡形成,排液有臭味。

影像学检查:B型超声可以较明确显示肌瘤大小及部位,是诊断子宫肌瘤主要手段之一;磁共振对盆腔软组织有较好分辨率,对肌瘤内部有无变性、种类及其程度呈不同信号,强化MR对怀疑有恶性病变者有重要临床参考意义。血管造影具有一定特征性表现:动脉早期显示子宫动脉主干增粗、弯曲,动脉末期见细小动脉显影;实质期可见大部分瘤体染色明显,染色的瘤体勾画出整个肌瘤的大小及形状,肿瘤染色,排空延迟,肌瘤较大者有时可显示较粗的引流静脉。

对于短期内生长较快或者在接近绝经期随访中有增大,临床怀疑有恶变倾向的子宫肌瘤病人,除MR检查外还需要在超声引导下或经阴道行穿刺活检。

## 四、子宫肌瘤的介入治疗

主要根据病人年龄、症状、肌瘤所生长的部位等情况选择治疗方式。

### (一) 子宫动脉栓塞术

1991年法国学者Ravina首次应用子宫动脉栓塞治疗技术,并于1995年在*Lancet*报道采用子宫动脉栓塞方法治疗子宫肌瘤,因其效果佳、技术操作简便、创伤小、康复快、易于为病人接受而开始得到临床应用。

基本技术与治疗原理,采用经皮股动脉穿刺方法,将导管引入髂内或至子宫动脉进行血管造影,以进一步明确肌瘤大小、多少、主要供血动脉,继而采用栓塞技术,使肌瘤缺血、缺氧、坏死、萎缩甚至消失,获得与外科手术相近似的效果。通常选择栓塞子宫动脉主干或子宫动脉上行支,大多采用双侧子宫动脉栓塞方法,对于卵巢动脉作为主要供血,应根据病人的年龄及对生育的要求来决定是否栓塞卵巢动脉。栓塞治疗后造影随访,技术成功的主要表现是子宫动脉近端闭塞,瘤体染色消失。

栓塞剂、药物的选择,主要有吸收性明胶海绵颗粒、PVA 颗粒、白芨微粒、海藻酸钠微球(KMG)、真丝线段、碘油乳剂等。目前,国内外最常用栓塞剂,主要是微球或颗粒、碘化油。常用药物是平阳霉素,但国外近年来有逐渐减少应用趋势。

适应证与禁忌证:

适应证选择:①育龄期妇女,绝经期之前,希望保留生育功能或子宫者;②子宫肌瘤所引起的经血过多或压迫性症状明显;③保守治疗(包括药物治疗及肌瘤局部切除术)无效或复发者;④无症状,但有心理影响者;⑤体弱或合并严重内科疾病不能耐受手术者;⑥巨大子宫肌瘤子宫手术切除前辅助性栓塞治疗。

禁忌证:①严重心脑血管疾病;②严重肝肾功能障碍;③凝血功能障碍;④带蒂的浆膜下肌瘤、阔韧带肌瘤。

疗效评价:近期大宗病例对照研究报道,子宫动脉栓塞术后病人症状缓解率可与外科切除相当;子宫动脉栓塞对体内雌激素水平无明显影响,并具有创伤小,围术期、住院时间短,无失血等优点。但对于较大肌瘤者可能需要重复或补充治疗。

**(二)其他治疗方法**

腹腔镜子宫肌瘤剔除术(laparoscopic myomectomy, LM)、宫腔镜下子宫肌瘤切除术(hysteroscopic myomectomy, HM)也是近年发展起来的外科微创治疗技术,为病人提供了更多的治疗选择。最近,也有采用射频、微波、冷冻、超声聚焦等方法进行治疗,但仍处于探索阶段,其疗效有待于长期随访观察。

## 第五节 放射性粒子植入术

### 一、概述

放射性粒子组织间植入是局部控制恶性肿瘤的治疗方法。将微型放射性籽源植入肿瘤组织内或受肿瘤侵犯的组织中,持续发出低能 X 射线或 γ 射线,通过持续低剂量辐射作用,使肿瘤组织遭受最大程度的杀伤。其历史可以追溯到 20 世纪初,1905 年居里夫人完成了第 1 例镭针插植治疗,这既是放射性核素治疗的开始,也是近距离治疗的起点。1909 年 Pasteau 和 Degrais 在法国巴黎镭生物学实验室给前列腺癌病人经尿道导管植入镭囊,成功进行了第 1 例前列腺癌近距离放射治疗。1917 年 JAMA 报道纽约纪念医院 Barringer 采用手指肛诊指引,经会阴刺入导针,行前列腺放射核素治疗。1931 年,Forssrl 提出了近距离放射治疗(brachytherapy)的概念。1952 年 Flocks 首创术中组织间注射胶体金粒子治疗前列腺癌。1972 年,Whitmore 首次采用 125 碘($^{125}$I)放射性粒子组织间植入治疗前列腺癌病人。20 世纪 90 年代中期,随着适应证选择标准的提高、计算机治疗计划系统(TPS)、术后分析系统和新的放射性核素的出现,使这一技术得以进一步发展和完善。随着新型的放射性核素的不断研制成功,B 超、CT 三维 TPS 的应用技术和植入技术快速提高,粒子治疗定位更加精确,剂量分布更均匀、更合理。

用于组织间放疗的放射源有多种,如$^{103}$Pd、$^{192}$Ir、$^{90}$Y、$^{125}$I 等。由于$^{125}$I 放射源半衰期较长,发出的纯 γ 射线有很强的生物学杀伤效应,而且在局部产生处方剂量后,外周组织中迅速衰减,有利于杀伤肿瘤细胞而保护正常组织,因此,$^{125}$I 粒子是目前临床最常用的放射性粒子。我国是在 2002 年经卫生行政部门批准后临床引进和应用放射性粒子植入治疗技术,发展颇为迅速,用于治疗多种原发性肿瘤和转移瘤，如前列腺癌、脑肿瘤、肺癌、头颈部肿瘤、胰腺癌、肝癌等。

## 二、临床应用

### （一）适应证和禁忌证

**1. 适应证** ①实体瘤（如前列腺癌）的根治性治疗；②实体瘤术后残余组织的预防性治疗；③转移性肿瘤病灶或术后孤立性肿瘤转移灶而失去手术价值者；④无法手术的原发肿瘤的姑息性治疗。

**2. 禁忌证** ①放射性治疗不宜（如血液病等）及有麻醉禁忌的病人；②病灶范围广泛；③恶病质、全身衰竭；④肿瘤部位有活动性出血、坏死或溃疡；⑤严重糖尿病。

### （二）相关器械

**1. 放射性粒子**

**2. 放射性粒子植入治疗计划系统** 放射粒子治疗计划系统（treatment plan system，TPS）是为临床提供准确穿刺途径、安全照射剂量及计划验证等功能的计算机软件系统。术前它可以与 CT、MRI 等影像设备相链接，获取肿瘤断层信息并行三维重建，根据肿瘤体积确定放射粒子的剂量；术中 TPS 系统可提供准确的穿刺路径确保手术安全；术后通过复查的影像资料再次与 TPS 系统进行图像链接、重建，对比、评价粒子植入分布是否符合术前 TPS 系统规划的要求。

**3. 粒子植入辅助设备** 粒子植入针、施源器、模板等，有时如在 B 超、CT 等辅助或引导下行内照射治疗，尚需相应设备。

**4. 防护装置** 铅罐、防护屏、防护衣（如铅衣）、防护眼镜、铅手套等。

### （三）基本操作程序和步骤

**1. 术前靶区确定和计划** 超声或 CT 影像下确定治疗靶区，图像输入 TPS，根据三维治疗计划系统给出预期的剂量分布，确定植入粒子的数量、分布和种植方式。

**2. 术前准备及麻醉** 术前签署治疗知情同意书。局部麻醉或全身麻醉。

**3. 按计划行放射性粒子** 放射性粒子植入的方式主要有术中植入法、模板立体定位法、超声或 CT 引导下经皮穿刺植入及内镜引导等方式。

### （四）剂量评估和质量验证

植入粒子后 30 天内行 CT 检查，根据 CT 检查结果，用 TPS 计算靶区及相邻正常组织的剂量分布，根据评价结果必要时补充治疗，以进行质量评估，了解肿瘤实际接受剂量。

在治疗后 1 周、1 ~ 2 个月对疗效及发生并发症的可能性进行客观地评估，得到真正的肿瘤内剂量分布，并作规范记录评估结果，必要时补充其他治疗。

### （五）并发症及处理

**1. 局部出血** 多由穿刺过程中损伤血管所致，局部加压即可。

**2. 溃疡** 种植部位如果有感染及放射热点存在，可能发生溃烂，严重者可以形成瘘，一旦发生溃疡，应用抗生素，加强营养，溃疡能够逐渐愈合。

**3. 放射性粒子脱落及血行迁移** 有粒子植入后脱落及经血运进入胸、腹腔脏器，经过临床观察以及检查，未见有明显损伤，无需处理。

**4. 放射性损伤** 种植在肺部的放射性粒子的主要不良反应是肺放射性损伤，包括急性放射性肺炎和放射性肺纤维化。

**5. 气胸** 肺压缩程度约为 10%，大多数不需处理，胸腔内气体 1 ~ 2 周后即可自行吸收，少数需穿刺抽气。肺压缩 10% ~ 30% 以上，需暂停操作，安放胸穿针接单向负压吸引球连续抽吸使肺组织很快复张、肿瘤归位、血氧饱和度恢复正常后再行粒子植入。

（郭 志）

# 第八章　周围血管疾病的综合介入治疗

## 第一节　主动脉疾病的介入治疗

### 一、主动脉狭窄球囊扩张和支架术

**（一）临床简介**

主动脉狭窄梗阻性疾患主要见于动脉粥样硬化、大动脉炎及先天性主动脉缩窄等。先天性主动脉缩窄的90%发生在锁骨下动脉开口远端，在病理上分为单纯型及复杂型两类。单纯型（又称导管后型）较常见，缩窄段位于动脉导管或动脉韧带远端，常为单独梗阻，病变局限，远近端主动脉发育良好，无其他重要的心血管畸形，适于介入治疗。复杂型（又称导管前型）缩窄段位于动脉导管或动脉韧带近端，容易合并心血管其他畸形，不适于介入治疗。大动脉炎常累及胸腹主动脉，主要为狭窄性改变。在胸主动脉多为长段、弥漫性狭窄。在腹主动脉常合并肾动脉和其他分支动脉病变。动脉粥样硬化性病变可累及主动脉全程，腹主动脉下段的病变可延及髂动脉。在临床上，肾动脉开口平面以上的主动脉狭窄，表现为上肢血压升高，下肢动脉压降低。肾动脉开口平面以下的主动脉狭窄，表现为下肢血压低、跛行、男性性功能障碍等。

**（二）适应证与禁忌证**

**1. 球囊血管成形术的适应证**　①单纯型先天性主动脉缩窄（压差>30mmHg）；②主动脉局限、短段狭窄；③主动脉手术后再狭窄。

**2. 球囊血管成形术的禁忌证**　①复杂型先天性主动脉缩窄；②主动脉长段狭窄；③弥漫性狭窄；④大动脉炎活动期；⑤主动脉峡部发育不良。

**3. 支架的适应证**　①单纯型先天性主动脉缩窄；②术后再狭窄；③大动脉炎和动脉粥样硬化性狭窄；④完全闭塞后再通病例。

**4. 支架的禁忌证**　①大动脉炎活动期；②复杂型先天性主动脉缩窄。

**（三）介入治疗技术**

**1. 球囊血管成形术**

（1）病人准备：全面了解病史及体检，测量四肢血压。实验室检查包括出凝血功能参数、肝肾和心肺功能。术前72小时开始服用抗血小板功能药物。

（2）方法步骤：一般经股动脉入路。将4～5F猪尾导管置于升主动脉行全主动脉造影。对于疑为先天性主动脉缩窄的病例，还应先作左、右心导管检查，了解心脏有无畸形。通过诊断性造影了解病变部位、程度及范围，并测量跨狭窄段压差及狭窄近、远端主动脉直径。球囊直径应等于或略小于狭窄近端正常主动脉直径。扩张球囊持续30～60秒，可重复2～3次。

操作中应注意保护腹主动脉的重要分支，如肠系膜上动脉等。扩张结束后，再次测定跨狭窄段压差，并作造影复查。手术结束后，可拔管压迫止血，包扎。术后仍需肝素化，建议使用低分子肝素24～72小时。之后阿司匹林（100mg/d）和氯吡格雷（75mg/d）持续口服，至少服用6个月，有条件者使用12个月。

**2. 支架植入术**　病人准备及方法步骤类同于球囊血管成形术。先行球囊扩张，然后植入支架。支架一般选用自膨式，也可选用球囊扩张式。若支架推送器直径超过8F，则需使用缝合器或股动脉切开技术。植入支架后进行抗凝、抗血小板治疗，同球囊扩张术（图8-1-1）。

**（四）疗效**

球囊扩张的技术成功率超过90%。先天性主动脉缩窄临床成功的标准为扩张后压差小于20mmHg和无动脉瘤等并发症。按此标准，60%～70%病例扩张后可获得良好远期疗效。腹主动

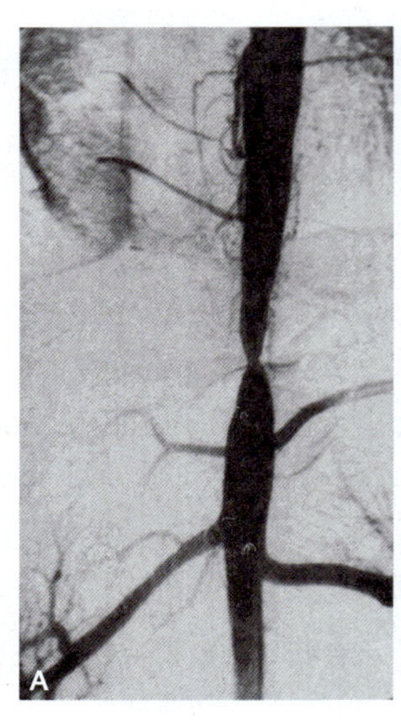

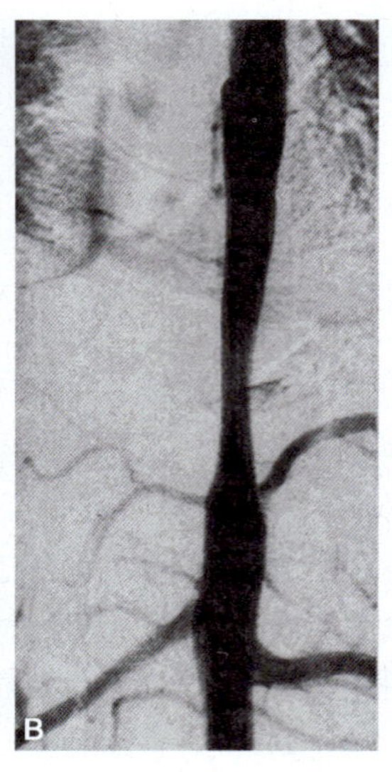


图 8-1-1 腹主动脉支架

注:A. 腹主动脉上段局部高度狭窄,造成肾血管性高血压;B. 植入支架后,血压降至正常

脉下段狭窄或闭塞病变(Leriche 综合征),支架植入技术成功率为 95% ~99%,长期开通率 75% 以上。

(五) 并发症

主动脉狭窄扩张术的并发症,除一般所见的穿刺部位出血、血肿、血管内膜损伤等外,主要为动脉夹层、动脉破裂、假性动脉瘤以及远端动脉栓塞,发生率为 6% ~7%。支架植入后早期狭窄约 6%,晚期狭窄率 8% ~18%。

## 二、主动脉瘤血管腔内修复术

主动脉瘤血管腔内修复术(endovascular aneurysm repair,EVAR)主要有两种。

(一) 胸主动脉瘤的腔内修复术

胸主动脉瘤(thoracic aortic aneurysm,TAA)主要由继发于动脉硬化的管壁退行性改变所致。其他较少见的病因有创伤、感染、结缔组织病变、梅毒等。本病好发于男性,男女比例为 2∶1到 4∶1。病人约 40% 是在无临床症状的情况下做胸片或其他影像学检查时被发现。随着 TAA 的增大,可逐渐出现对周围组织的压迫症状,如压迫气管致呼吸困难、挤压食管致吞咽困难等。动脉瘤一旦发生破裂,临床上会迅速出现剧烈的胸痛、低血压甚至休克。

**1. 适应证和禁忌证**

(1) 适应证:①动脉瘤已有渗漏或即将发生破裂、CT 扫描显示进行性增大者。病人必须能够接受全麻和气管插管。②动脉瘤直径超过 5cm 者。

(2) 禁忌证:败血症、凝血功能不全、感染性动脉瘤、换气储备极差、碘过敏。

**2. 操作技术** 手术通常在全身麻醉下进行。既往外科手术暴露和处理股动脉是输送血管 TEAVR 支架最常用的方法,近年逐渐被经皮预置缝合器技术取代。预先利用 CTA 或血管造影充分了解 TAA 的大小、部位、范围及瘤体与大分支的关系,确定所用内支架的大小、长短、类型等。术中在透视下将支架血管的前端置于动脉瘤颈部的最佳点释放,然后行主动脉造影了解支架位置情况和有无渗漏。如果内漏是由支架与主动脉贴合不佳所致,可采用球囊对局部进行扩张,一般可达到满意的效果。

**3. 疗效评价** 技术成功的标准:支架内血流通畅,动脉瘤腔被完全隔离;无重要并发症发生。

**4. 并发症** 术后最常见的并发症为内漏(24%)、肺功能不全(12%)、急性肾功能不全(5%)、截瘫或麻痹(3%)和心肌梗死(2%)。随着介入器械的不断改进和临床经验、手术技术的不断积累,并发症发生率将会不断下降。

(二) 腹主动脉瘤的血管腔内修复术

腹主动脉瘤(abdominal aortic aneurysm,AAA)主要是因动脉硬化和高血压引起腹主动脉壁的局部薄弱,继而扩张、膨出形成的。不加治疗,预后极差。1951 年,Dubost 首先报告了 AAA 的手术疗法。1991 年,血管腔内修复术(EVAR)开始应用于 AAA 的治疗,并取得了可喜的临床效果。AAA 按病理可分为真性、假性和夹层三型,本文主要叙述真性 AAA。介入治疗是利用带膜支架隔绝动脉瘤,使循环血液不能进入瘤腔,从而达到旷置动脉瘤的目的。

**1. 适应证和禁忌证**

(1) 适应证:肾动脉平面以下的腹主动脉瘤其瘤体直径>5cm;瘤体直径为 4 ~5cm,但动脉瘤有破裂趋向者(伴高血压、瘤壁厚薄不等或有子瘤)以及有疼痛症状,动脉瘤压迫邻近组织或形成夹层者,以及近期动脉瘤直径有增加者。

（2）禁忌证：因为现有腔内技术或器材限制，动脉瘤没有足够锚定部位，或腔内支架血管隔绝动脉瘤后引起肠道等重要脏器缺血等情况，属于EVAR的禁忌证。临床状况较差或动脉异常迂曲为EVAR治疗的相对禁忌证。

**2. 操作技术** 手术可在局部麻醉、区域麻醉或全身麻醉下进行。既往外科手术暴露和处理股动脉是输送EVAR支架的常用的方法，近年逐渐被经皮预置缝合器技术取代。利用CTA或血管造影充分了解AAA的大小、部位、范围及瘤体与肾动脉和髂动脉的关系，确定所用支架血管（stent-graft）的大小、长短、类型等。选择的支架直径应较邻近正常动脉管径大15%，以减少支架移位的发生。支架的覆膜部分不能覆盖肾动脉开口。支架释放后应立即行全面的血管造影，排除内漏的存在，并确定内脏动脉和髂动脉保持通畅。术后常规抗凝治疗（图8-1-2）。

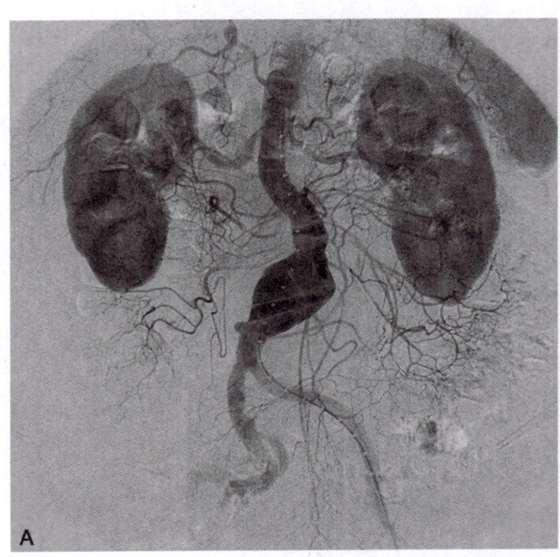


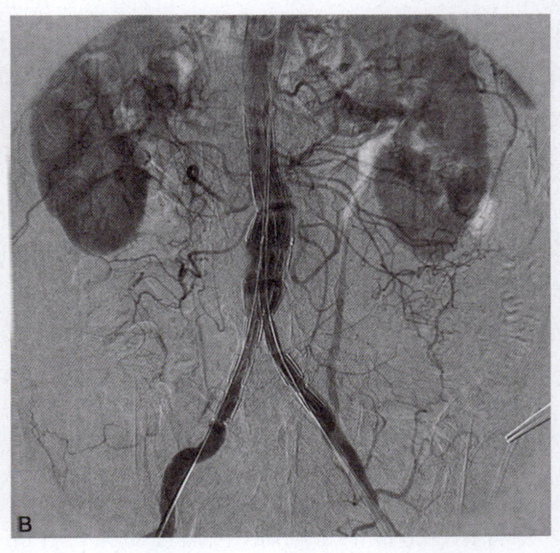


图8-1-2 腹主动脉瘤的血管腔内修复术

注：A. 术前造影，可见腹主动脉瘤样扩张；B. 腔内修复术后，覆膜支架内血流通畅，未见内漏，双侧肾动脉、髂内动脉显影良好

**3. 疗效评价** 技术成功的标准同TEVAR术。目前，血管腔内修复术治疗AAA的手术死亡率已降至4%以下。

**4. 并发症及其防治** 支架血管植入后综合征。表现为低热、白细胞增高、支架两端炎性反应等，常无需特殊处理；支架移位可引起一侧或双侧髂动脉狭窄或闭塞，造成下肢缺血，需干预治疗；AAA漏，术前充分了解并栓塞所有参与AAA腔内血液循环的动脉及可能返流入瘤腔的所有血管分支，能有效防止内漏的发生；急性肾脏及乙状结肠缺血，常因支架覆盖了肾动脉或髂内动脉开口所致，临床出现相应症状后，应及早采用血液透析或坏死肠袢切除术。

## 第二节 肾动脉疾病的介入治疗

### 一、临床简介

肾血管性高血压主要由肾动脉主干或分支狭窄造成。肾动脉狭窄时，肾灌注压降低，肾血流量减少，造成肾组织缺血，从而刺激肾小球旁器分泌肾素（renin）量增加。在转化酶的作用下产生血管紧张素Ⅰ,再经水解酶作用,转化成具有强烈平滑肌收缩作用的血管紧张素Ⅱ,血管外周阻力增高,致使血压升高。与此同时,血管紧张素Ⅱ作用于肾上腺皮质,促使醛固酮分泌增多,造成钠、水潴留,血容量增加,促使血压进一步升高。因此,肾血管性高血压病人大多表现出周围血浆肾素活性增高和患侧肾静脉肾素活性增高。肾血管性高血压约占高血压人群的5%,而在肾功能不全的病人中15%左右合并肾动脉狭窄。肾动脉狭窄的病因成人以动脉硬化为主,约占75%;青少年中,我国以大动脉炎居多,欧美等西方国家以纤维肌结构不良(FMD)占比较高。

肾动脉狭窄的检查包括以下几种方法:肾动脉造影、CTA、MRA、超声和肾动态核素显像评价肾功能状态。肾动脉造影至今仍为诊断肾动脉狭窄的金标准。彩色超声在显示肾动脉形态的同时,通过测量肾内外动脉血流频谱、动脉收缩期血流峰值、舒张末期血流值、阻力指数、上升加速度等参数间接判断有无肾动脉狭窄存在和狭窄存在的部位,其敏感度为97%,特异度为98%。MRA、CTA检查肾动脉狭窄的敏感度和特异度均大于90%。CTA可以检查小的副肾动脉,而且适用于患有幽闭恐惧症的病人。MRA相对于CTA的优点为没有钙化伪影、造影剂不良反应发生率更低以及没有X线辐射等。

肾动脉狭窄的药物治疗包括控制血压、抗血小板治疗、降低血脂、严格控制血糖以及戒烟等。药物治疗可以使肾动脉狭窄的病人发生心血管事件的风险减少80%。手术治疗由于可以迅速解除肾动脉的解剖异常曾成为20世纪90年代以前肾动脉狭窄的主要治疗方式。手术方式主要包括肾动脉搭桥术、肾动脉内膜切除术和自体肾移植术等。虽然技术的进步提高了外科手术的成功率,但是手术的并发症仍很多,包括需要手术处理的出血(1%~4%)、血栓(0~4%)、胆固醇栓塞(1%~4%)、卒中(0~4%)以及死亡(2.5%~8%),限制了其广泛应用。目前,肾动脉介入治疗已经取代传统的外科手术,成为首选治疗方法。肾动脉介入治疗主要包括经皮腔内肾动脉成形术(percutaneous transluminal renal angioplasty,PTRA)以及肾动脉支架植入术(percutaneous transluminal renal arterial stunting,PTRAS)。

## 二、适应证与禁忌证

### (一)适应证

**1.** 各种原因造成的肾动脉(包括肾动脉吻合口)狭窄,狭窄程度大于70%;

**2.** 各种原因造成肾动脉狭窄,狭窄程度50%~70%,并同时合并以下三项其中之一:

(1)病人有难治性高血压或由肾动脉狭窄引发的肾功能障碍;

(2)肾动脉狭窄合并反复发作的心绞痛或心力衰竭;

(3)肾动脉狭窄合并发作性肺水肿等。

### (二)禁忌证

**1.** 常规心血管造影的禁忌证,如严重的心、脑、肝功能障碍,凝血机制异常等;

**2.** 病变广泛,累及肾动脉全长或肾内弥漫性小血管病变;

**3.** 患肾萎缩严重,肾功能丧失;

**4.** 大动脉炎活动期属于相对禁忌证。

## 三、介入治疗技术

### (一)腹主动脉-肾动脉造影

腹股沟区常规消毒铺巾后,经股动脉穿刺引入导管,分别行腹主动脉和双肾动脉选择造影,以明确有无肾动脉狭窄、狭窄部位和狭窄的长度以及狭窄两端的正常肾动脉管腔直径,从而制订正确的治疗方案。若病人肾功能不良,为减少造影剂的使用,根据术前检查可以只做选择性肾动脉造影和介入治疗。

### (二)球囊扩张和支架植入术

肾动脉球囊扩张和支架术可使用专用肾动脉导引导管,也可使用长鞘导引技术。在静脉肝素化后,采用多种导管、导丝技术,使治疗导丝越过狭窄段,直至肾动脉远端分支。这是PTRA和PTRAS成功的关键。但是要注意导丝前端的位置,防止导丝穿出肾被膜外。若决定进行单纯 PTRA,可选择直径与狭窄两端正常肾动脉相同或略大的球囊,对狭窄病变行单纯球囊扩张;若决定植入支架,对狭窄严重者首先选择比正常肾动脉小 1 ~ 2mm 的球囊做预扩张,然后植入支架;若无严重狭窄,也可直接植入支架,不行预扩张。对于完全闭塞的病变,若术前检查显示患侧肾脏长轴不小于 7cm,或仍有部分肾功能,可尝试闭塞动脉的开通术,成功后植入支架。和其他闭塞动脉的开通技术相似,通常采用超滑导丝和导管的有机配合,80% 以上可以成功开通。但不同点是肾动脉和主动脉的夹角几乎为直角,选择导管要求有一定支撑力。由股动脉入路采用脑血管造影导管往往可以成功(图 8-2-1)。

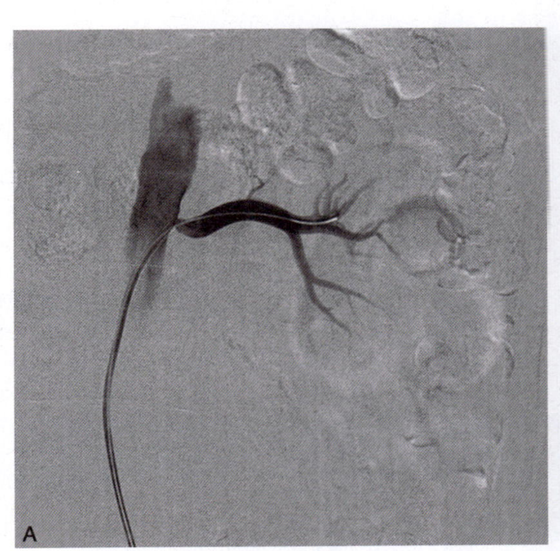


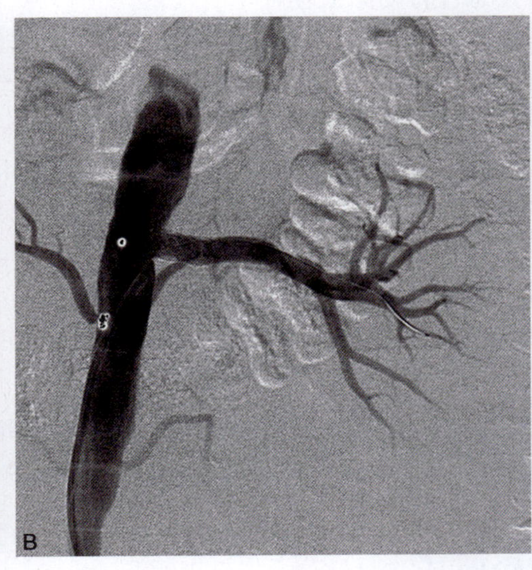


图 8-2-1 肾动脉支架

注:A. 术前造影示右肾动脉开口偏心性重度狭窄;B. 右肾动脉支架植入术后,右肾动脉血流通常,支架充分覆盖病变,未见明显残余狭窄,肾动脉分支显影明显改善

**(三) 支架的选择**

目前,临床上主要采用球囊扩张式支架,具有定位准确、支撑力强等优点。支架直径 5 ~ 7mm,长度 12 ~ 18mm 最为常用。

**(四) 抗凝及抗血小板治疗**

术中给予 3000 ~ 5000U 肝素,术后仍需肝素化,建议使用低分子肝素 24 ~ 72 小时。之后阿司匹林(100mg/d)和氯吡格雷(75mg/d)持续口服,至少服用 6 个月,有条件者使用 12 个月。

## 四、疗效

肾动脉 PTRA 与 PTRAS 技术成功率可达 90% ~ 100%。单纯 PTRA 术后 1 年再狭窄率为 20% ~ 30%,PTRAS 为 10% 左右,支架有效地降低了再狭窄的发生率。肾动脉狭窄尤其是开口病变,目前多数学者主张直接植入支架,即直接 PTRAS 术。多数研究表明介入治疗对 ARAS 病人高血压有一定程度的改善作用,表现为血压的下降和(或)服用降压药物数量的减少。临床上降压有效率以 FMD 疗效最佳(90% ~ 100%),动脉粥样硬化次之(约 60% ~ 80%),大动脉炎最差。对肾功能的改善国内外研究报道差别较大(50% ~ 70%),多数报道球囊扩张和支架术后肾功能的稳定和改善率在 70% ~ 80%。但也有近 20% 的病人术后肾功能不但没有改善,反而恶化。发生肾功能恶化的病例通常见于术前已经发生肾功能不全病人。由于该部分病人的自然病程中肾功能也是在不断地恶化,只是速度不同。因此,术后的肾功能恶化还是改善的评价,应该将自然恶化过程考虑在内。

## 五、并发症及其防治

**（一）穿刺点并发症**

由于血管成形术中球囊与支架推送器进出的需要，动脉鞘管较粗，加上术中及术后肝素的应用使动脉压迫止血难度加大，因而局部血肿并发症较为常见。一般血肿会自行吸收，不需特殊处理。严重血肿压迫动脉、影响肢体血供时应及时行血肿清除术。为防止血肿发生，可采取术后保留动脉鞘管，直到肝素化停止 2 小时后拔管。近年更多主张使用缝合器技术，明显减少血肿的发生率。

**（二）急性肾动脉血栓**

PTRA 与 PTRAS 术中有可能发生急性肾动脉血栓（1%），致肾动脉闭塞。一旦发生应立即行动脉溶栓和取栓术。

**（三）动脉内膜撕脱**

单纯 PTRA 术使用大球囊扩张较常见（2% ~4%），一旦发生应停止操作，立即植入支架治疗，十分有效。由于越来越多采用直接 PTRAS 术，预扩张使用小球囊技术，内膜撕脱并发症几乎降为零。

**（四）肾动脉破裂出血**

主要因导丝导管过硬或操作技术不熟练造成。出血轻者可保守治疗，若大量出血，血压下降应尽早行肾动脉造影和肾动脉栓塞治疗，必要时应考虑开腹手术治疗。

# 第三节　下肢动脉闭塞性疾病的介入治疗

## 一、临床简介

**（一）临床症状**

下肢动脉闭塞性疾病是由于下肢动脉粥样硬化、糖尿病等原因，造成下肢动脉狭窄、下肢缺血，出现相应临床症状的疾病。间歇性跛行是下肢缺血性疾病病人最常见的症状，随着疾病的发展，病人还可以出现下肢皮温减低、静息痛、缺血性溃疡、坏疽等症状，如果不能及时治疗或得不到恰当的治疗，还可能面临截肢的危险。髂股动脉病变中少部分病例起自腹主动脉下段，造成腹主动脉末端闭塞，即 leriche 综合征。侵犯小动脉的血栓闭塞性脉管炎，主要病理改变为内膜增厚和中膜成纤维细胞增生，继发血栓形成，引起管腔向心性狭窄和完全闭塞。

国际上通常使用 Fontaine 分期或 Rutherford 分类法对下肢缺血性疾病严重程度进行分级（表 8-3-1）。

表 8-3-1　下肢 PAD 的 Fontaine 和 Rutherford 分型

| Fontaine | | Rutherford | | |
|---|---|---|---|---|
| 分期 | 临床表现 | 分级 | 类别 | 临床表现 |
| Ⅰ | 无症状 | 0 | 0 | 无症状 |
| Ⅱa | 轻度跛行 | Ⅰ | 1 | 轻度跛行 |
| Ⅱb | 中到重度跛行 | Ⅰ | 2 | 中度跛行 |
| | | Ⅰ | 3 | 重度跛行 |
| Ⅲ | 缺血性静息痛 | Ⅱ | 4 | 缺血性静息痛 |
| Ⅳ | 溃疡或坏疽 | Ⅲ | 5 | 轻度组织坏死 |
| | | Ⅳ | 6 | 溃疡或坏疽 |

### （二）检查方法

当病人有下肢缺血的临床表现时，要针对下肢动脉进行相关检查。踝-肱指数（ankle-brachial index，ABI）作为一种简单易行、无创、客观的检查方式，被广泛地应用于下肢缺血性疾病的临床及流行病学研究，用来筛查下肢缺血性疾病及监测治疗效果。踝-肱指数通过测量踝部胫后动脉或胫前动脉以及肱动脉的收缩压，得到踝部收缩动脉压与肱动脉收缩动脉压之间的比值来评估下肢血流灌注状况。彩色超声多普勒是诊断下肢缺血性疾病非常重要的检查，具有安全、无创、价廉的优点，被广泛用于下肢缺血性疾病的筛查及治疗后随访。CTA 可以提供病变全面的解剖学信息，并通过三维重建技术为血管性疾病的诊断提供更直观的信息，对于血管外病变造成的血管管腔狭窄有着无可比拟的优势。磁共振血管成像可以全面显示下肢缺血性疾病病变部位及狭窄程度，提供全面的解剖学信息。血管造影一直被认为是血管性病变诊断的金标准，虽然因其创伤性单独作为诊断目的应用越来越少，但在介入治疗时应行常规血管造影检查。

### （三）治疗现状

血管外科手术曾是治疗下肢缺血性疾病最主要的手段，但是术后并发症、病人手术耐受力、自体血管移植物选择有限、远端流出道不佳等因素都影响了外科血管重建手术的实施。下肢缺血性疾病的腔内治疗始于 1964 年，Dotter 采用同轴扩张技术为一位病人进行了下肢狭窄血管的扩张治疗，并获得较好的效果，宣告了腔内治疗下肢动脉狭窄疾病的成功。1974 年，Gruntzng 完成了球囊扩张导管的设计，取代了以往的同轴导管，是血管腔内治疗技术的一个里程碑，此后该项技术被广泛应用于临床。1987 年，Strecker 使用支架治疗主髂动脉病变，在一定程度上降低了因血管内膜撕裂及弹性回缩造成再狭窄的概率。近年来，药物洗脱支架、可吸收支架及切割球囊等新技术不断涌现，为下肢缺血性疾病提供了更多的选择。

2000 年，泛大西洋学会联盟工作组（Transatlantic Inter-Society Consensus Working Group，TASC）根据下肢动脉病变的严重程度制订了 TASC 分型，并对治疗方案提出建议及指导。随着器械及工艺的进步，该工作组在 2007 年对 TASC 分型做出了部分修改（表 8-3-2，表 8-3-3）。

表 8-3-2　主-髂动脉 TASC Ⅱ 分型

| 分型 | 特　点 |
|---|---|
| A 型 | 单侧或双侧髂总动脉狭窄 |
| | 单侧或双侧单发髂外动脉狭窄≤3cm |
| B 型 | 肾动脉以下的主动脉狭窄≤3cm |
| | 单侧髂总动脉闭塞 |
| | 单发或多发髂外动脉狭窄总长 3～10cm，未累及股动脉 |
| | 单处髂外动脉闭塞，未累及髂内动脉起始部或股动脉 |
| C 型 | 双侧髂总动脉闭塞 |
| | 双侧髂外动脉狭窄 3～10cm，未累及股动脉 |
| | 单侧髂外动脉狭窄，累及股动脉 |
| | 单侧髂外动脉闭塞，累及髂内动脉起始部或股动脉 |
| | 单侧髂外动脉严重钙化闭塞，伴或不伴髂内动脉起始部和（或）股动脉受累 |
| D 型 | 肾动脉以下的腹主-髂内动脉闭塞 |
| | 弥漫性病变，累及主动脉和双侧髂动脉，并需要治疗 |
| | 弥漫性多发狭窄，累及单侧髂总动脉、髂外动脉和股动脉 |
| | 单侧髂总动脉及髂外动脉闭塞 |
| | 双侧髂外动脉闭塞 |
| | 髂动脉狭窄伴动脉瘤，需要治疗，但不适合内膜支架治疗或有其他需要外科手术治疗的病变 |

表 8-3-3 股-腘动脉 TASC Ⅱ 分型

| 分型 | 特　点 |
| --- | --- |
| A 型 | 单发股动脉狭窄≤10cm |
| | 单发股动脉闭塞≤5cm |
| B 型 | 多发狭窄或闭塞，每处病变≤5cm |
| | 单发股动脉狭窄或闭塞≤15cm，未累及膝下动脉 |
| | 单发或多发病变，伴远端流出道不佳 |
| | 重度钙化闭塞≤5cm |
| | 单发腘动脉狭窄 |
| C 型 | 多发狭窄或闭塞，总长度>15cm，伴或不伴重度钙化 |
| | 2 次血管内腔内治疗后，发生再狭窄或闭塞，需要治疗 |
| D 型 | 股动脉或股浅动脉慢性完全性闭塞(>20cm，累及腘动脉) |
| | 腘动脉及近端三叉血管慢性完全性闭塞 |

工作组治疗建议，A 型：应首选腔内治疗，并可获得很好的治疗效果；B 型：腔内治疗可以获得好的治疗效果，应作为首选治疗方式，除非局部解剖区域存在需要外科手术治疗的其他病变；C 型：外科手术治疗可以获得更好的预后，在外科手术风险较高的情况下，应选择腔内血管治疗；D 型：腔内血管治疗不能获得好的预后，不应作为首选治疗方式。

## 二、适应证与禁忌证

### （一）适应证

血管狭窄同时伴有临床症状是治疗的适应证：狭窄程度>50%（或跨狭窄段压差>10mmHg，后者临床上较少使用）；病人有下肢缺血症状，如间歇性跛行、静息痛，甚至下肢溃疡、坏疽等；血管搭桥术后吻合口或搭桥血管的狭窄，合并临床缺血症状。

### （二）禁忌证

禁忌证是相对的，主要有：长段、弥漫性髂股动脉闭塞，尤其当病变长度>20cm 者，植入支架的再狭窄率较高。但是由于支架制作技术的不断改进和提高，长段股浅动脉闭塞的开通和支架术也不再列为禁忌，国内外学者报告长段血管支架(>30cm)的病例资料逐年增加，通畅率逐渐提高。髂股动脉闭塞，经溶栓治疗等各种手段后导丝仍无法通过闭塞段，应放弃介入治疗。

## 三、介入治疗

### （一）髂动脉介入治疗

**1. 介入操作**　对于单侧髂动脉狭窄未累及股总动脉的病人，通常选择同侧的股动脉逆行入路行经皮腔内血管成形术(percutaneous transluminal angioplasty，PTA)。对侧逆行入路、使用翻山鞘技术主要用于同时累及髂股动脉的病变。如果髂动脉闭塞，可能需要单侧或双侧入路。对主动脉分叉的病变则采用双侧逆行入路，是放置对吻球囊及对吻支架的最佳选择。

对主动脉分叉部位、髂总动脉和髂外动脉病变，除非狭窄非常局限可尝试行 PTA，一般主髂动脉病变均直接行支架植入。对主髂动脉分叉处的病变，植入对吻支架是更好的选择。

**2. 支架的选择**　球扩和自膨支架都能用于主-髂动脉病变。如果需要精确的位置植入支架，球扩支架优于自膨支架。自膨支架则具有顺应性好，在弯曲的地方可减少支架变形和断裂的风险。目前在髂股动脉狭窄病变的血管介入治疗中主要应用自膨式支架(图 8-3-1)。

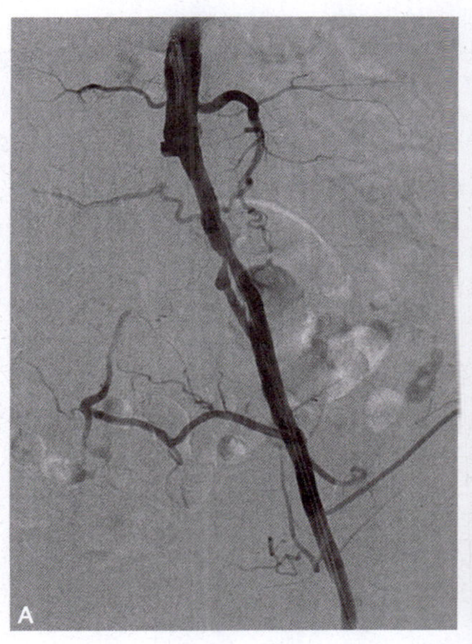

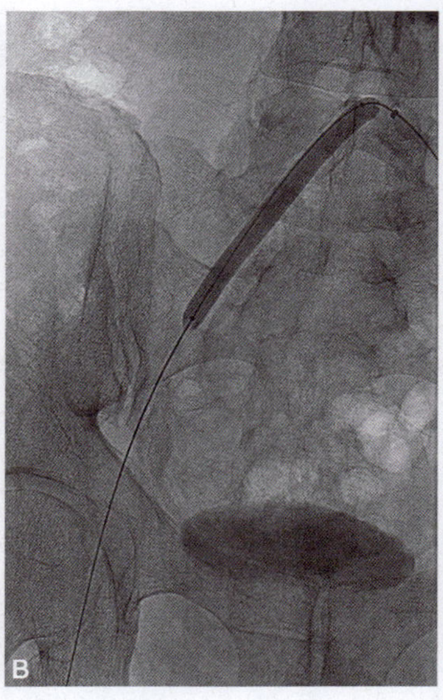


图 8-3-1　左侧髂总动脉支架术

注：A. 病人左下肢间歇性跛行，术前造影左侧髂总动脉起始段闭塞，仅见短小盲端，髂内动脉、髂外动脉未显影。股动脉通过腰动脉侧支显影；B. 术后造影，左侧髂总动脉、髂外动脉显影、股动脉显影，血流通畅

**3. 疗效**　技术成功标准为残余狭窄小于 30%、跨病变平均压差小于 5mmHg 及 ABI 增加 0.1 以上和（或）症状减轻一个级别（Fontaine 分期或 Rutherford 分类法）。介入治疗髂动脉狭窄技术和临床成功率均超过 90%，对于局限性髂动脉病变几乎达到 100%，靶血管短期及长期通畅率与手术搭桥治疗效果相同。远端流出道血管情况、缺血严重程度以及病变的长度等均与远期血管通畅率相关。

**4. 并发症与处理**　主-髂动脉介入治疗并发症发生率较低。轻度并发症包括穿刺点并发症（如腹股沟血肿、腹膜后出血、假性动脉瘤以及动-静脉瘘形成）、PTA 处血栓形成、动脉破裂以及远端栓塞，发生率为 5% ~6%；死亡及严重并发症（造影剂肾病、心肌梗死以及脑血管意外）发生率小于 0.5%。需要进行紧急开放手术的并发症发生率为 2%。

**（二）股腘动脉介入治疗**

股浅动脉及近段腘动脉是间歇性跛行病人最常见的血管受累部位。

**1. 介入操作**　入路通常选择对侧股动脉逆行穿刺的翻山技术（股动脉近段病变）或同侧股动脉顺行穿刺技术（股浅动脉中远段以下病变）。PTA 是治疗股腘动脉病变的首选，PTAS 可作为复杂 PTA（如影响血流的夹层或血栓形成，PTA 后残余较重的局限狭窄等）后的补救措施（图 8-3-2）。

**2. 疗效**　股腘动脉疾病 PTA 的技术成功率可达 95%；PTAS 的技术成功率高达 99%，且 PTAS 短期及中期通畅率优于单纯 PTA。股浅动脉支架植入可以防止弹性回缩、封闭影响血流的夹层、提供更高的机械支撑，但是同时支架可引起血管内皮增生从而导致支架内再狭窄，支架材料的革新与药物洗脱支架的应用有望降低再狭窄率。

**3. 并发症及治疗**　血管夹层、穿孔以及远端栓塞是进行股腘动脉介入治疗的并发症。支架植入可治疗夹层和穿孔。正确使用抗凝药物以及抗血小板药物可以有效防止急性及亚急性血栓事件的发生，并可降低远端栓塞事件的发生率。

**（三）膝下动脉介入治疗**

**1. 介入操作**　膝下动脉介入治疗通常选择经股动脉同侧顺行入路。如果病变需要同时进行膝上及膝下血管成形术，应先进行胫腓动脉血管成形术，可降低远端栓塞的风险。膝下动脉狭窄闭塞病变糖尿病足病人最为常见。开通闭塞血管的原则是尽可能将膝下三只动脉同时开通，开通越多，长期疗效越好（图 8-3-3）。

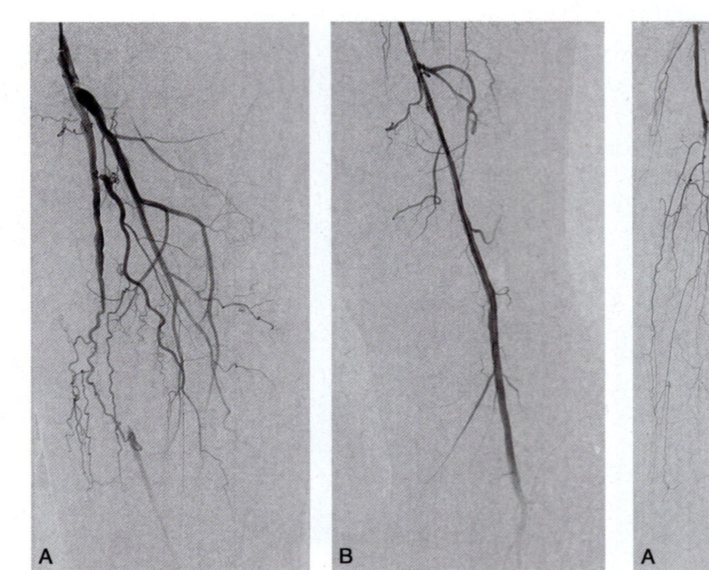


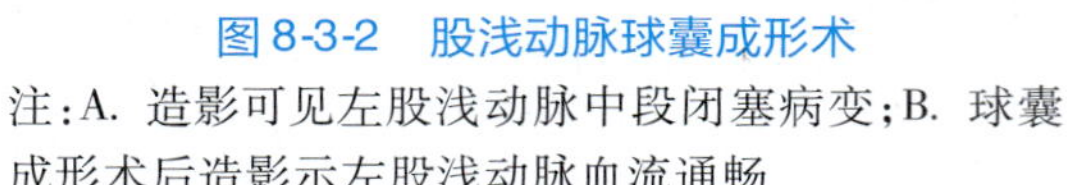

图 8-3-2 股浅动脉球囊成形术

注：A. 造影可见左股浅动脉中段闭塞病变；B. 球囊成形术后造影示左股浅动脉血流通畅

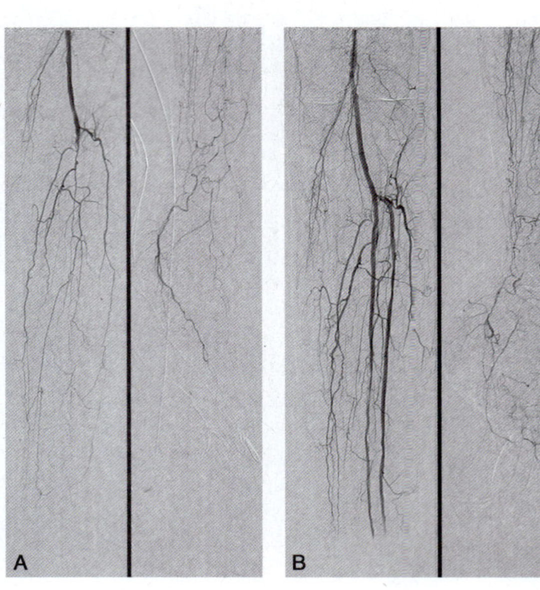


图 8-3-3 膝下动脉成形术

注：A. 病人左下肢缺血性溃疡，术前造影可见左侧胫前动脉、胫腓干起始段显影，胫前动脉远端、足背动脉、腓动脉、胫后动脉未显影。左足动脉稀疏；B. 术后造影可见左侧胫前动脉、胫腓干、腓动脉显影，足背动脉显影，血流明显改善

**2. 支架选择** 对于膝下动脉疾病不推荐使用支架。然而如果出现影响血流的夹层时可以植入支架。由于血管直径的限制，膝下动脉支架再狭窄的概率较高。

**3. 疗效** 膝下动脉介入治疗的首次技术成功率超过 90%。2 年累积保肢率超过 80%。闭塞血管的开通成功率要低于狭窄血管（73%：98%）。并发症少见，包括血管痉挛、血栓形成和末梢栓塞。病变节段的长度与血管开通率之间存在一定关系。长段病变或多发病变的结果欠佳，狭窄病变的疗效优于闭塞性病变。

**（四）急性肢体缺血**

急性肢体缺血（acute limb ischemia，ALI）为突发或快速进展的由于供血动脉的急性闭塞导致肢体缺血的症状和体征进展或恶化，并可能导致肢体坏死的一类疾病。病人普遍出现间歇性跛行突发加重、静息痛和缺血性溃疡进展，最终导致坏疽。虽然进展逐步发生，但往往是急性缺血事件反复发作的结果。急性肢体缺血的病因主要为栓塞和原位血栓，发病率为 14/100 000，急性肢体缺血病人占血管治疗适应证的 10% ~16%。治疗的目的为避免血栓的进展和缺血的恶化，因此使用肝素抗凝十分重要，然后考虑药物溶栓、血管内或开放手术取栓。

**1. 药物溶栓** 尽管对于急性肢体缺血不主张静脉溶栓，但经导管动脉直接溶栓疗法对于Ⅰ、Ⅱa 级的缺血是有效的。同开放式手术相比，这种方法更无创、发病率和死亡率更低，还可以减低再灌注损伤的风险。溶栓方案的选择取决于缺血的部位、解剖结构及病人的基础疾病，还要注意禁忌证（图 8-3-4）。

**2. 经皮血栓抽吸术** 经皮血栓抽吸术是一种治疗急性肢体缺血的非手术方法。这一方法使用大管腔导管及 50ml 注射器从自体血管、旁路血管及流出道血管中移除栓子。带纤溶作用的经皮血栓抽吸装置已经应用，可减少纤溶剂的使用时间及剂量。

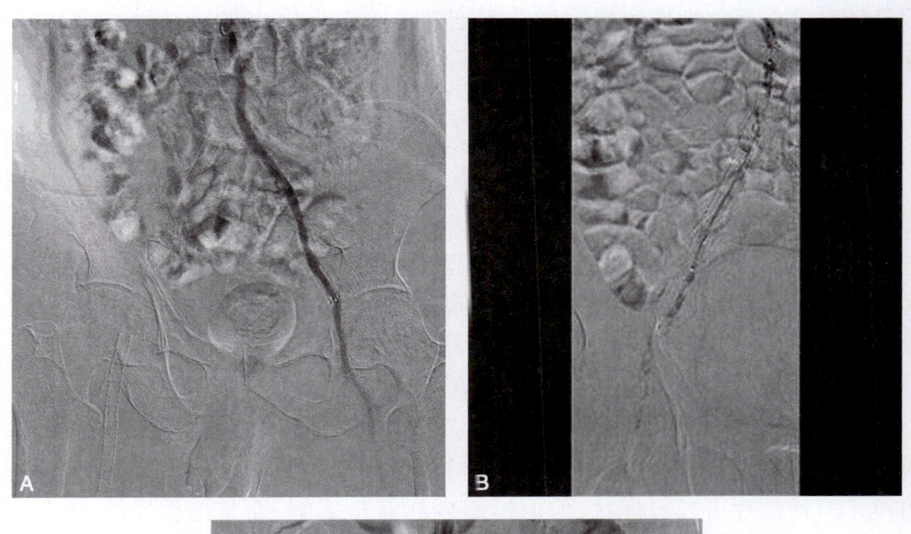


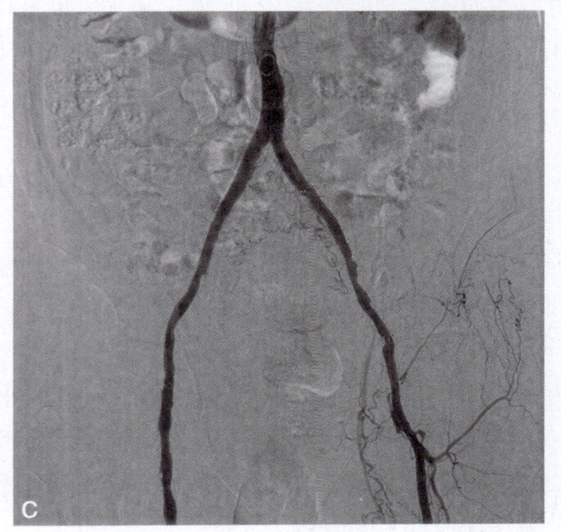


图 8-3-4　急性血栓形成溶栓

注：A. 术前造影可见右侧髂动脉、右侧股浅动脉支架内未见造影剂通过。结合病史，考虑动脉血栓；B. 右侧髂动脉留置溶栓导管，尿激酶溶栓；C. 次日造影，右侧髂动脉、股动脉血流通畅

**3. 经皮机械血栓切除术**　绝大多数的经皮机械血栓切除术装置的目的是创造一种涡流，将血栓分解成碎片，并将碎片移除。经皮机械血栓切除术的效果取决于血栓形成时间：新鲜血栓能够被有效移除，相反，陈旧、机化血栓效果不佳。

## 第四节　静脉系统血栓性病变的介入治疗

### 一、下肢深静脉血栓

**（一）临床简介**

下肢深静脉血栓形成（lower extremity deep venous thrombosis，LEDVT）是指血液在下肢深静脉腔内不正常凝结引起的疾病，血栓脱落可引起肺栓塞（pulmonary embolism，PE），详见相关章节。LEDVT 如在早期未得到有效治疗，血栓机化，常遗留静脉功能不全，称为 DVT 后综合征（postthrombosis syndrome，

PTS)。下肢深静脉血栓根据急性期血栓形成的解剖部位可分为中央型、周围型和混合型三种;根据临床分期可分为早期、慢性期、后遗症期和慢性期或后遗症期急性发作,其中早期还分为发病 7 天内的急性期和发病 8 ~ 30 天的亚急性期,慢性期为发病 30 天以后,后遗症期为出现 PTS 症状。如果出现一侧肢体突然发生的肿胀,伴有胀痛、浅静脉扩张,应疑及下肢深静脉血栓形成。根据不同部位深静脉血栓形成的临床表现,一般不难作出临床诊断。彩色多普勒超声有助于确诊和了解病变的范围。

### (二) 预防和内科治疗

下肢深静脉血栓形成与手术、制动、血液高凝状态关系最为密切,因此,给予抗凝药物,鼓励病人作下肢的主动运动和早期下床活动,是主要的预防措施。

**1. 一般处理** 卧床休息,抬高患肢 30°。急性期过后起床活动时,应穿弹力袜。

**2. 抗凝疗法** 首先给予普通肝素或低分子肝素抗凝治疗,一般主张用 5 ~ 7 天,肝素与华法林合用至少 4 ~ 5 天。当凝血酶原国际标准化比率 INR>2.0 时停用肝素,继续用华法林抗凝治疗至少 3 个月(继发性)到 6 个月(原发性),每日剂量根据 INR 进行调整。INR 需定期检查,维持在 2 ~ 3 之间。

**3. 药物溶栓** 溶栓治疗可减轻症状,但血栓很少能完全溶解,而且出血风险较大,所以 LEDVT 病人溶栓应综合考虑效益与风险。疼痛性股青肿是静脉溶栓治疗的明确适应证,如果不立即治疗,广泛的静脉血栓可危及动脉和丧失肢体。

### (三) 介入治疗

对 LEDVT 实施介入治疗应从安全性、时效性、综合性和长期性等四方面考虑。①安全性:在对可能引发肺栓塞的 LEDVT 作介入治疗前植入腔静脉滤器(滤器内容见相关章节),可有效预防肺动脉栓塞。采用机械性血栓清除、介入性药物溶栓,可明显降低抗凝剂和溶栓剂的用量,减少内脏出血并发症。②时效性:LEDVT 一旦明确诊断,应尽快作介入处理,以缩短病程,提高管腔完全再通率,避免或减少静脉瓣膜粘连,降低瓣膜功能不全、血栓复发的发生率,尽量阻止病程进入慢性期。③综合性:常采用几种介入方法综合治疗 LEDVT,如在介入性药物溶栓的基础上,可采用导管抽吸、机械消融等机械性血栓清除;对伴有髂静脉受压综合征或伴有髂静脉闭塞的下肢深静脉血栓形成者,可结合球囊扩张和支架植入术,以迅速恢复血流,提高介入治疗的疗效。④长期性:在综合性介入治疗后,应继续抗凝抗血小板治疗 6 个月以上,定期随访、复查,以减少 LEDVT 的复发。

**1. 介入性溶栓取栓术**

(1) 适应证与禁忌证:介入性溶栓取栓术的适应证包括急性期 LEDVT、亚急性期 LEDVT 和 LEDVT 慢性期或后遗症期急性发作。禁忌证包括伴有脑出血、消化道及其他内脏出血者,患肢伴有较严重感染,急性期髂-股静脉或全下肢深静脉血栓形成,血管腔内有大量游离血栓而未作下腔静脉滤器植入术者。

(2) 介入性溶栓取栓方法:

1) 选择入路:对局限于股静脉中、上段的急性血栓,可经腘静脉穿刺,顺流插管至血栓处作介入溶栓取栓,也可经颈静脉穿刺入路逆行下肢静脉溶栓取栓;对全下肢深静脉急性血栓形成,也可经健侧股动脉插管至患侧髂股动脉内作动脉途径溶栓。

2) 操作步骤:以腘静脉入路为例。穿刺患肢腘静脉(必要时行超声引导),置入导管鞘,插入溶栓导管至股静脉中、上段血栓内,先注入肝素 3000U,根据血栓病变情况采取溶栓、取栓或两者结合治疗。溶栓以脉冲阀缓慢注入尿激酶 25 万 ~ 50 万 U,注入肝素 1000 ~ 2000U,30 分钟后造影复查。如股静脉血流恢复,腔内充盈缺损消失,管壁较光滑,则拔去溶栓导管;如股静脉血流不畅,腔内仍有充盈缺损,管壁不光滑,则留置溶栓导管,回病房继续经留置导管抗凝、溶栓 2 ~ 3 天。取栓则采用机械性血栓消融、大腔导管抽吸或其他血栓清除的办法进行。成功溶栓、取栓后,继续全身抗凝治疗。

**2. 静脉腔内成形术(PTA)与支架植入术**

(1) 适应证与禁忌证:①PTA 的适应证:不伴有血栓的髂股静脉重度受压;经介入性溶栓取栓后遗

留的髂静脉重度狭窄、闭塞；股静脉形态、血流正常时的股总静脉重度狭窄；DVT 慢性期短段股静脉重度狭窄。②PTA 的禁忌证：股静脉长段狭窄、闭塞；不准备植入支架的髂静脉狭窄、闭塞。③支架植入术的适应证：髂静脉中等程度以上受压、髂静脉重度狭窄、闭塞单纯 PTA 不成功；股总静脉重度狭窄行 PTA 失败(需选择可跨关节使用的支架)。④支架植入术的禁忌证：目前下肢静脉支架植入没有绝对禁忌证，通常认为股浅静脉远端不适合支架植入。

（2）介入操作注意事项：LEDVT 经介入溶栓、取栓或球囊扩张术后管腔通畅、管壁光滑、腔内对比剂密度均匀、无明显残留狭窄时，无需行支架植入。支架通常植于髂静脉和股总静脉内，股浅静脉以远瓣膜较多，不宜植入支架，以减少 PTS 的发生。跨髂关节支架需谨慎选用。植入支架的直径应大于邻近正常静脉管径 2～3mm，长度应足以完全覆盖狭窄段。当病变累及髂总静脉汇合处时，支架近心端应伸入下腔静脉内 3mm 左右；长段病变应尽可能使用长支架，减少重叠。

支架植入术中应维持足量的肝素化，支架植入后口服抗凝、抗血小板治疗至少 6 个月，术后 1、3、6、12 个月造影或多普勒超声复查支架通畅情况，以后每年复查 1 次。如发现支架内再狭窄或闭塞且病人出现下肢肿胀等症状，应及时再次行支架内介入治疗。

**3. 介入治疗的并发症**

（1）局部出血：发生在腘静脉或股动脉穿刺点处，以后者居多，主要与肢体活动、使用抗凝药物、溶栓剂有关。更换敷料、重新加压包扎后出血即可停止。

（2）感染：穿刺点局部感染在保留导管的病例中较为常见。定期换药，尽早拔除导管可使感染较易控制。留置导管期间常规使用抗生素，可有效地防止全身感染的发生。

（3）内脏出血与脑出血。

（4）肺栓塞和肺栓塞复发。

（5）下腔静脉阻塞。

（6）下肢深静脉血栓复发。

## 二、肺动脉栓塞

### （一）临床简介

肺动脉栓塞是指内源性栓子阻塞肺动脉或其分支引起的肺循环障碍的临床病理生理综合征。肺栓塞并发肺内出血或坏死者称为肺梗死。肺栓塞的病死率达 20%～30%，占全部疾病死因的第 3 位。肺栓塞病人如能得到及时诊断、正确治疗，病死率可以下降至 8% 以下。CTA 是诊断肺动脉栓塞的常用手段，肺动脉造影虽然有创但仍是金标准，同时还能进行碎栓治疗。

### （二）治疗现状

肺动脉栓塞现有治疗手段有四种：内科抗凝、溶栓治疗、外科手术切除和经导管血栓清除。在肺动脉血栓治疗所有手段中，肝素化治疗十分重要，因为有助于血栓的稳定，防止血栓的再发展和扩大。由于介入手术创伤小，治疗效果稳定，而且可以反复治疗，同时加上内科药物辅助治疗，肺动脉血栓导管清除术是治疗肺动脉血栓的发展趋势之一。

**1. 抗凝治疗**　如无抗凝治疗禁忌证，对于不伴肺动脉高压及血流动力学障碍的急性 PTE 和非近端肢体 DVT，临床或实验室检查高度疑诊 PTE 而尚无确诊者，或已经确诊 DVT 但尚未治疗者，均应立即开始抗凝治疗，同时进行进一步的确诊检查。临床常用的抗凝药物主要包括普通肝素、低分子肝素和香豆素衍生物。

**2. 溶栓治疗**　对于大面积和具有血流动力学改变的次大面积肺栓塞病人，溶栓治疗是最佳选择。溶栓治疗可迅速溶解部分或全部血栓，恢复肺组织再灌注，减少肺动脉阻力，降低肺动脉压，改善右室功能，改善机体氧合，降低肺栓塞病人的病死率和复发率。

中华医学会呼吸病学分会推荐我国的 PTE 溶栓方案：

（1）尿激酶（urokinase，UK）：负荷量4400IU/kg静脉注射10分钟，继之以2200IU/（kg·h）持续静脉滴注12小时。另可考虑2小时溶栓方案，即20 000IU/kg持续静脉滴注2小时。

（2）链激酶（streptokinase，SK）：负荷量250 000IU/kg静脉注射30分钟，继之以100 000IU/（kg·h）持续静脉滴注24小时。SK具有抗原性，故用药前需肌注苯海拉明或地塞米松，以防止过敏反应。

（3）重组组织型纤维酶原激活剂（rt-PA）：50～100mg持续静脉滴注2小时。

所有溶栓治疗方案结束后都应继续抗凝治疗。溶栓药物治疗结束后每2～4小时测1次凝血酶原时间或活化部分凝血激酶时间，当其水平低于正常值的2倍时，即应开始规范的抗凝治疗。

### （三）介入治疗

**1. 适应证与禁忌证** 适应证：中、重度及慢性肺动脉血栓。禁忌证：近期手术；外伤；凝血功能异常。

**2. 操作过程**

（1）肺动脉造影：肺动脉造影可以明确肺动脉血栓的大小、位置和形态，从而确定采用何种血栓清除方法。经股静脉、肘静脉或锁骨下静脉途径植入血管鞘，于鞘内将导管分别经上下腔静脉进入右心房，再经右心室流入道将导管置入右心室流出道或肺动脉主干，以10～15ml/s，总量30ml造影，分别采集肺动脉期、实质期和静脉期图像。肺动脉血栓的直接征象为肺动脉血栓阻塞部位的造影剂充盈缺损，间接征象为肺动脉不规则截断、栓塞部相应肺组织供血不足、肺动脉血流缓慢，肺动脉血管呈枯树枝状。

（2）肺动脉血栓的导管内切除：肺动脉血栓物理性切除由于受器材的不同而异，但大致分为以下三个阶段：将肺动脉血栓切除导管置于血栓处；实施肺动脉血栓切除；血栓切除后的留管溶栓。

（3）术后处理：肺动脉血栓切除后除常规介入治疗的术后处理外，还必须密切注意观察呼吸、心率和氧分压、中心静脉压的改变。由于多数病人在治疗后尚需保留导管进行溶栓治疗，因此测定出凝血时间和血小板的改变十分重要，否则易导致重要脏器的出血而使整个治疗失败。

**3. 疗效评价** 肺动脉血栓切除的疗效评价标准应包括临床标准和影像学标准。临床标准包括临床症状、体征和生化、血气实验室检查结果。影像学标准包括血管超声、CTA和MRA的结果。正确评价肺动脉血栓切除的疗效应将二者有机地结合起来。

（邹英华）

# 第九章　神经系统疾病的综合介入治疗

## 第一节　缺血性脑血管病的介入治疗

### 一、脑缺血的基础与临床表现

脑卒中(stroke)是指急性脑循环障碍所致的局部或全脑性功能缺损综合征。脑卒中分为缺血性卒中和出血性卒中。缺血性卒中的发生与多种因素有关。动脉粥样硬化是脑动脉狭窄的常见病因。动脉硬化的过程是隐匿的,其危险因素包括年龄、性别、种族、高血压、高血脂、糖尿病、吸烟、高同型半胱氨酸血症等。颈内动脉狭窄(≥80%)的3年卒中率为26.5%。在美国,10%的缺血性卒中是由于颅内动脉狭窄所致,颅内段颈内动脉狭窄的年卒中的风险为8%。

**(一)病因**

与许多因素有关,其病因可以是单一的,也可以由多种因素联合所致。常见的病因包括:

**1. 脑动脉狭窄或闭塞**　双侧颈内动脉及双侧椎动脉参与脑供血,颈内动脉参与80%~90%的血供,椎动脉参与10%~20%的血供。轻度狭窄不会影响脑血流量(cerebral blood flow,CBF),一般认为管腔面积减少超过80%以上可以使血流量减少。多支动脉狭窄对血流量影响更大。动脉硬化是引起脑动脉狭窄或闭塞的主要原因。常见的狭窄部位包括:颈总动脉分叉部的颈内动脉、颈内动脉虹吸部、大脑中动脉、椎动脉起始部、椎基底动脉汇合部。

**2. 脑动脉栓塞**　动脉粥样硬化斑块除了可以造成动脉狭窄外,斑块表面的血栓及胆固醇碎片可以随着血流栓塞远端动脉,造成脑动脉栓塞(动脉-动脉性栓塞)。心源性栓子也可以造成脑栓塞。

**3. 血流动力学变化**　低血压可以导致脑灌注压降低,导致脑缺血。如果存在严重的脑动脉狭窄或闭塞,轻度的血压降低也可以引发脑缺血。

**4. 血液性因素**　如高凝状态,红细胞增多症等引起血液黏稠度增高的疾病等均可以发生脑缺血等。

**(二)病理生理**

脑只占全身体重的2%,血流量却占心输出量的15%。脑组织耗氧量占全身耗氧量的20%~30%。在静息状态下CBF为50~55ml/(100g·min)。CBF降到30~35ml/(100g·min)时,细胞外$H^+$增加,发生脑内酸中毒。脑的能量来源主要依赖于糖的有氧代谢,几乎无能量储备,因此对缺血、缺氧十分敏感。CBF降到20ml/(100g·min)以下时脑组织就会发生缺氧。CBF越低,持续时间越长,就越容易发生脑梗死。在缺血的中心区域,血流量很少,如果不迅速恢复供血,则很快就会发生脑梗死。在梗死灶的边缘,由于邻近侧支循环的灌注,因此存在一个无神经功能但神经细胞仍然存活的缺血区,称为缺血半暗带(ischemic penumbra),如果在一定时间内提高缺血区域的CBF,就有可能使神经功能恢复。正常情况下CBF具有自身调节功能,在缺血或缺氧的病理状态下,脑血管的调节机制紊乱,会出现缺血区域内充血和过度灌注或脑内盗血现象。

**(三)临床表现**

**1. 短暂性脑缺血发作(transient ischemic attack,TIA)**　为缺血引起的短暂性神经功能缺失,在24小时内完全恢复。一般是突然发作,持续时间不到10~15分钟,有的可持续数小时,主要原因为动脉狭窄或微栓塞。

TIA可分为大动脉狭窄性、栓塞性、腔隙性TIA三类。大动脉性TIA通常由于存在较大的脑动脉狭窄,同时出现血压下降所导致,具有反复发作性、刻板性和短暂性的特点;大动脉狭窄的病人多发生分水岭梗死。心源性栓塞、动脉-动脉性栓塞和原因不明性栓塞是栓塞性TIA的病因。小的深穿支动脉狭窄可以导致腔隙性TIA。

TIA 是发生完全性卒中的征兆,正确处理 TIA 病人可以使很多病人避免发生完全性卒中,降低死亡率及致残率。颈动脉系统 TIA 表现为一侧肢体无力,感觉障碍,可伴有失语及偏盲,持续 3 ~5 分钟。椎-基动脉系统 TIA 的最常见症状是眩晕,还可出现复视、同向偏盲、皮质性失语、构音困难、共济失调、偏瘫、感觉障碍等症状。

**2. 可逆性缺血性神经功能缺失** 是一种局限性神经功能缺失,持续时间超过 24 小时,3 周内完全恢复,脑内可发现小的梗死病灶。神经系统检查可发现阳性局灶性神经缺失体征。

**3. 进行性卒中** 缺血症状逐渐加重,超过 6 小时才达到高峰,有的在 1 ~2 天内才完成其发展过程,脑内有梗死灶存在。

**4. 完全性卒中** 发展迅速,在发病后数分钟至 1 小时内达到高峰,最迟不超过 6 小时。

部分颈动脉狭窄及锁骨下动脉狭窄可闻及血管杂音。锁骨下动脉狭窄还可以导致上肢缺血,患侧上肢血压较对侧低。

影像学检查在 TIA 的诊断和评价中具有重要价值。彩色多普勒超声可以发现颈动脉或椎动脉狭窄或闭塞。CT 平扫可快速鉴别缺血性和出血性脑血管病,为紧急管理决策提供必要的信息。CTA 及 MRA 能显示颅内外动脉的形态变化,评估血管狭窄程度及范围。CT 及 MR 灌注成像可以显示脑组织灌注异常。脑血管造影(DSA)是有创的检查方法,是了解脑血管情况的金标准,不仅可以动态、全面的了解血流情况,还可以了解侧支代偿及 Willis 环的情况,准确计算狭窄程度,同时还可以了解介入治疗的入路情况。对于有严重出血倾向、碘过敏、严重心肺功能不全、肾功能不全的病人不宜行脑血管造影。

**(四) 治疗方法**

**1. 危险因素的干预** 对于大动脉性 TIA 的病人,血压应比正常血压略高,以保证足够的脑灌注压。戒烟、戒酒、控制血糖及血脂,适当体育锻炼。对于高同型半胱氨酸血症的病人口服维生素 $B_6$、维生素 $B_{12}$和叶酸治疗。

**2. 药物治疗** 口服阿司匹林(50 ~325mg/d)可以预防卒中的发生;阿司匹林的主要风险为胃肠道反应及出血。对于阿司匹林不能耐受的病人可以口服氯吡格雷(75mg/d),氯吡格雷的主要副作用为腹泻及皮疹。对于腔隙性 TIA 的病人建议给予抗血小板、抗高血压治疗。对于心源性栓塞的病人可以口服华法林抗凝治疗,要注意监测凝血功能,使 INR 达到 2 ~3。

**3. 外科手术治疗** 对于颅外颈动脉狭窄可进行颈动脉内膜剥脱术(carotid endarterectomy,CEA)治疗,颈动脉内膜剥脱术可以使颈动脉狭窄病人年卒中率降低;但是对于合并对侧颈动脉闭塞、锁骨下动脉或椎动脉严重狭窄、严重高血压、糖尿病、冠心病、肾衰竭、外科内膜剥脱术后再狭窄以及串行狭窄的病人,行 CEA 风险大。CEA 手术较复杂,对术者的要求较高,要求术者有丰富的经验。颈部手术或放疗后锁骨下动脉,无名动脉,椎动脉狭窄可进行搭桥手术,但是手术难度大,并发症率高,椎动脉搭桥手术的并发症高达 34%,因此临床上很少应用。

**4. 血管内治疗** 脑动脉成形术创伤小,疗效满意。对于颅外段颈动脉狭窄,颈动脉支架成形术(carotid artery stenting,CAS)取得了与 CEA 同样的疗效。对于合并对侧颈动脉闭塞,合并锁骨下动脉或椎动脉严重狭窄,合并串行狭窄,严重高血压、糖尿病、冠心病、肾衰竭,外科内膜剥脱术后再狭窄的病人更适宜选择 CAS 进行治疗。颅内动脉支架成形术可以降低脑缺血的风险。

CREST 研究自 2005 年至 2008 年在北美 117 个中心入组了 2502 例标准手术风险的病人,结果显示:无论是症状性或是非症状性颈动脉狭窄,其主要终点事件(围术期卒中,心肌梗死及 4 年内责任血管同侧卒中)差异无统计学意义。就健康相关生活质量,由于 CAS 的创伤更小,短期内获益更多。随着导管内技术的进步和脑保护技术的应用,CAS 正在成为 CEA 的重要替代治疗方法。

## 二、器材

### （一）一般器材

**1. 导管**　包括造影导管、导引导管、微导管、灌注导管等。在导丝导引下导管到达目标血管，导管应当具有良好的X线下可见性，在X线下可清晰地看到导管；导管还应具备一定的硬度、柔软度，扭力和形状记忆力及操控性好。造影时应用造影导管，不同的造影导管其头端形状不同。导引导管内可通过微导管，同时可应用生理盐水冲洗导管或经过导引导管进行造影；导引导管不易弯曲，可以为微导管提供良好的支撑。微导管比普通导管更加纤细，直径分为0.008英寸、0.010英寸、0.014英寸、0.018英寸等不同系列，与相应微导丝配合使用。与普通导管相比，微导管更加柔软，可以到达远端血管。可以应用蒸汽将微导管头端塑成不同的形状，以利于微导管的超选择插管（图9-1-1，图9-1-2）。

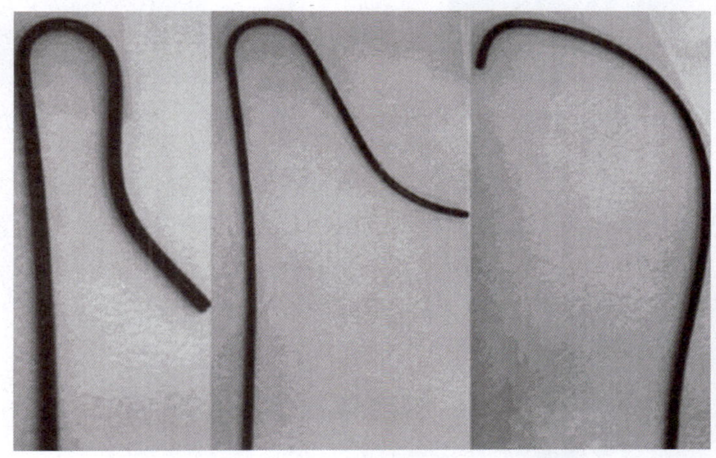

图9-1-1　不同形状的造影导管

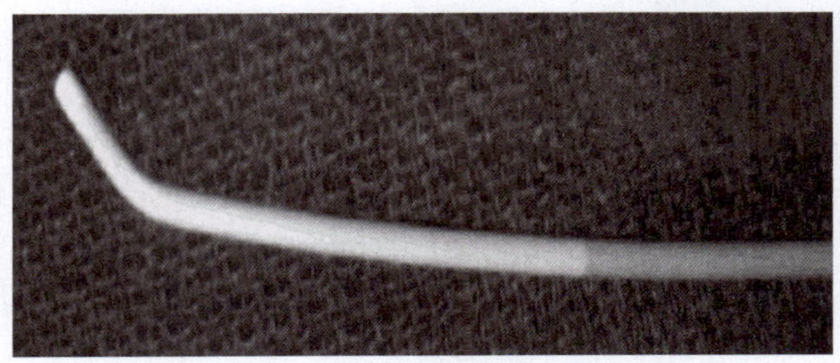

图9-1-2　导引导管

**2. 导丝**　其头端柔软，导管可以通过导丝的导引到达目标血管。导丝分为普通导丝及微导丝。普通导丝可以导引造影导管或导引导管到达目标血管。微导丝可以导引微导管到达目标血管。

**3. 球囊**　球囊的用途包括：扩张狭窄血管；辅助栓塞宽颈动脉瘤，防止弹簧圈突入载瘤动脉。操作时要选择适当直径及长度的球囊，如果直径过大，充盈球囊时会导致血管损伤（图9-1-3）。

**4. 支架**　分为球囊扩张支架及自膨式支架（图9-1-4）。支架可以开通狭窄或闭塞的血管。目前，颈动脉支架系统有直形和锥形构造两种。锥形支架设计用于每个支架末端的血管直径之间存在明显差异时提供支架并置，支架末端大小符合颈总动脉，其远端大小符合颈内动脉。

### （二）特殊器材

保护装置包括保护伞（图9-1-5）及球囊保护装置。对于颈段颈内动脉狭窄支架成形，术中应当应用

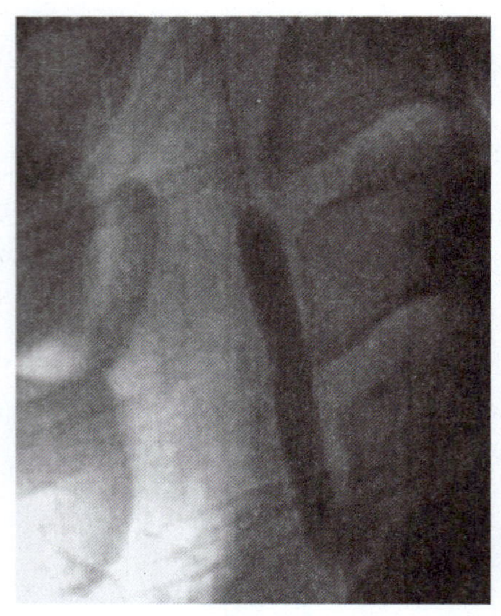

图 9-1-3 球囊

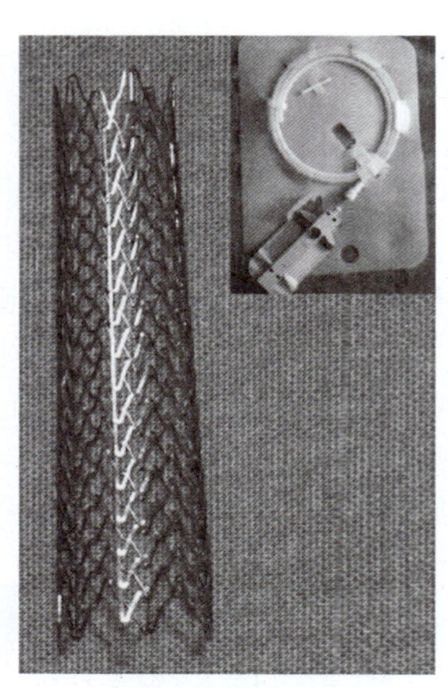

图 9-1-4 颈动脉支架

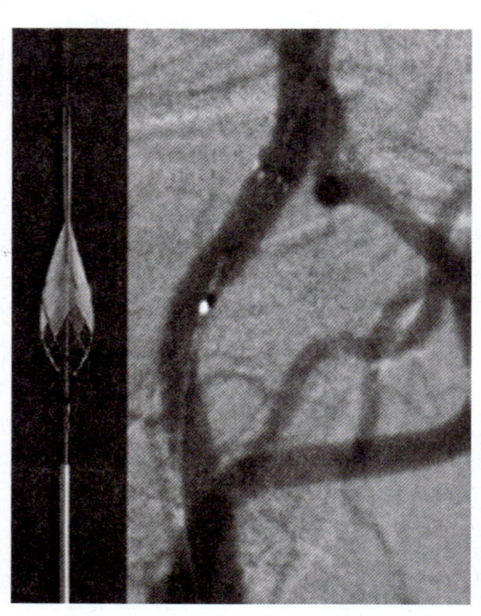

图 9-1-5 保护伞

保护伞装置或球囊保护装置，脑保护装置可以降低操作过程中血栓栓塞的风险。但任何一种脑保护装置都不可能完全避免血栓栓塞。

支架取栓装置（Solitaire™ FR、Trevo™ 等）用于急性栓子的取出。

## 三、脑动脉狭窄的动脉成形术

### （一）适应证与禁忌证

#### 1. 颈段颈内动脉支架成形术

（1）适应证：①年龄大于 18 岁。②症状性狭窄 ≥50%。③非症状性狭窄 ≥70%。

（2）禁忌证：①合并有出血风险的颅内动脉瘤，又不能提前或同时给予治疗者。②2 周内发生过心肌梗死或大面积脑梗死者。③严重心、肝、肾及肺部疾病。④胃肠道疾病伴有活动性出血。⑤不能控制的高血压。⑥对肝素、阿司匹林或其他抗血小板药物有禁忌者。⑦对比剂以及所用器材过敏。⑧有穿刺部位或全身未能控制的感染。

（3）相对禁忌证：①3 个月内有颅内出血史。②血管迂曲或变异，支架等输送系统难以通过。③血管病变广泛或狭窄范围过大。④血管炎性狭窄，或广泛血管结构异常。⑤血管病变部位血栓或严重钙化。⑥神经功能严重受损或昏迷。

#### 2. 颅外段椎动脉狭窄支架成形术

（1）适应证：①症状性椎动脉狭窄 ≥50%，药物治疗无效。②非症状性椎动脉狭窄 ≥70%，狭窄进行性加重。③非症状性椎动脉狭窄 ≥70%，伴有对侧椎动脉先天性发育不良或缺如。

（2）禁忌证：同颈内动脉支架成形术。

#### 3. 颅内动脉支架成形术

（1）适应证：①症状性颅内动脉狭窄首选药物治疗。药物治疗无效者，在完善的影像学评估及风险/效益衡量后，可以考虑在有条件的医院行支架置入术。②非症状性颅内动脉狭窄目前不推荐支架植入治疗。

（2）禁忌证：①严重的神经功能障碍和严重的全身性疾病。②狭窄段呈锐角。③颅内动脉弥漫性狭窄。④动脉炎早期和 Moyamoya 病。

**4. 锁骨下动脉支架成形术**

（1）适应证：①血管狭窄≥50%，有颅内缺血症状，药物治疗无效者。②血管造影或血管超声提示有“偷流”现象。③上肢缺血症状，双上肢血压相差超过 30mmHg。④锁骨下动脉完全闭塞。

（2）禁忌证：参考颈内动脉支架成形术。

**（二）操作方法**

**1. 造影**　术前掌握病人情况，完善相关检查，复习影像学资料，签署手术知情同意书。双手及穿刺部位消毒，穿刺点处应用利多卡因局麻，一侧股动脉穿刺插管。首先行主动脉弓造影，观察有无发育异常；观察左侧锁骨下动脉、左侧颈总动脉、无名动脉、右侧颈总动脉、右侧锁骨下动脉开口和起始段有无狭窄、闭塞；双侧椎动脉开口有无狭窄，双侧椎动脉是否对称。导管分别进入双侧颈总动脉进行造影，重点了解颈内动脉起始段及颅内动脉有无狭窄，如果颈内动脉起始段无狭窄，导管可以进入颈内动脉颈段造影，了解远段情况；如果颈内动脉起始段狭窄，导管不应当通过狭窄段进入颈内动脉造影，以免造成远段栓塞。再分别进入双侧锁骨下动脉造影，重点了解椎动脉开口处、椎动脉颅内段、基底动脉情况；如果椎动脉开口处无狭窄，导管可以进入椎动脉开口处进行造影，了解远端情况；如果椎动脉开口处狭窄，导管不应当通过狭窄段进入椎动脉，以免造成远端栓塞。术毕拔管，加压包扎，防止穿刺点出血，同时也要注意包扎过紧，导致下肢缺血。

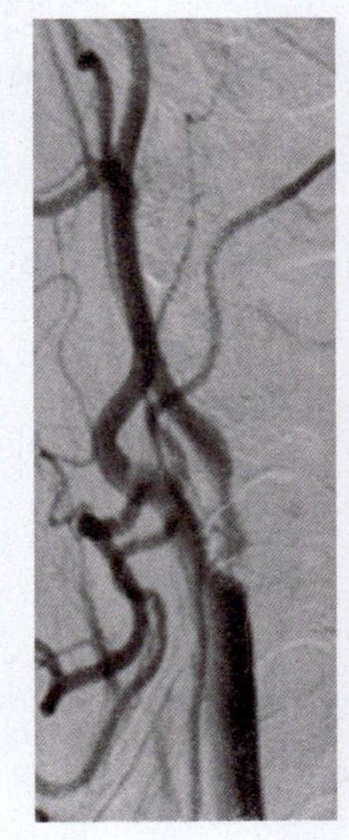
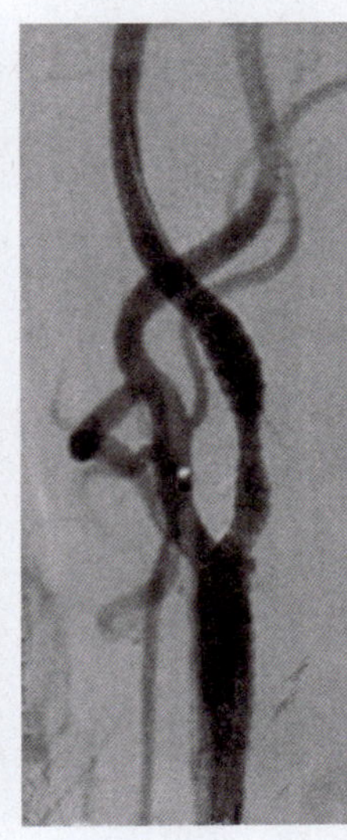

图 9-1-6　颈动脉支架成形

造影时各段脑动脉不可遗漏，注意防止血栓或气栓栓塞。对于病变部位要进行放大造影，多角度投照。了解狭窄部位、狭窄长度、与分支血管的关系，结合病人的症状来分析狭窄血管是否为责任血管（病人症状是否与此处动脉狭窄有关）。

**2. 颅外段颈动脉支架成形术**　一般采用自膨胀支架。股动脉入路，8F 导引导管到达颈总动脉，路径图下小心将保护伞通过狭窄段，保护伞到达颈内动脉岩段，撤出保护伞外鞘，打开保护伞；如果狭窄明显支架植入前使用小球囊预扩张，撤出球囊；沿保护伞的导丝送入支架，释放支架，支架应覆盖狭窄段并覆盖狭窄远端及近端正常血管至少 5mm；收回保护伞，拔出导管（图 9-1-6）。锥形支架设计用于每个支架末端的血管直径之间存在明显差异时提供支架并置，支架末端大小符合颈总动脉，其远端大小符合颈内动脉（图 9-1-7）。

**3. 颅内动脉狭窄支架成形术**　支架植入过程中一般采用全麻，股动脉穿刺插管，送入 6F 导引导管。准确测量狭窄的程度及长度，在路径图下微导丝小心穿过狭窄段，到达远段动脉。沿导丝送入合适的支架缓慢扩张球囊，释放支架。如果准备应用自膨胀支架，首先要使用合适的球囊预扩张，再植入自膨胀支架。撤回导丝，拔出导管。支架直径应等于或略小于远端正常血管直径，以防止动脉破裂（图 9-1-8）。

**4. 锁骨下动脉支架成形术**　股动脉穿刺插管，导引导管到达狭窄近段，导丝通过狭窄段，如果狭窄明显可用球囊预扩张，再植入合适的支架。可采用自膨胀支架或球囊扩张支架。

**5. 椎动脉颅外段椎动脉狭窄支架成形术**　股动脉穿刺插管，送入 6F 导引导管。导丝通过狭窄段，植入支架。对于椎动脉开口段狭窄，支架近端应当平椎动脉开口处或突入锁骨下动脉 1～2mm。如果通过股动脉入路送入支架困难，可采用肱动脉入路行椎动脉支架成形术。术中肝素化，防止血栓形成及栓塞（图 9-1-9）。

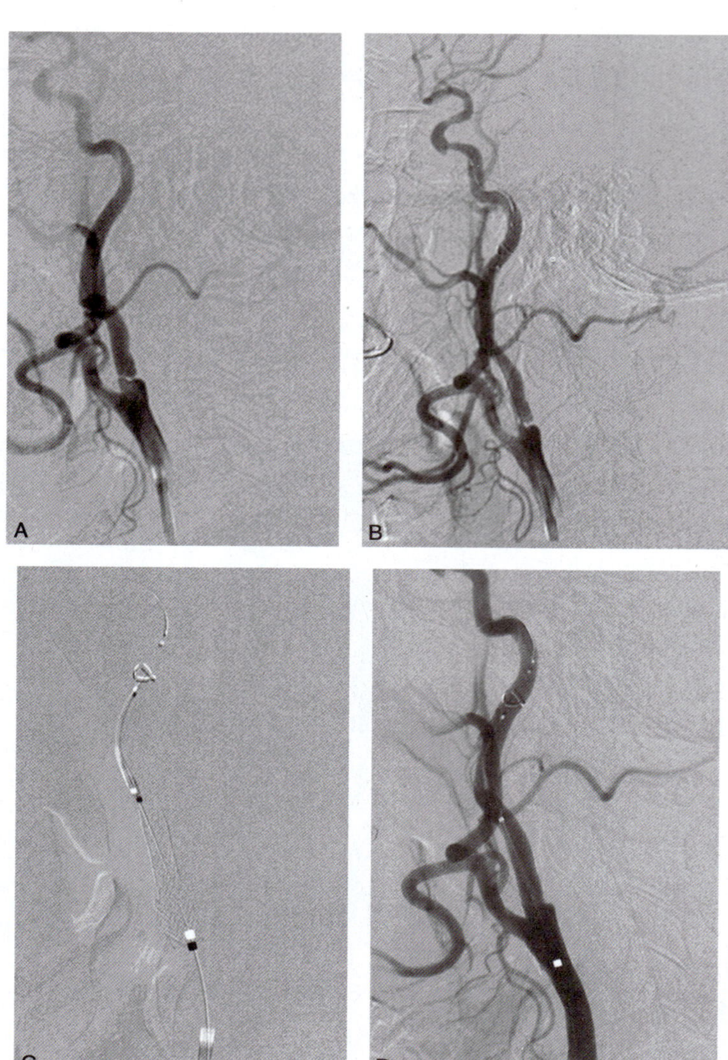


图 9-1-7 右颈内动脉起始部狭窄锥形支架置入

注：A. DSA 显示右颈内动脉起始部狭窄；B. 置入保护伞；C. 置入锥形支架；D. 血管成形术后造影显示血流通畅

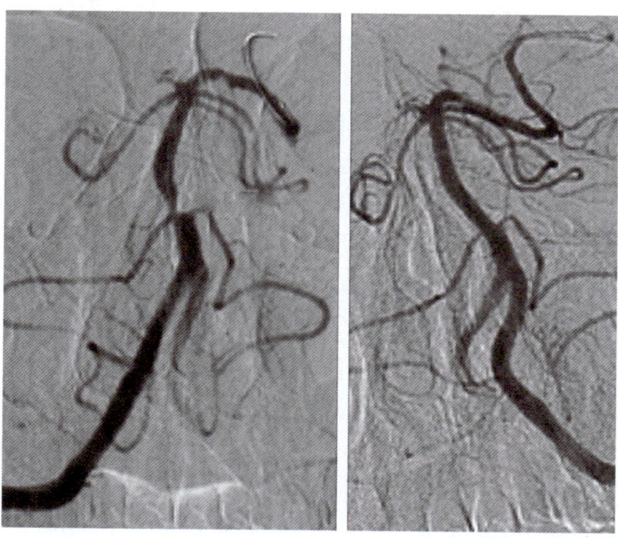

图 9-1-8 基底动脉支架成形

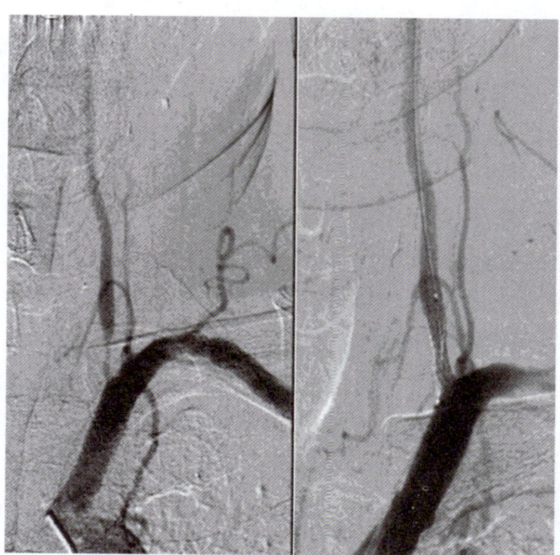

图 9-1-9 椎动脉支架成形

（三）并发症

CAS的围术期卒中及死亡率为2.1%，1年的卒中及死亡率为10%，1年的支架再狭窄率为6.3%。颅外段椎动脉支架成形术的围术期卒中及死亡率为2%，4%的病人再次发生脑缺血，6个月的再狭窄率为10%。颅内动脉支架成形术再狭窄率较高（1年的再狭窄率为15.9%），围术期并发症率较高（约10%）。

**1. 穿刺部位损伤** 因术前及术后需要抗凝抗血小板凝集治疗，穿刺点处易出现血肿。应当在术后2~4小时，停止肝素化治疗后再拔管，以防止穿刺点血肿。

**2. 心动过缓及血压下降** 支架或球囊压迫颈动脉压力感受器可以导致血压及心率下降。颈动脉分叉、颈内动脉起始段支架植入后部分病人出现持续性低血压。因此手术期间及术后应当进行血流动力学监测。如果血压及心率降低明显，可静脉应用阿托品或多巴胺。

**3. 动脉夹层** 操作过程中血管损伤可引起动脉夹层。如果出现夹层，可植入支架，以保证动脉血流通畅。

**4. 过度灌注综合征** 由于长期的低灌注，脑的微血液循环系统自动调节功能丧失。狭窄开通后，脑灌注压增加。表现为头痛、恶心、呕吐、意识改变。防止方法包括：仔细监护，精细控制血压。一旦发现出血应立即停用肝素并使用鱼精蛋白中和肝素，停用抗血小板药物，脱水降颅压治疗。

**5. 穿支血管闭塞** 大脑中动脉及基底动脉支架成形可能会影响穿支动脉的血流，导致脑梗死。选择直径略小的支架，术后注意抗凝抗血小板治疗可以降低穿支动脉闭塞的风险。

**6. 急性血栓形成** 多为支架处血栓形成。如果出现血栓形成，可局部溶栓治疗。

**7. 脑出血** 远端小血管损伤致脑出血、脑血肿。

（四）围术期处理

术前口服阿司匹林及氯吡格雷至少3天。术后抗凝3天，口服阿司匹林至少6个月，口服氯吡格雷4~6周，以防止血栓形成及支架再狭窄。术后心电监测，注意控制血压，既要防止血压偏低，又要防止血压过高，防止脑出血。

（五）疗效

CAS可以降低脑卒中的风险，取得了与颈动脉剥脱术同样的疗效。对于颈动脉内膜剥脱术高危的病人，CAS更具优势。由于CAS创伤较小，适应证更加广泛，疗效肯定，将来可能会成为治疗重度颈动脉狭窄的金标准。椎动脉支架成形术可以安全有效地降低后循环缺血的风险。

（六）颈动脉狭窄支架成形术成功的标准

1. 残存狭窄小于30%，和（或）跨狭窄段压力差<10mmHg（不作为常规推荐）。

2. 相关临床症状改善或消失。

3. 无严重并发症发生。目前，据大宗病例统计，CAS的技术成功率达95%~100%，随访3~5年，支架通畅率为85%~95%。

（七）随诊

建议分别于术后1、3、6和12个月定期对病人进行神经系统全面复查，并行颈动脉彩色超声检查。当怀疑颈动脉支架后再狭窄时，同时进行CTA或直接行血管造影检查。1年后建议每6个月复查1次。

## 四、急性颅内动脉血栓形成的血管内治疗

目前，脑卒中已经成为我国第1位致死原因，每年因脑卒中死亡的人数已超过肿瘤和心血管疾病。急性期治疗对脑卒中病人的预后极为重要。颅内动脉血栓形成会导致局部脑组织血运减少而发生缺血坏死。脑梗死的自然预后较差，颈内动脉系统血栓形成的死亡率为5%~45%。病人的预后与血管是否再通密切相关。急性颅内动脉血栓形成血管内治疗的主要目的是要达到梗死区域的血流重建，降低脑缺血的范围，尽可能改善神经功能障碍。目前，对于急性脑动脉血栓形成的治疗除了传统的内科药物

治疗外，应用放射介入技术进行血管内治疗，包括经动脉给予溶栓药物和机械取栓治疗，取得了较好的疗效。

**（一）适应证**

**1.** 年龄大于 18 岁，无严重的心脏、肝脏疾病，肾功能正常。

**2.** 急性缺血性脑卒中，影像学检查证实为大血管闭塞。

**3.** CT 排除颅内和蛛网膜下腔出血。

**4.** 大血管闭塞重症病人尽早实施血管内治疗。动脉溶栓：前循环闭塞发病时间在 6 小时以内；后循环大血管闭塞发病时间在 24 小时以内。机械取栓：前循环闭塞发病时间在 8 小时以内；后循环大血管闭塞发病时间在 24 小时以内。

**（二）禁忌证**

**1.** 活动性出血。

**2.** 已知有出血倾向者。

**3.** CT 显示早期明确的前循环大面积脑梗死（超过大脑半球 1/3）。

**4.** 血小板计数低于 $100\times10^9/L$。

**5.** 严重心、肝、肾功能不全或严重糖尿病病人。

**6.** 近 2 周内进行过大型外科手术。

**7.** 近 3 周内有胃肠或泌尿系统出血。

**8.** 血糖<2.7mmol/L 或>22.2mmol/L。

**9.** 药物无法控制的严重高血压。

**10.** 预期生存期小于 90 天。

**11.** 妊娠。

**12.** 其他静脉溶栓禁忌证。

**（三）操作方法**

**1. 麻醉方式** 镇静麻醉或局麻，剧烈烦躁影响操作采用全麻。

**2. 血管内治疗方法选择**

（1）动脉溶栓：适合于远端小分支血管。股动脉穿刺插管，行全脑血管造影，明确动脉堵塞部位，是否存在狭窄，了解侧支代偿情况；送入导引导管，经导引导管送入微导管，微导管头端尽量接近血栓；若能穿过栓子，可以行超选择血管造影，以明确闭塞远端血管的血流状况及血栓的长度。缓慢注入溶栓药物；根据造影结果及病人症状决定是否停止溶栓。建议选择 rt-PA 和尿激酶。rt-PA：1mg/min，总剂量不超过 40mg。尿激酶：1 万～3 万 U/min，总剂量不超过 100 万 U。

（2）机械取栓：优先使用支架取栓装置（Solitaire™ FR）进行机械取栓。微导丝引导微导管通过病变，确定病变长度；更换 Rebar 导管，到达病变；选择支架：一般 2～3mm 血管采用 4mm 支架，3～5.5mm 血管使用 6mm 支架，支架长度应该覆盖闭塞病变两端；送入支架取栓装置到合适位置并释放；造影了解取栓支架情况；支架原位保留 5 分钟后，与导管整体撤出。酌情使用其他取栓或抽吸取栓装置。

如果存在颅外颈动脉或椎动脉狭窄，而且卒中是由于血管狭窄所致血流减少或中断所致，溶栓或取栓后可以急诊行支架成形术。如果颅外段颈动脉严重狭窄妨碍导管进入颅内取栓时，需要先进行血管成形术。

**（四）并发症**

**1. 脑出血** 溶栓后脑出血是最危险的并发症。发病时间越长，应用溶栓药物剂量越大，出血的风险越大。

**2. 血管损伤** 导丝或导管通过血栓时损伤血管。操作时注意轻柔操作，不要强行通过血栓。

**3. 脑水肿** 与血流再通后灌注压增高有关，溶栓治疗后应用降颅压药物。

**（五）围术期处理**

控制高血压，对术后血压仍高者将基础血压降低 20～30mmHg。给予钙离子通道拮抗剂，以防止因导管或血栓刺激而引起的脑血管痉挛。适当扩容，改善脑灌注。术后注意抗凝抗血小板治疗，防止再次血栓形成。需要进行血管支架植入时，可于支架植入前或植入后，给予阿司匹林 300mg 及氯吡格雷 300mg 负荷剂量口服或鼻饲，术后继续抗凝 1～3 个月。

**（六）疗效**

临床试验表明与静脉内溶栓相比，动脉内治疗近期与远期疗效满意，可以提高病人的生存质量。定义机械取栓治疗获益人群的临床评价指标、筛选适宜病例的影像评价标准等尚需进一步研究。目前，取栓装置是国内外的研究热点之一，新型取栓装置及抽吸术的效果正在进行临床研究，结果值得期待。

## 第二节　出血性脑血管病的介入治疗

### 一、器材

**（一）一般器材**

见本章第一节。

**（二）特殊器材**

**1. 微弹簧圈**　分为电解可脱弹簧圈（GDC），机械解脱弹簧圈，水解脱弹簧圈，热解脱弹簧圈等，通过微导管将弹簧圈送入动脉瘤内，栓塞动脉瘤，防止动脉瘤破裂出血。术中选择不同直径、长度、形状的弹簧圈进行栓塞（图 9-2-1）。

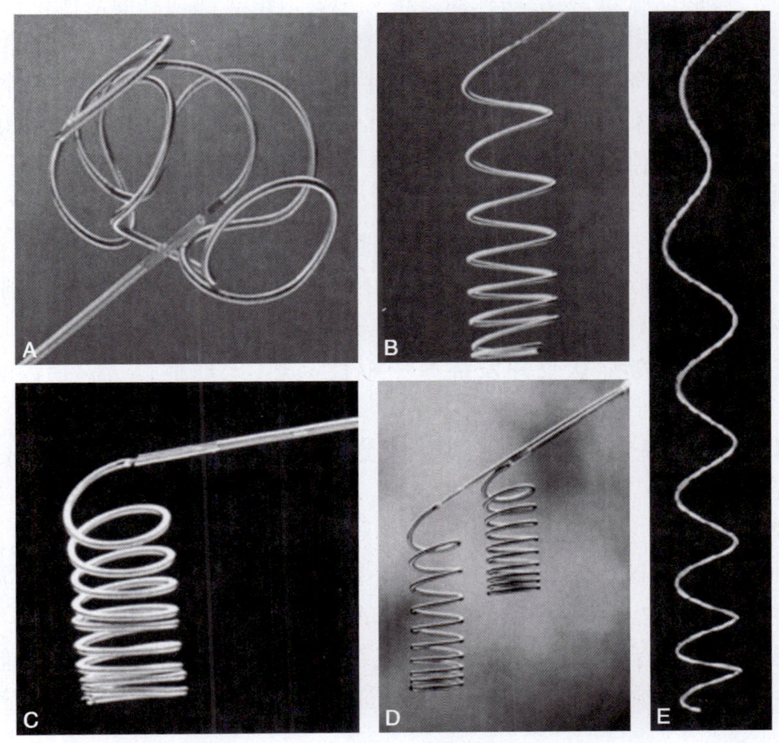


图 9-2-1　不同的弹簧圈

注：A. 3D 弹簧圈；B. 2D 弹簧圈；C. 标准弹簧圈；D. 软弹簧圈；E. 超软弹簧圈

**2. 支架** 对于宽颈动脉瘤，为防止弹簧圈突入载瘤动脉，采用支架辅助栓塞。

**3. 封堵球囊** 防止弹簧圈突入载瘤动脉，栓塞完毕后撤出球囊。

**4.** Onyx 是一种生物相容性液体栓塞剂。它由一种乙烯乙烯醇共聚物，溶解在不同浓度的二甲基亚砜（DMSO）中，并混入钽粉，以增加其可视性。当这一混合物接触含水介质时（如血液）二甲基亚砜迅速扩散，聚合物在原地沉淀和凝固，形成一种柔软的弹性栓子，不会黏附血管壁或导管。聚合过程具有时间依赖性而且主要受乙烯在混合物中含量的影响，乙烯越少，聚合物越软。Onyx 有数个不同浓度的产品，浓度越高，黏性越大。采用高浓度 Onyx 可以防止其从导管头端流出太远。由于 Onyx 接触含水介质会凝固，所以导管要用二甲基亚砜预冲。必须要使用与二甲基亚砜相容的导管，因为二甲基亚砜会降解大多数导管。Onyx 本身无黏合性，可以很容易从导管内清除，即使成为聚合体，也能够从导管内清除。可以用来栓塞血管畸形或动脉瘤。

**5. NBCA** NBCA 或氰丙烯酸丁酯（组织黏合胶）是一种快速有效的栓塞剂，是丙烯酸酯的聚合物。术前需根据经验及相关技术确定胶与碘油混合的浓度，来控制其渗透程度。NBCA 在接触到离子性的液体后会立即发生聚合，所以推注用的导管必须在注射完 NBCA 后迅速回撤，以防导管被胶黏住，无法拔出导管。二代 NBCA 较 Glubran 性能有改进。

**6. 可脱球囊** 目前多由乳胶制成，安装到特定的导管上，主要用于封堵颈内动脉海绵窦瘘的瘘口或闭塞载瘤动脉。可脱球囊分为不同的规格，根据瘘口的大小进行选择。应用等渗非离子造影剂缓慢充盈球囊，再撤出导管，把球囊留置在瘘口处，封堵瘘口。

## 二、颅内动脉瘤

### （一）概述

颅内动脉瘤是 SAH 最主要的原因，也是脑血管病中死亡率最高的疾病。颅内动脉瘤根据其病理学特点分为囊性动脉瘤，梭形动脉瘤，夹层动脉瘤。本文主要讨论囊性动脉瘤。颅内动脉瘤是血管壁上局部持久存在的膨出，多发于 Willis 环或大脑中动脉分叉处，90% 位于前循环，动脉瘤内常有血栓。据估计，成人中发病率为 0.2% ~9%。40 ~60 岁为好发年龄。动脉瘤破裂后可导致蛛网膜下腔出血，其死亡率高。无症状未破裂动脉瘤的破裂危险每年增加 1% ~2%，确诊为动脉瘤后 10 年累计出血率为 20%，15 年为 35%，多发性动脉瘤出血率更高。

### （二）临床表现

**1. 警兆症状** 头痛，头晕，后交通动脉瘤可引起动眼神经麻痹。

**2. 蛛网膜下腔出血** 动脉瘤破裂可导致蛛网膜下腔出血，表现为突然出现的剧烈头痛，呕吐，烦躁不安，意识障碍，癫痫。

**3. 蛛网膜下腔出血的全身症状及并发症** 中枢性高热，尿崩症，应激性溃疡，水电解质平衡失调等。

**4. 脑血管痉挛** 是导致蛛网膜下腔出血致死及致残的主要原因之一。多在出血后第 3 天出现血管痉挛，7 ~8 天达到高峰，10 ~12 天逐渐缓解。

### （三）辅助检查

腰穿是诊断颅内动脉瘤破裂后 SAH 的直接证据。CT 是目前诊断 SAH 的常用方法。CTA 及 MRA 可以发现颅内动脉瘤，是无创的诊断方法。DSA 是显示动脉瘤的最好方法。3D-DSA 在显示复杂的脑血管解剖结构方面具有优势，在血管重叠、包绕以及繁杂分支时，3D-DSA 能加以辨别，清晰显示动脉瘤体的大小、形态、瘤颈及其与载瘤动脉、周围比邻结构的关系，为介入治疗提供重要参考（图 9-2-2）。

### （四）治疗方法

主要包括外科手术夹闭瘤颈及血管内治疗。Guglielmi 等在 1991 年研制并使用 GDC（电解铂金微

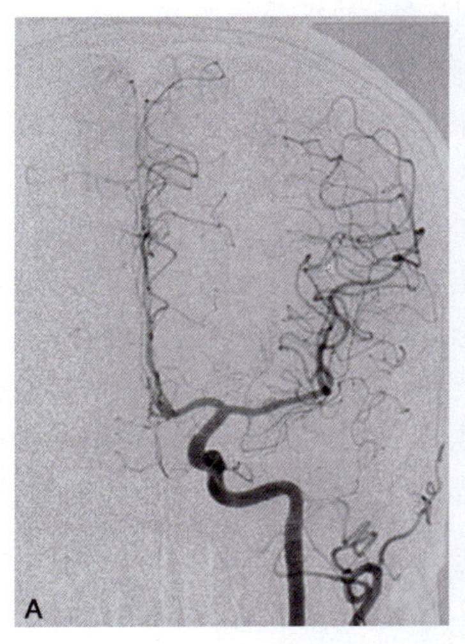

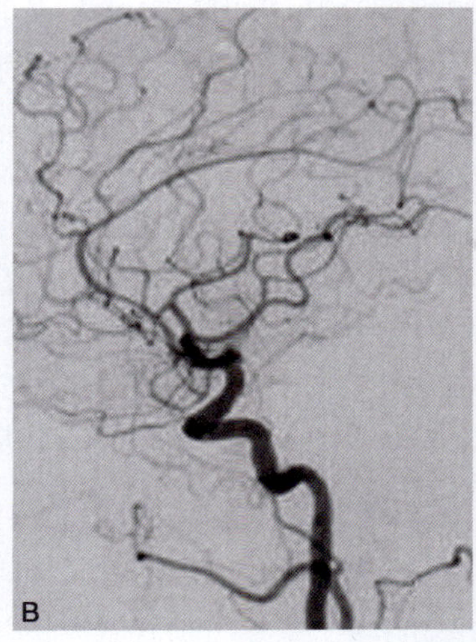

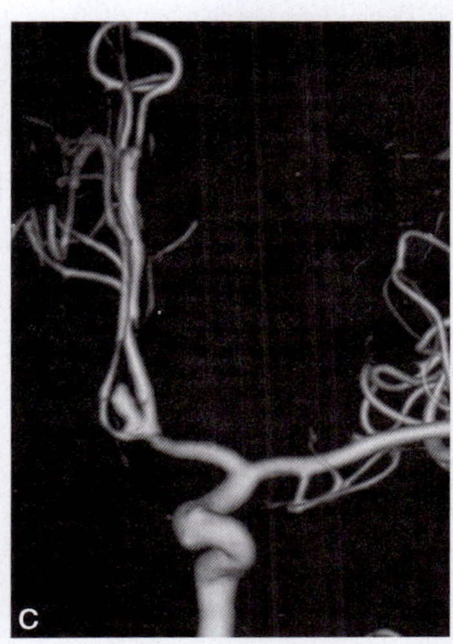


图 9-2-2　常规 2D-DSA 和 3D-DSA 显示前交通动脉瘤

注：A. 2D-DSA 正位图像；B. 2D-DSA 侧位图像；C. 3D-DSA 显示前交通动脉瘤

弹簧圈）栓塞治疗颅内动脉瘤，此项技术不断发展，取得良好疗效。尽管外科手术夹闭瘤颈是颅内动脉瘤治疗的金标准，但是其创伤大，风险高。随着器材的发展，介入技术的提高，血管内方法治疗颅内动脉瘤逐步得到广泛应用。血管内治疗具有创伤小，并发症率低，适应证广泛的特点。颅内动脉瘤血管内治疗方法包括单纯弹簧圈栓塞术，支架结合弹簧圈栓塞，球囊辅助弹簧圈栓塞，载瘤动脉闭塞术。血管内治疗可以防止动脉瘤破裂出血。

**（五）适应证**

**1. 动脉瘤栓塞术**　大多数颅内动脉瘤都适合行动脉瘤栓塞术。对于宽颈动脉瘤可以行球囊辅助弹簧圈栓塞或支架结合弹簧圈栓塞。对于①破裂动脉瘤：如全身状况可耐受麻醉，技术可以达到治疗目的，可以介入治疗，Hunt-Hess 分级 Ⅰ ~ Ⅲ级应积极治疗，Ⅳ ~ Ⅴ级应酌情处理。②未破裂动脉瘤：病人全身状况可耐受麻醉，技术可以达到治疗目的，可以行介入治疗。

**2. 载瘤动脉栓塞术**　①对于巨大颅内动脉瘤（直径大于 25mm）手术夹闭及动脉瘤栓塞治疗都很困难，可行载瘤动脉栓塞术。②宽颈或梭形动脉瘤。③创伤后假性动脉瘤或及感染性动脉瘤通常发生于远端动脉，可行载瘤动脉栓塞治疗。

**（六）禁忌证**

1. 不可纠正的出血性疾病或出血倾向为绝对禁忌证。

2. 血管迂曲严重，或入路动脉管腔过于狭窄，或动脉瘤过小，导管无法进入。

3. 全身状况不能耐受麻醉。

**（七）操作方法**

**1. 脑血管造影**　股动脉穿刺插管，导管分别进入 4 支脑供血动脉内（双侧颈内动脉及椎动脉），行脑血管造影，最好进行三维造影。需要注意动脉瘤的大小，形状，瘤颈情况，是否有动脉分支从瘤颈发出，对于破裂动脉瘤要注意是否存在血管痉挛，是否合并其他脑血管疾病（如动脉狭窄、血管畸形等），注意载瘤动脉有无狭窄；还要注意动脉入路是否迂曲，初步判断介入治疗时导管及导丝能否到达动脉瘤内；选择最佳工作角度（可以清楚的显示载瘤动脉，瘤颈，动脉瘤）。对于破裂动脉瘤，如果造影发现多个动脉瘤，要根据动脉瘤的位置、形态、大小，结合 CT 的出血部位判断哪一个为破裂动脉瘤，首先对破裂动脉瘤进行治疗。

**2. 动脉瘤栓塞治疗**　一般采用全身麻醉，术中肝素化。对于前循环动脉瘤，导引导管应到达颈内动脉。对于后循环动脉瘤，导引导管到达椎动脉的第 2 颈椎水平，这样导引导管可以提供足够的支撑力，使微导管能够顺利到达动脉瘤内。根据动脉瘤的形态、大小及其与载瘤动脉的关系，把导管及导丝塑成一定形状。在工作角度进行栓塞治疗。根据路径图，在导丝导引下把导管送入动脉瘤内，当微导管到达动脉瘤内时，应当稍微后撤导管，消除导管的张力，在透视下缓慢撤出导丝，防止导管头端将动脉瘤戳破。选择合适直径及长度的弹簧圈栓塞动脉瘤。

弹簧圈的选择要根据测量动脉瘤的结果，第 1 个弹簧圈的直径应该大于瘤颈，等于或稍大于瘤体最小径，尽可能长一些，使其在瘤内能紧贴瘤壁盘成篮状。对于新近出血的小动脉瘤，应尽可能选择柔软的弹簧圈。弹簧圈的位置放置合适后要进行造影证实，确信无正常血管闭塞再行解脱。然后再选择合适的弹簧圈继续进行栓塞（图 9-2-3，图 9-2-4）。造影证实动脉瘤完全栓塞或推送弹簧圈阻力较大时应当停止栓塞，拔出导管，结束手术。术中要注意防止弹簧圈突入载瘤动脉，导致脑梗死；操作要轻柔，防止导管、导丝、弹簧圈戳破动脉瘤导致蛛网膜下腔出血，撤出导管时要在透视下缓慢进行，防止导管把弹簧圈带出。

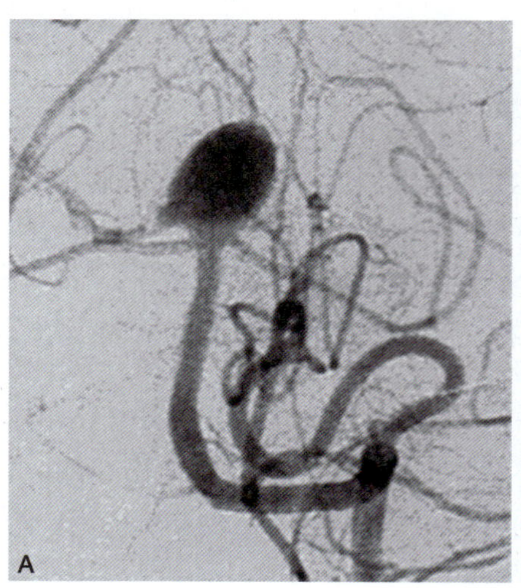


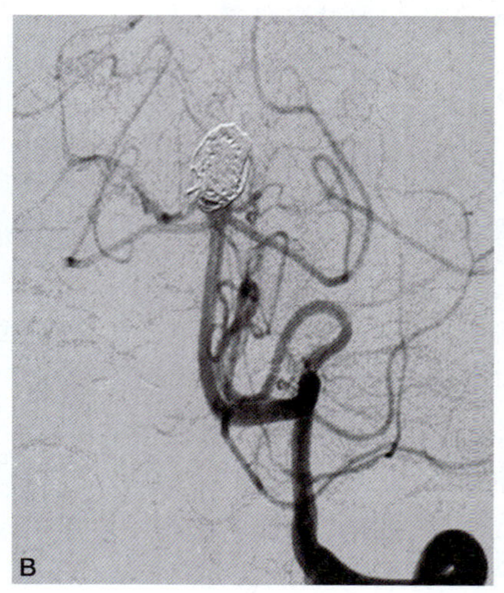


图 9-2-3 基底动脉动脉瘤栓塞

注：A. 术前；B. 术后

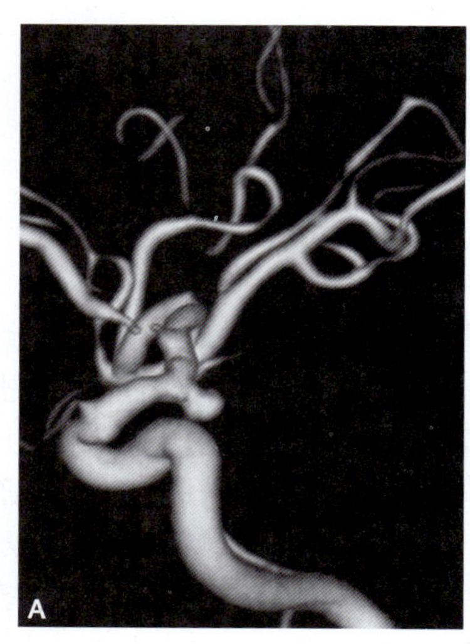


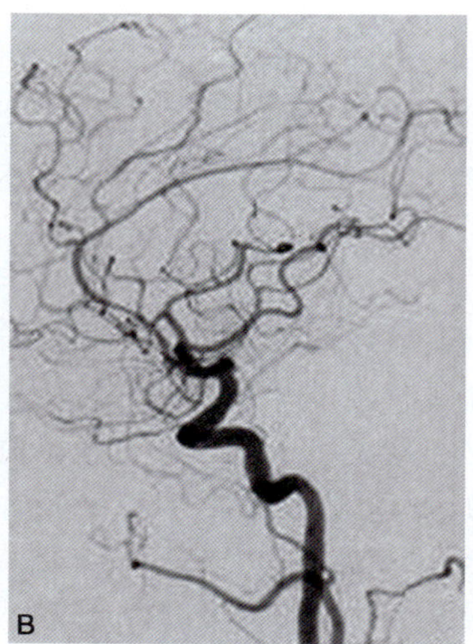


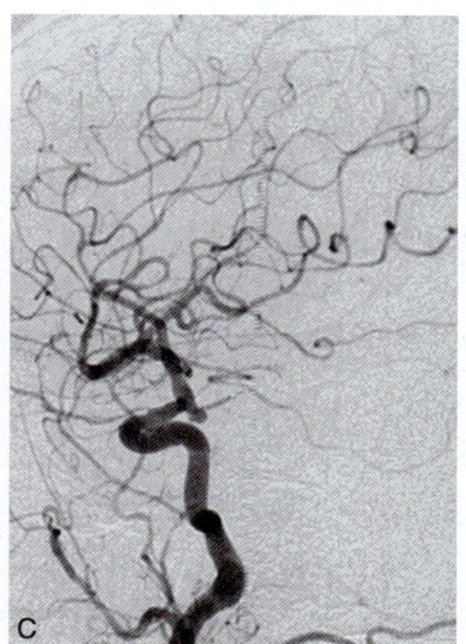


图 9-2-4 右后交通动脉瘤弹簧圈栓塞治疗

注：A. 3D-DSA 显示右后交通动脉瘤；B. 2D-DSA 显示右后交通动脉瘤；C. 弹簧圈栓塞治疗后

**3. 球囊辅助弹簧圈栓塞（Remodeling 技术）**　对于宽颈动脉瘤，为避免弹簧圈突入载瘤动脉，可采用球囊辅助弹簧圈栓塞。此项技术由 Moret 在 1994 年首先提出。导管进入动脉瘤后，再送入 1 枚柔软的球囊，充盈球囊，覆盖瘤颈，再通过导管送入弹簧圈，解脱弹簧圈后，松开球囊，球囊闭塞时间不应当超过 2～4 分钟，长时间闭塞动脉会导致脑梗死；重复以上的步骤，直到动脉瘤完全栓塞（图 9-2-5）。球囊辅助弹簧圈栓塞能够使弹簧圈致密填塞，可以保证载瘤动脉通畅。Remodeling 技术需要在载瘤动脉内反复扩张球囊，操作比较复杂，容易造成血栓形成，因此术中特别要注意充分抗凝。

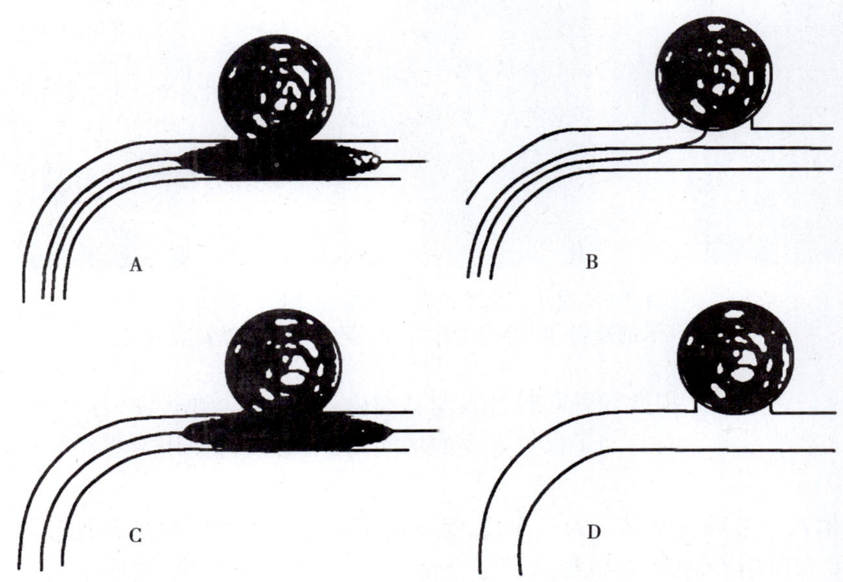


图 9-2-5　球囊辅助弹簧圈栓塞示意图

注：A. 打开球囊，进行栓塞；B. 松开球囊；C. 撤出微导管；D. 撤出球囊

**4. 支架辅助弹簧圈栓塞**　如果动脉瘤瘤颈很宽，即使应用球囊辅助弹簧圈也会突入载瘤动脉，这时就需要采用支架结合弹簧圈进行栓塞。1997 年 Higashita 首先报道内支架结合 GDC 治疗动脉瘤，使宽颈动脉瘤或梭形动脉瘤的血管内治疗成为可能，随着技术的发展，这项技术的应用越来越广泛。首先经导丝释放 1 枚柔软的支架，支架要覆盖动脉瘤的瘤颈。然后在导丝导引下，微导管通过支架的网眼进入动脉瘤内，送入弹簧圈进行栓塞，这样可以保证弹簧圈不会突入载瘤动脉，使动脉瘤能够得到完全栓塞（图 9-2-6）。目前常使用双导管技术（支架导管及动脉瘤导管）使此手术更易成功。有时还需要多个支架辅助栓塞。因为血管内支架可以导致急性血栓形成及支架再狭窄，因此支架植入前及植入后需要口服抗血小板药物。

**5. 载瘤动脉闭塞术**　部分动脉瘤无法行动脉瘤栓塞治疗，需要行载瘤动脉闭塞术。如果需要闭塞一侧颈内动脉，需要行球囊闭塞实验。如果病人不能耐受球囊闭塞实验，需要行旁路移植后再闭塞动脉。

球囊闭塞实验：应当在抗凝情况下进行。应用球囊闭塞一侧颈动脉（最少 30 分钟），观察病人是否耐受；观察侧支代偿是否充分。侧支代偿充分的影像学表现为：患侧颈动脉供血区毛细血管充盈良好；双侧静脉期同时出现。如果患侧静脉充盈时间较健侧延长 1.5 秒，则提示代偿不充分，即使当时临床耐受良好但是如果血压下降时易出现供血不足。

如果球囊闭塞实验耐受良好，可以行载瘤动脉闭塞。一般采用可脱球囊进行闭塞。通常还需要在第一个球囊的近端 1～2cm 处再放置 1 个球囊，也可以用弹簧圈栓塞载瘤动脉。

**6. 多微导管技术**　如果动脉瘤瘤颈较宽，球囊或支架辅助栓塞又比较困难，可以采用双微导管技

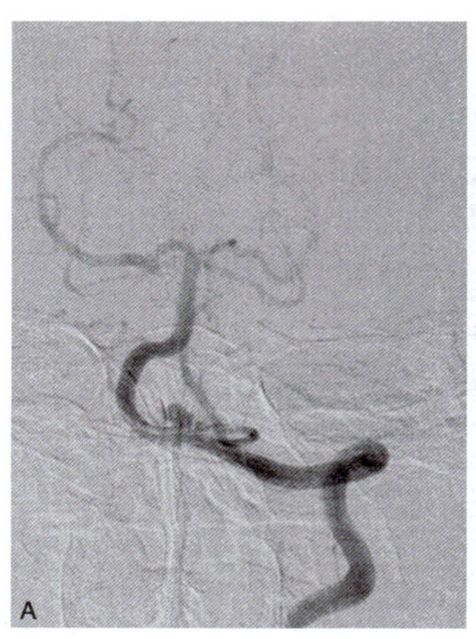

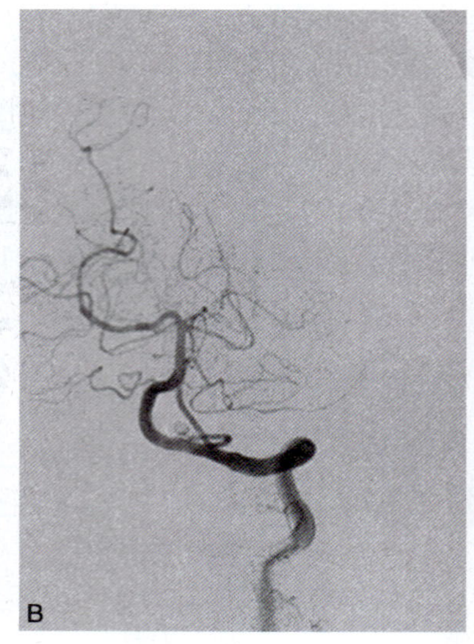

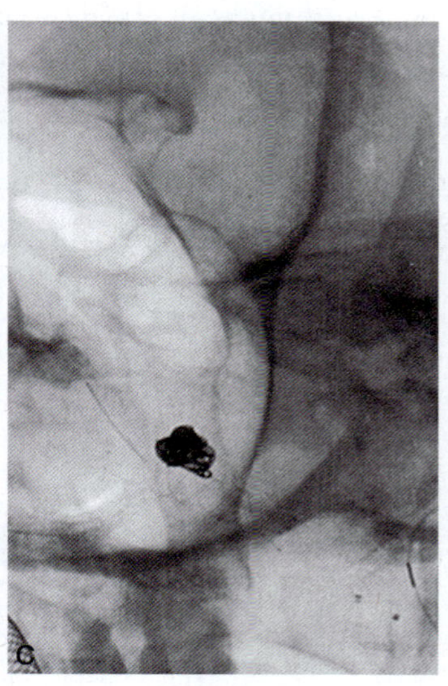


图 9-2-6 左小脑后下动脉瘤支架辅助弹簧圈栓塞

注：A. 术前造影；B. 栓塞治疗后；C. 显示支架与弹簧圈情况

术进行动脉瘤栓塞。治疗时 2 根微导管同时进入动脉瘤内，同时送入弹簧圈，这样弹簧圈互相交织，可以避免弹簧圈突入载瘤动脉。有时为了保护重要的功能动脉，可以再使用 1 根微导管插入功能动脉予以保护。

**7. 覆膜支架植入** 覆膜支架又名人工血管，是普通金属支架与人工膜或天然膜相结合的产物。制作支架的材料主要有医用不锈钢、镍钛形状记忆合金、铂合金等。近年来，覆膜支架越来越多地被应用于颅底血管性病变并取得理想效果。植入覆膜支架后，人工膜将动脉瘤瘤颈覆盖，动脉瘤腔内的血流与载瘤动脉血流被隔离，实现血管重建。覆膜支架柔顺性较差，难以到达目标血管；另外覆膜支架植入只能用于无重要侧支或穿支发出的动脉节段。目前全世界正式应用于临床的颅内覆膜支架是我国自行研发的 Willis 覆膜支架系统。

**8. 其他治疗技术** Onyx 栓塞：微导管进入动脉瘤内，应用专用的球囊闭塞瘤颈，经导管缓慢注入 Onyx，使 Onyx 充满动脉瘤内，并防止 Onyx 流入载瘤动脉内。然后回抽球囊，撤出微导管。Onyx 栓塞动脉瘤操作比较复杂，应用的病例较少，远期疗效还有待于研究（图 9-2-7）。

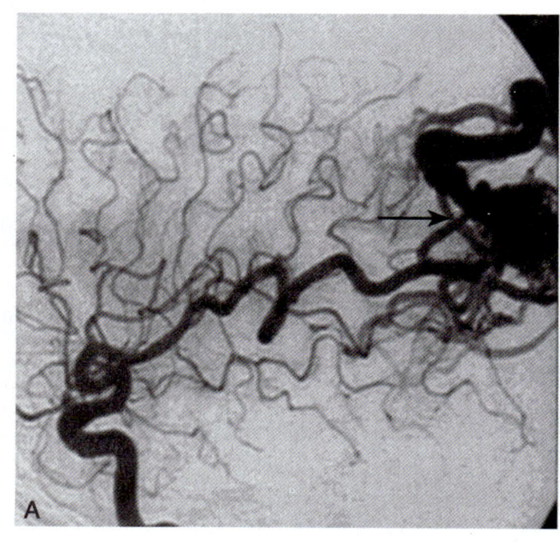

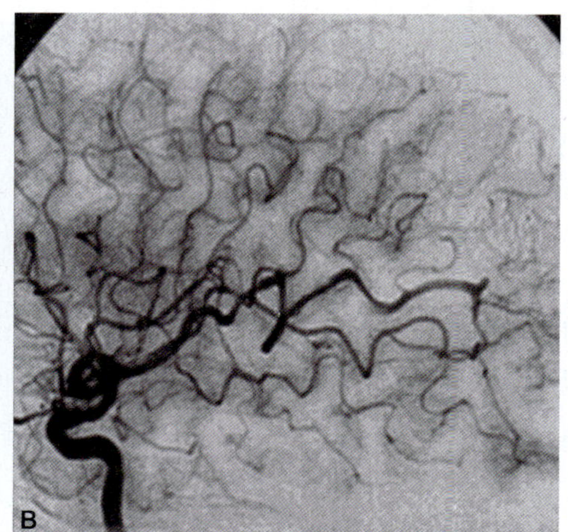


图 9-2-7 Onyx 栓塞动脉瘤示意图

注：A. 打开球囊，进行栓塞；B. 栓塞完毕，撤出导管及球囊。→球囊；Onyx 胶

血流导向装置(密网眼支架):颅内动脉瘤的形成及破裂出血与血流动力学因素密切相关。近年的研究显示颅内血管支架的网孔密度对颅内动脉瘤的血流动力学分布具有重要的影响。植入具有较密金属结构分布的支架可以减缓动脉瘤体与载瘤动脉之间的血液流通,诱发动脉瘤内自身血栓形成;同时,较密金属结构能加快内皮化进程,促进内膜增生,重建载瘤动脉。目前,一些学者采用血流导向装置治疗颅内复杂动脉瘤的研究显示出初步效果,其有效性尚需进一步研究。

**(八)并发症及处理**

与外科手术夹闭相比,动脉瘤栓塞治疗的风险较小,但仍可能出现并发症,有时可致死或致残。因此尽量降低并发症率,正确处理并发症就十分重要。

**1. 动脉瘤术中破裂**　术中导管或导丝可刺破动脉瘤,引起出血。如果出现动脉瘤破裂出血,应迅速中和肝素,降低血压,继续填塞弹簧圈,完全栓塞动脉瘤;如果无法完全栓塞动脉瘤,出血未停止,应急诊行外科手术夹闭。为避免动脉瘤破裂出血,操作时应当注意:导丝及导管进入动脉瘤是应当在路径图下进行,操作时动作轻柔,防止导管或导丝戳破动脉瘤;导管要准确塑形,导管头不要接触动脉瘤壁,插入或回撤导丝时应当在透视下缓慢进行。

**2. 血栓栓塞**　是弹簧圈栓塞动脉瘤的常见并发症,发生率为4.6%～10.1%。全身肝素化可降低血栓栓塞的风险,因此术中要特别注意肝素化。如果发生栓塞,可以把微导管插入血栓内进行溶栓治疗,但溶栓时要注意动脉瘤出血。

**3. 弹簧圈移位**　指弹簧圈从动脉瘤内移位,到达载瘤动脉或到达远端动脉,可导致脑缺血。栓塞时应当选择合适弹簧圈,对于宽颈动脉瘤应当采用球囊辅助弹簧圈栓塞或球囊辅助弹簧圈栓塞,以防止弹簧圈移位。如果发生弹簧圈移位,可应用特殊装置取回移位的弹簧圈。如果无法取出移位的弹簧圈,应当避免弹簧圈堵塞主要血管,术后要注意抗凝治疗。

**4. 血管痉挛**　蛛网膜下腔出血可以导致血管痉挛,导管及导丝也可以导致血管痉挛。静脉给予钙离子通道拮抗剂可以治疗血管痉挛。

**5. 支架植入相关并发症**　包括支架移位,再狭窄、急性血栓形成,支架受压变形、塌陷。如果支架直径较小,微导管通过支架网眼进行动脉瘤栓塞时可导致支架移位。术前注意抗血小板治疗,术后注意抗凝抗血小板治疗,可以防止急性血栓形成及支架再狭窄。

**(九)疗效**

在一项多中心合作(ISAT),包括大宗病例的前瞻性研究中,对手术夹闭(1070例)和血管内介入治疗(1073例)进行了比较,随诊7年,结果表明对于破裂颅内动脉瘤,二者均可有效地防止动脉瘤再出血,但血管内介入治疗的死亡率和致残率小于手术夹闭,再出血的风险低。

**(十)围术期处理及随访**

术前按照解痉、止血、镇静、通便、止咳的原则处理,注意控制血压。如果动脉瘤完全栓塞,术后以低分子肝素抗凝3天。术前表现为占位效应的大型动脉瘤,术后可以短期内给予糖皮质激素,可以在一定程度缓解症状。动脉瘤栓塞治疗可能复发,需要定期进行随访。一般要求术后半年、1年、2年进行影像学随访。可进行脑血管造影检查,也可以进行MRA检查,文献报道MRA的敏感性为97%,特异性为100%。如果MRA提示动脉瘤复发则需要进行造影检查。对于复发的动脉瘤可以再次进行栓塞治疗。

## 三、脑动静脉畸形

**(一)概述**

脑动静脉畸形(AVM)指局部脑血管发育障碍引起的脑血管局部脑血管数量和结构异常,影响正常脑血流,是一种先天性局部脑血管发育异常,由扩张的、存在动静脉之间的杂乱血管积聚构成,是脑血管畸形的最常见类型。一般认为在胚胎45～60天时发生。胚胎第4周,脑原始血管网开始形成,原脑中出现原始的血液循环;以后原始血管分化出动脉、静脉和毛细血管。这个时期局部脑血管分化发生障碍，使动脉与静脉直接相通，无毛细血管形成，而产生 AVM。男性多于女性，约为 2∶1，好发年龄为 20～39 岁。本病可发生于脑的任何部位，90% 位于小脑幕上。治疗方法包括外科手术切除、立体定向放射治疗和血管内栓塞治疗。其中，血管内栓塞治疗是治疗 AVM 的重要方法，有时需要联合上述方法治疗。

### （二）发病机制

AVM 病灶中动静脉之间缺乏毛细血管结构，动脉血直接流入静脉，血流阻力骤然减少，导致局部脑动脉压下降，脑静脉压增高，由此产生一系列血流动力学的紊乱和病理生理过程。

**1. 脑出血** 出血的原因包括动脉迂曲扩张，血管壁受损，局部破裂；AVM 伴发的动脉瘤破裂出血；静脉内压力增高，导致静脉扩张出血；大量血液迅速流入静脉，可以导致病灶周围脑组织灌注减少，出现脑盗血现象，导致小动脉扩张；如果血压上升，这些扩张的小动脉可能破裂出血。小型的 AVM（＜2.5cm）由于畸形血管口径小，动脉压下降幅度小，管壁薄，易发生出血。脑室旁 AVM 供血动脉短，直径小，动脉压高，引流静脉通常为深静脉，而深静脉发生狭窄的机会多，因此也容易发生出血。

**2. 脑缺血** 畸形团越大，越容易发生脑缺血，可导致癫痫，TIA 或进行性神经功能缺失。如果病灶较小，则脑缺血较轻。

**3. 脑过度灌注** 脑盗血使邻近的脑组织内的血管扩张，以获得较多的血液，血管长期扩张导致血管的自动调节功能下降。如果脑灌注压增高，易发生脑血流量迅速增高，出现脑过度灌注，表现为局部静脉压增高、脑肿胀、颅压增高、小血管破裂出血。

**4. 颅压增高** 动脉血直接流入静脉，导致静脉压增高，阻碍周围脑组织的静脉回流而使脑组织长期淤血和水肿，颅压增高。

### （三）临床表现

**1. 出血** 多发生于青年人。表现为剧烈头痛，伴呕吐，可出现意识障碍。AVM 第 1 次出血的病人 80%～90% 可以生存，随着出血次数增多，病情逐渐加重恶化。未破裂 AVM 每年的出血风险为 2%～4%；而曾经破裂出血的 AVM 第 1 年再破裂出血的风险为 6%。

**2. 抽搐** 额叶、顶叶、颞叶的 AVM 易发生抽搐，尤其是大型的 AVM 更容易出现抽搐。

**3. 头痛** 半数以上病人有长期头痛病史，类似偏头痛。

**4. 进行性神经功能障碍** 主要为运动或感觉性功能障碍，常发生于较大的 AVM，由于大量脑盗血所导致。

### （四）辅助检查

**1. CT** 未出血的 AVM 表现为不规则的低、等或高密度混杂的病灶，边界不清，一般无占位效应，周围无明显的脑水肿征象。增强扫描表现为斑点状或团块状强化，有时可见与血管团相连的迂曲供血动脉或引流静脉。

**2. MRI** 对 AVM 有特殊的价值。可见流空的血管影。

**3. 脑血管造影** 是最重要的检查方法，可见 1 只或多只增粗的供血动脉进入团状畸形血管内，可见紊乱的畸形团，同时可显示扩张扭曲的引流静脉。造影时要注意，颈外动脉也可能参与 AVM 的供血，因此不要遗漏颈外动脉。DSA 是临床诊断动静脉畸形的“金标准”；2D 和 3D DSA 技术可以描绘 AVM 的二维和三维图像。基于 3D-DSA 技术的高度时间分辨率的 4D-DSA 技术，可以精确地观察到动静脉畸形血管团内部的构成，可以为术者更好地了解病变结构、制定手术方案提供帮助。

### （五）适应证及禁忌证

**1. 适应证** ①病变广泛深在，不适宜直接手术。②病变位于重要功能区，外科手术切除将产生严重的并发症或后遗症。③深部颅内动静脉畸形、功能区和巨大的脑动静脉畸形。

**2. 禁忌证** ①病变为低血流，供血动脉纤细，微导管无法到达血管畸形团内，或不能避开供应正常脑组织的穿支动脉。②病灶为穿支供血，区域性功能闭塞实验产生相应神经功能症状缺失者。③全身衰竭状态不能耐受治疗，或不同意治疗者。

**（六）操作方法**

目前一般采用 NBCA 或 Onyx 进行栓塞。采用全身麻醉，术中肝素化。股动脉穿刺插管，行脑血管造影，了解病变的供血动脉、畸形团、引流静脉情况，明确是否存在动脉瘤及静脉瘤或动静脉瘘。通过导引导管，在路径图指引下微导管进入畸形血管团的主要供血动脉，造影无正常穿支血管存在。找到最佳工作角度（可显示微导管头端、畸形血管团、供血动脉、引流静脉），缓慢注入 Onyx，注意其流动趋势和方向。如果弥散趋势和方向良好，就应当继续注入 Onyx；若发现明显反流或 Onyx 进入引流静脉，立即停止注射。如畸形血管团内有较高流量的动静脉瘘，则应先用弹簧圈封闭瘘口，以减低瘘口血流速度，以利后期 Onyx 的弥散。拔管时机：①注射 Onyx 栓塞畸形血管团达到预期效果；②反流超过 1.5cm 时；③出现明显的血管痉挛，可能影响拔管；④进一步的反流将导致正常穿支血管栓塞；⑤继续注入 Onyx 不能产生良好的弥散趋势和方向。如果初选供血动脉一次注射未能彻底栓塞畸形血管团或未达到预期栓塞比例时，可同期用微导管超选择其他畸形血管团的主要供血动脉继续栓塞（图 9-2-8）。如果存在血流动力学动脉瘤则需要处理动脉瘤，防止其破裂出血。

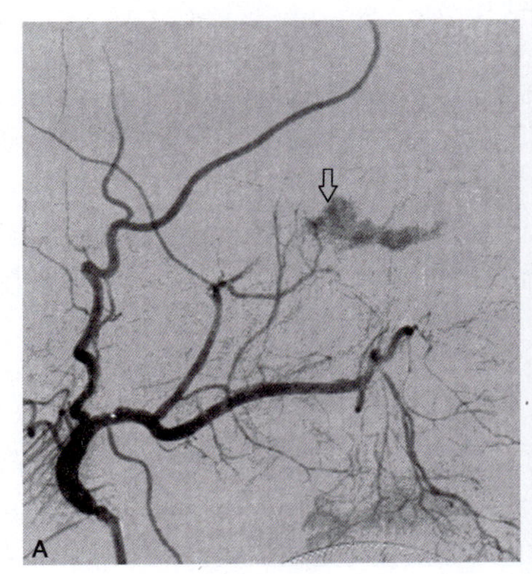


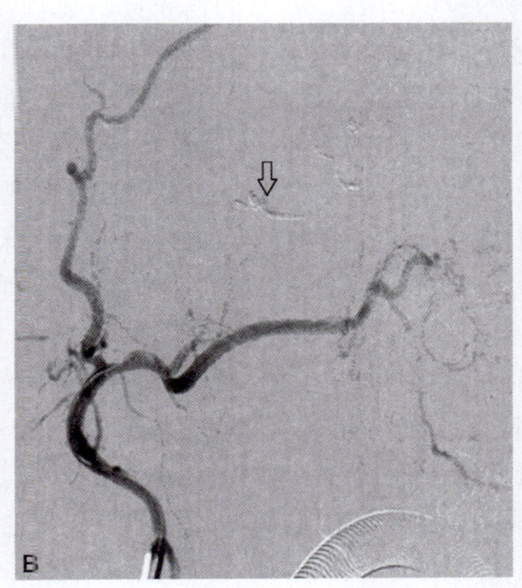


图 9-2-8　脑动静脉畸形栓塞

注：A. 栓塞前；B. 栓塞后。⇨肇事血管

**（七）并发症及处理**

**1. 误栓**　栓塞正常动脉可以导致脑梗死。栓塞静脉可导致静脉引流障碍，导致脑出血。超选择插管可以避免栓塞正常动脉。微导管到位后，行超选择造影时，应该反复多角度观察，确认被栓塞区域内无正常供血动脉，然后方可栓塞，治疗中注意注入 Onyx 的速度，防止栓塞静脉，导致脑出血。

**2. 正常灌注压突破综合征**　栓塞畸形团后，原处于低灌注的正常脑组织供血迅速增加，由于脑血管长期处于低灌注状态，其自动调节功能失调，导致严重的脑水肿甚至出血。为防止出现正常灌注压突破综合征，对于较大的 AVM 每次应栓塞病灶的 1/3 或 1/4，术中及术后应控制性降压 24～48 小时。

**3. 留滞导管**　如果导管被粘住，强行拔管可导致血管损伤引起脑出血时，应留置微导管，将微导管在体外剪断，剩余部分留在体内，术后抗凝治疗。

**（八）疗效**

栓塞是治疗 AVM 的重要方法，但不能完全取代外科手术。栓塞治疗可以使缺血引起的神经功能缺失停止发展或有所好转，减轻头痛，减少癫痫发作，降低出血风险。外科手术前栓塞治疗可以减少术中出血，并增加 AVM 的切除率。对于大的 AVM 可以栓塞治疗后再进行放射治疗。使用 Onyx 液态栓塞可以使部分脑动静脉畸形得到治愈。血管内栓塞治疗逐渐转变为脑动静脉畸形治疗的主要手段。

随着新材料(如可解脱微导管)和新技术(如多微导管同步栓塞技术、经静脉入路栓塞技术、近端球囊辅助技术)的不断出现,AVM 介入治疗的成功率和安全性将进一步提高。

## 四、硬脑膜动静脉瘘

### (一)概述

硬脑膜动静脉瘘(DAVF)指动静脉直接交通在硬脑膜组织的血管性疾病,占颅内血管畸形的 15% 左右。病因不明,部分病例可能与先天性因素有关;部分病例与外伤、炎症、手术有关。硬脑膜血栓性静脉炎可能是导致此种疾病的重要原因。DAVF 的治疗要点是闭塞硬脑膜静脉窦壁上的瘘口。颈外动脉结扎仅有暂时效果,由于瘘口仍然存在,很快会出现新的侧支循环,病情复发。对于简单型 DAVF,可以孤立、电凝、切除 DAVF 累积的硬膜瓣和邻近的静脉窦,切断动脉化的皮质引流静脉的通路。但是外科手术操作难度大,术中止血困难,死亡率及严重致残率高。血管内栓塞是治疗 DAVF 的主要方法,部分病例可以达到解剖治愈。对于主要由颈内动脉分支供血的 DAVF,如果其供血动脉无法栓塞时可压迫颈动脉,少数病人可以治愈。部分病例可以行立体定向放射治疗。

### (二)临床表现

大部分 DAVF 没有症状或仅有颅内杂音。头痛是病人常见的主诉。其他有因视力丧失,精神状态改变,神经功能障碍或颅内出血而就诊。静脉回流类型是决定临床表现和预后的主要因素。其他因素包括病变部位、供血动脉、全身情况。常见临床表现为:

**1. 颅压增高** 各种因素引起静脉窦堵塞,静脉回流受阻,甚至逆流至软脑膜静脉,影响脑脊液吸收,引起颅压增高;也可以因颅内或脑室出血,畸形血管扩张阻塞脑脊液回流通路,引起梗阻性或交通性脑积水。出现头痛、呕吐、视神经盘水肿,甚至失明。

**2. 颅内出血** 约有 20% 的病人在病程中出现颅内出血。几乎所有的颅内出血都是由于动脉化软脑膜引流静脉破裂出血导致的。

**3. 脑盗血症状** 大量动脉血直接回流至静脉窦,脑组织供血减少,造成脑缺血。表现为癫痫和局灶性神经功能障碍症状,与脑内 AVM 引起的盗血症状相似。

**4. 其他症状** 不同部位的 DAVF,静脉回流不同,出现相应的定位症状。入海绵窦 DAVF 向眼静脉反流,出现突眼,结膜出血等症状。近颅底的 DAVF 可出现颅内杂音。

### (三)辅助检查

**1. 脑血管造影** 是诊断和分型的最重要手段,可以清晰地显示畸形血管自动脉期至静脉期的各阶段表现,是决定治疗方法及方案的设计的主要依据。血管造影应当注意:应当行双侧颈内动脉、椎动脉、颈外动脉造影;既要注意动脉期表现,也不能忽略静脉期的表现。1995 年 Cognard 提出了 DAVF 的分类方法,对于治疗的选择及预后判断具有指导意义。

Ⅰ型:DAVF 位于主要静脉窦内,血流是顺行的;

Ⅱ型:DAVF 位于主要静脉窦内,血流逆行入窦(Ⅱa 型);血流逆行流入皮层静脉(Ⅱb 型);或者二者均有(Ⅱa+b 型);

Ⅲ型:血液直接由皮层静脉引流,不伴有静脉扩张;

Ⅳ型:直接由皮层静脉引流,伴有静脉扩张;

Ⅴ型:血液有脊髓静脉引流。

分型越高,预后越差。DAVF 的供血动脉较丰富,颅内颅外动脉均可参与供血.包括:枕动脉、脑膜中动脉、咽升动脉、椎动脉的脑膜支、小脑后下动脉及小脑上动脉的脑幕支、颈内动脉的脑幕动脉、耳后动脉等。以上动脉除了向 DAVF 供血外,常在某些重要部位与其他动脉形成危险吻合。危险吻合是颈外动脉与颈内动脉或椎基底动脉之间的异常通道,这些异常通道有时是造影可见的,有时是造影不可见的、潜在的,血管栓塞治疗中要特别注意危险吻合,防止出现并发症。

**2. MRA 及 MRV**　可以无创的显示硬脑膜动静脉的解剖结构，但无法替代脑血管造影，可以作为筛选及随诊的手段。

**3. MRI 及 CT**　可以作为筛选及鉴别诊断的方法，显示引流静脉的位置以及静脉窦内的血栓。但是不能显示 DAVF 中血流的动态变化。

**（四）适应证**

该病进一步发展可导致严重并发症，一般均应进行血管内栓塞治疗。特别是有出血史者，难以耐受颅内杂音者，进行性神经功能缺失者，有局部压迫症状者，颅内压增高者。

**（五）血管内治疗方法**

包括经动脉栓塞、经静脉栓塞、动静脉联合入路栓塞三种方法。经动脉栓塞的材料包括 Onyx 胶、NBCA 胶、弹簧圈、固体微粒、真丝线段等，目前主要栓塞材料为 Onyx 胶及 NBCA 胶。经静脉栓塞的主要栓塞材料为弹簧圈，或弹簧圈结合 Onyx 胶或 NBCA 胶。

经动脉栓塞的方法：全麻下操作，股动脉穿刺插管，行脑血管造影，了解动静脉瘘的位置、供血动脉、引流静脉；6F 导引导管入颈外动脉，微导管超选择入供血动脉，尽可能靠近瘘口，栓塞瘘口，达到解剖治愈。

缓慢注入 NBCA 或 Onyx 胶，术中注意防止栓塞物质反流，注意防止栓塞物质经危险吻合导致误栓，防止栓塞物质堵塞引流静脉（图 9-2-9）。

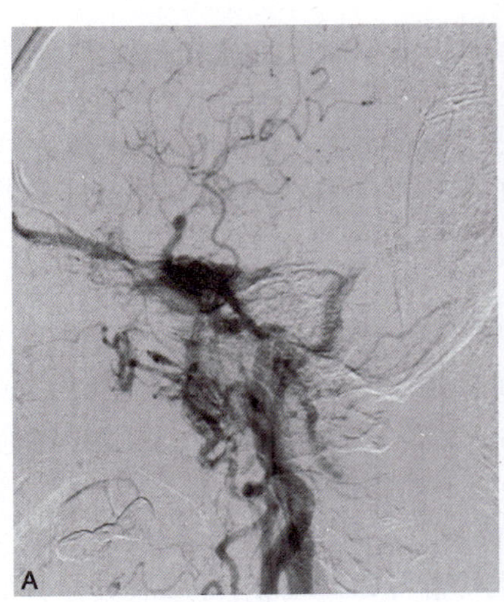


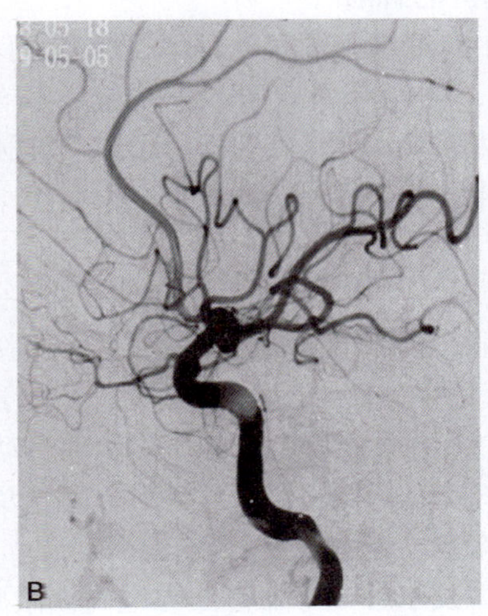


图 9-2-9　海绵窦区 DAVF，应用 Onyx 完全栓塞

注：A. 术前；B. 术后

如果微导管难以接近瘘口，或供血动脉比较复杂，无法逐一栓塞供血动脉，瘘口处静脉窦内压力较高，完全失去正常生理功能，可以考虑经静脉途径栓塞。经静脉栓塞方法：股静脉穿刺插管，送入导引导管，微导管到达瘘口处，以弹簧圈或胶闭塞窦壁及瘘口。

DAVF 是比较复杂的颅内血管性疾病，有时难以单靠动脉或静脉入路治愈，因而需要动静脉联合入路进行治疗。

**（六）并发症及处理**

**1. 经危险吻合导致误栓**　可导致脑缺血，引起相应的症状。眼动脉栓塞可导致失明。栓塞过程中注意造影复查，多角度造影，要注意胶的流动方向，注意防止胶进入危险吻合。如果出现误栓症状，可给予抗凝、扩血管治疗。

**2.** 术后抗凝治疗 5 天，防止静脉闭塞导致脑损害。

**3. 颌面部缺血** 颈外动脉栓塞可导致颌面部缺血，出现疼痛、张口困难等症状，术后给予糖皮质激素可缓解上述症状。

**4. 周围性面神经麻痹** 脑膜中动脉颞骨岩部后支参与面神经供血，栓塞此分支可导致周围性面神经麻痹。如果出现上述症状可给予营养神经治疗，术后给予糖皮质激素可缓解症状。

**5.** 栓塞物质经动静脉瘘栓塞引流静脉可导致脑梗死或脑出血。术中注意防止栓塞物质进入引流静脉。

**（七）疗效**

对于DAVF这种比较复杂的颅内血管性疾病，随着技术的提高，新的栓塞材料的出现，血管内治疗取得了比较好的疗效，部分病例可以治愈。文献报道应用Onyx栓塞，61.3%的病例动静脉瘘完全栓塞，症状消失，38.7%的病例动静脉瘘部分栓塞，长期并发症率6.5%。

## 五、颈动脉海绵窦瘘

**（一）概述**

颈动脉海绵窦瘘(CCF)是指颈动脉或其分支由于各种原因造成破裂，使动脉、海绵窦间形成窦道而产生的一系列病症。CCF多由外伤所致，占75%以上；动脉瘤破裂、炎症、医源性损害也可以导致CCF。可脱球囊栓塞瘘口是治疗CCF的首选方法。

**（二）海绵窦区的解剖**

海绵窦因其中有纤维小梁间隔，很像海绵状而由Winslow命名。海绵窦位于蝶鞍两侧，从眶上裂到岩骨尖，长约2cm，其中含有颈动脉及其分支，还有动眼神经、滑车神经、展神经以及三叉神经的眼支。在海绵窦中颈内动脉或其分支破裂即可形成动静脉之间的交通。海绵窦外侧壁通过的脑神经有动眼神经、滑车神经、展神经和三叉神经的眼支。发生CCF时，这些脑神经都有可能发生瘫痪，以展神经瘫痪多见。

**（三）临床表现**

**1. 搏动性突眼** 是CCF的典型症状。正常情况下眼上静脉及眼下静脉引流眶部的静脉进入海绵。当发生CCF时，海绵窦内压力明显升高，血流方向逆转，眶内组织的静脉引流不畅，而导致充血、渗出和水肿，导致眼球突出，并可能看到与脉搏同步的搏动。突眼多发生于CCF的同侧，有时症状可发生于双侧，多由于海绵间窦参与引流，导致双侧眼上静脉及眼下静脉扩张。

**2. 颅内血管杂音** 是首发症状，与脉搏一致。夜间及安静时更加明显，使病人难以入睡。

**3. 眼结膜充血及水肿** 海绵窦压力增高使眼眶部静脉回流不畅，球结膜充血甚至出血，睑结膜充血加重可导致睑结膜充血外翻，眼睑不能闭合，可导致暴露性角膜炎。

**4. 眼球运动障碍** 由于Ⅲ、Ⅳ、Ⅵ脑神经受到扩张的海绵窦的压迫而出现眼球运动障碍，伴有复视。其中展神经最易受累，可能与展神经更靠近颈内动脉有关。

**5. 进行性视力障碍** 约一半的病人视力严重受损。其主要原因是眼球缺血。视网膜和脉络膜由眼动脉供血，眼动脉的供血受眼压的影响，动脉压必须超过眼压才能进入眼内。当高流量的CCF存在时，位于瘘口远端眼动脉灌注不足，同时眼静脉回流受阻，使眼压增高，导致视力受损。

**6. 头痛** 与血管扩张有关。

**7. 颅内出血及鼻出血** 大量的鼻出血是由于CCF伴有假性动脉瘤形成突入蝶窦后破裂造成，可引起出血性休克。大量鼻出血的CCF需要急诊进行治疗。CCF可导致皮层静脉曲张，出现蛛网膜下腔出血或硬膜下出血。

**（四）诊断**

CT可显示眼球突出、眼上静脉增粗、眶内肌群弥漫增厚、眼睑肿胀、球结膜水肿，增强CT可见海绵窦区明显增强。

DSA是诊断CCF的唯一可靠方法。造影时包括双侧颈内动脉、颈外动脉、椎动脉；同时还要注意压迫患侧颈动脉同时做对侧颈内动脉及椎动脉造影。脑血管造影除了可以显示CCF外，还可以显示瘘口的数目、部位及大小，大量造影剂突然进入海绵窦，难以分辨出瘘口的位置，这时可以压迫患侧颈动脉同时行椎动脉造影，通过后交通动脉逆行充盈瘘口，可以清楚的显示瘘口。通过造影可以了解脑供血情况，明确是否存在瘘口远侧灌注不良。压迫患侧颈动脉，同时行对侧颈动脉或一侧椎动脉造影，可以了解侧支循环情况；如果代偿良好，才可能在无法闭塞瘘口时闭塞患侧颈内动脉。

### （五）适应证

CCF很少有自愈的机会，如果任其发展，可发生颅内出血或大量鼻出血；可使脑及视网膜缺血而导致脑功能及视力障碍；颅内杂音可使病人难以耐受。因此如果确诊，就应当治疗，介入治疗是治疗CCF的首选方法。治疗的目的是保护视力，消除杂音，使突眼回缩，防止脑缺血及脑出血。

### （六）治疗原则

闭塞瘘口，保持颈内动脉通畅，改善脑部循环，减轻眼部症状是治疗CCF应遵循的基本原则。应当闭塞瘘口而不应当只阻断载瘘动脉或减少瘘口的血流量。如果单纯结扎或闭塞供血动脉，而没有堵住瘘口，将导致侧支血管供应瘘口血流，使症状复发，使下一步治疗非常困难。对于采用闭塞颈动脉的手术应当慎重。如果确实需要闭塞颈动脉，则必须在术前做好脑缺血耐受实验。即使闭塞颈内动脉后短期内没有缺血表现，也会随着年龄的增长，动脉硬化等因素的出现，发生脑缺血的风险高于正常人群。因此要特别注意保持颈动脉通畅。

### （七）治疗方法

介入治疗方法包括经动脉可脱球囊栓塞术、经动脉弹簧圈栓塞、经静脉途径栓塞。

**1. 经动脉可脱球囊栓塞术**　股动脉穿刺插管，行脑血管造影，了解瘘口位置、大小、供血动脉、引流静脉、侧支循环情况。8F导引导管到达颈内动脉。根据造影显示的瘘口的大小，选择合适的球囊，将球囊安装到Magi-BD导管上。在侧位透视下经8F导引导管缓慢送入可脱球囊，如果球囊突然改变方向表明球囊到达瘘口；应用等渗非离子造影剂缓慢充盈球囊，造影证实瘘口闭塞后，再充盈0.05～0.1ml等渗非离子造影剂，轻轻持续牵拉球囊导管，使球囊与导管分离（图9-2-10）。在解脱球囊的过程中切忌暴力，要在透视下严密观察下进行。如果牵拉导管过程中发现球囊移位，应当立即停止牵拉导管，抽空球囊，调整球囊位置，球囊到达瘘口后重新充盈球囊，解脱球囊。如果瘘口较大，需要多枚球囊进行栓塞。球囊解脱后应立即正、侧位摄片，记录球囊大小、位置，作为术后复查的参照标准。

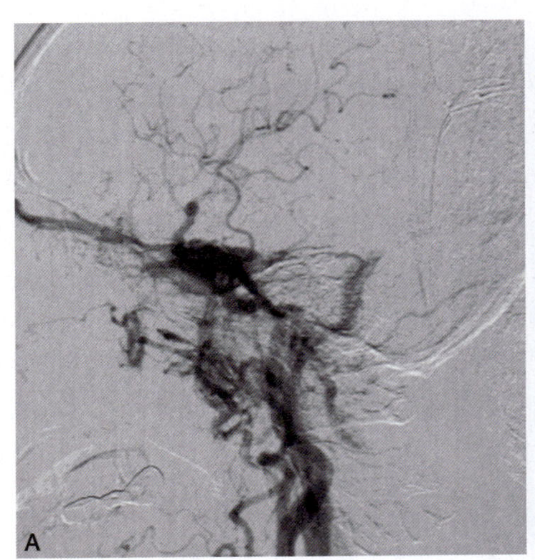


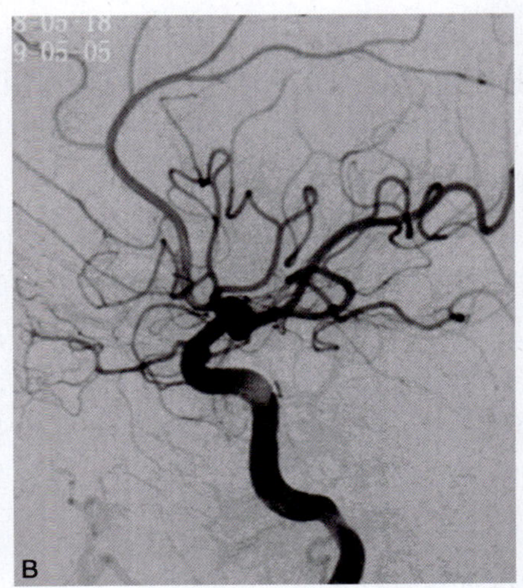


图9-2-10　CCF球囊栓塞术

注：A. 术前；B. 术后

球囊内充盈的等渗非离子造影剂每毫升含碘 180mg，与血浆渗透压相等。等渗造影剂充盈球囊后可保持球囊呈充盈状态 3 周，在此期间内，海绵窦内血栓逐渐形成，瘘口愈合。如果充盈球囊的造影剂浓度过高可导致球囊在短时间内过度膨胀而破裂，使 CCF 复发；如果充盈球囊的造影剂浓度过低，球囊会过早皱缩，导致 CCF 复发或出现假性动脉瘤。

保持颈内动脉通畅是治疗的基本原则之一，但是目前通畅率不能达到 100%。不能保持颈内动脉通畅的原因包括：瘘口过大，球囊闭塞瘘口后突入颈动脉，导致颈内动脉狭窄或闭塞；在解脱球囊时球囊发生移位，导致颈内动脉或其分支闭塞；颈动脉完全断裂，球囊闭塞海绵窦的同时也闭塞了颈内动脉。

如果可脱球囊无法进入瘘口，可进行球囊闭塞实验，如果病人能够耐受，可考虑闭塞患侧颈内动脉，但闭塞颈内动脉要十分谨慎。

**2. 经动脉弹簧圈栓塞** 6F 导引导管到达颈内动脉，在微导丝导引下，微导管到达瘘口，应用弹簧圈栓塞瘘口，解脱弹簧圈，再次送入弹簧圈，造影证实瘘口完全栓塞后停止栓塞，撤出导管。对于经动脉可脱球囊栓塞失败的病人可采用此方法，但是此方法费用昂贵，较少应用，常用于瘘口较小或球囊栓塞复发者，可结合胶使用（图 9-2-11）。

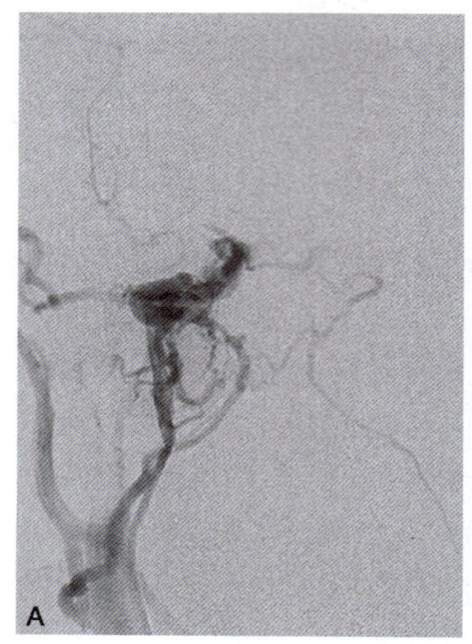


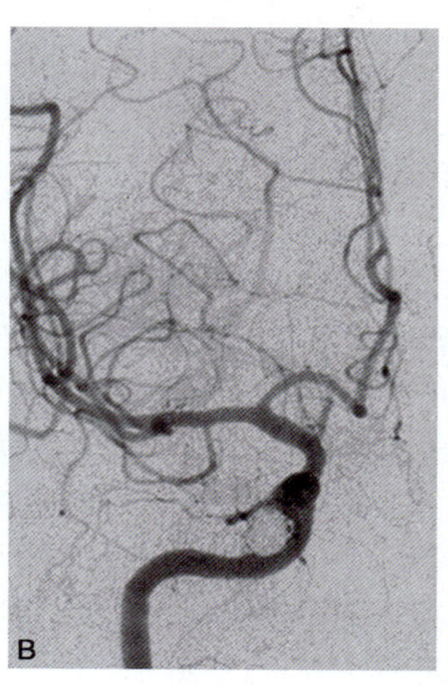


图 9-2-11 CCF 弹簧圈栓塞治疗

注：A. 术前；B. 术后

**3. 经静脉途径栓塞** 如果经动脉途径栓塞困难或治疗失败，眼上静脉有明显扩张的病例可考虑采用眼上静脉入路进行栓塞。如果选择眼上静脉作为栓塞途径，条件是眼静脉要充分动脉化，一般距病变形成至少 3 个月。眼上静脉起始于眼眶的前内上方，在上斜肌的上方由眶上静脉和内眦静脉汇合而成，向后外方走行于眶内脂肪中，在接近眶尖处与眼下静脉汇合成眼总静脉，经眶上裂进入海绵窦前间隙。眼上静脉的血管壁弹性较大，在病理性眶内静脉高压的影响下，眼上静脉可明显增粗。沿眉弓下缘眶上切迹内 1/3 处画 2cm 的弧形切口线，消毒铺单，分离出眼上静脉，直视下穿刺眼上静脉，沿导丝送入导管鞘，送入微导管进行栓塞；经股动脉插管，行颈动脉造影，证实 CCF 消失后拔出导管及导管鞘，缝合眼上静脉。术后常规应用止血药物及抗生素。经眼上静脉球囊栓塞操作比较复杂，较少应用。除眼上静脉途径外，还可以考虑岩上窦、岩下窦以及上矢状窦等静脉入路。栓塞材料可采用弹簧圈、NBCA 胶、Onyx 胶等。

**（八）并发症及处理**

**1. 球囊早脱** 球囊意外脱落可能导致严重并发症。安装球囊时应当按照规范进行，防止早脱。

**2. 球囊破裂** 由于骨折片刺破球囊导致。可考虑经动脉弹簧圈栓塞瘘口。

**3. 假性动脉瘤**　球囊逐渐泄漏变小时，在海绵窦内形成假性动脉瘤。假性动脉瘤一般不需要处理，但应积极治疗有症状的假性动脉瘤。

**4. 脑神经麻痹**　海绵窦内的栓塞材料可压迫海绵窦内走行的神经，导致神经麻痹，最常见的是动眼神经麻痹，一般都可以恢复。

**5. 脑水肿**　发生 CCF 时，动脉血经瘘口直接流入静脉，导致患侧脑内血流量下降。栓塞瘘口后可脑血流量增加，可能会出现脑水肿甚至脑出血。如果出现相关症状应压迫患侧颈动脉或降低血压。

**（九）疗效**

可脱球囊栓塞术是治疗 CCF 的首选方法。治愈率约 90%，复发率为 10%，颈内动脉通畅率40%～80%。

（杨　林）

# 第十章 肝硬化的综合介入治疗

门静脉及其属支组成门静脉系统，其回流起始端和分支末端均与毛细血管相连，且缺乏功能性瓣膜，其压力通过流入的血量和流出阻力形成并维持。门静脉血流量和(或)门静脉阻力的增加可引起门静脉系统压力的增高。临床上，脾大脾功能亢进、腹水、门-体侧支循环开放，以及并发的曲张静脉破裂出血、门静脉高压性胃病、肝功能不全、肝性脑病等症状为特征的一组疾病称为门静脉高压症(portal hypertension)。门静脉压力正常为 13～24cm$H_2O$，平均为 18cm$H_2O$，比肝静脉压高 5～9cm$H_2O$。门静脉压力高于 24cm$H_2O$ 则提示门静脉高压。门静脉高压症时，压力常增至 30～50cm$H_2O$。肝硬化是导致门静脉高压症的主要原因，占 80%～90%。目前对门静脉高压症的治疗多为对症治疗，缺乏绝对有效的方法。药物治疗对门静脉高压及其并发症的治疗效果有限；内镜下注射硬化剂及套扎术是食管静脉曲张的首选治疗方法，但其不能解除门静脉高压，复发率较高，且对胃底曲张静脉的治疗作用有限；外科分流术、断流术及肝移植治疗效果明确，但手术创伤大，并发症较高。介入放射学凭借其微创、有效、可重复等技术特点，已经应用于门静脉高压症的治疗 20 余年，并取得了较好的临床疗效。另外，介入技术在肝后型门静脉高压症布-加综合征的治疗中亦得到广泛应用，其疗效确切。本章就门静脉高压症的主要介入治疗技术进行讲述。

## 第一节 经颈静脉肝内门腔静脉分流术

### 一、概述

经颈静脉肝内门腔静脉分流术(transjugular intrahepatic portosystemic shunt，TIPS)是一项治疗门静脉高压症的介入放射学技术。它是指经颈静脉入路将穿刺系统送至肝静脉，穿刺肝内门静脉一级分支，再将血管支架植入建立肝内门静脉与下腔静脉之间的分流道，以使整个肝外门静脉系区域的压力显著降低，从而达到治疗胃食管静脉曲张破裂出血和腹水等门脉高压并发症的目的。

早在 1969 年，Rösch 等通过动物实验认识到血管内建立门体分流道进而降低门静脉压力的可能，首次提出肝内门-腔静脉分流的概念，这是 TIPS 技术的雏形。1988 年，Richter 等首次应用 TIPS 技术成功地治疗一例胃静脉曲张反复出血的门静脉高压症病人。此后随着 TIPS 技术和支架工艺学的日臻完善，特别是 20 世纪 90 年代后期聚四氟乙烯覆膜支架的出现，TIPS 治疗肝硬化门静脉高压并发症的疗效得到肯定，在临床上得到推广应用。

### 二、适应证和禁忌证

#### (一) 适应证

**1.** 内镜和药物难以控制的急性食管、胃底静脉曲张出血。

**2.** 经内镜或药物治疗后复发的食管、胃底静脉曲张出血。

**3.** 门脉高压性胃病。

**4.** 顽固性腹水。

**5.** 顽固性肝性胸水。

**6.** Budd-Chiari 综合征或肝窦阻塞综合征。

#### (二) 禁忌证

TIPS 技术无绝对禁忌证，但下述情况因很可能引起并发症作为相对禁忌证。

**1.** 右心或左心压力升高。

**2.** 心功能衰竭或心脏瓣膜功能不全。

**3.** 肝功能进行性衰竭。

**4.** 重度或难以纠正的肝性脑病。

**5.** 难以控制的全身感染或败血症。

**6.** 难以解除的胆道梗阻。

**7.** 肝脏多囊性病变。

**8.** 范围巨大的原发或转移性恶性肿瘤。

**9.** 重度或难以纠正的凝血功能障碍。

## 三、术前准备

### （一）常规准备

**1.** 心、肺、肾、肝功能检查，功能不全者予以纠正。

**2.** 凝血功能检查，不良者予以纠正。

**3.** 血常规检查，失血性贫血者予以纠正。

**4.** 肝脏彩色多普勒超声检查，增强 CT 及三维重建，或 MRI 检查，必要时可先行间接门静脉造影，重点了解肝静脉与门静脉是否通畅，两者空间关系以及拟建分流道路径情况。门静脉分支的拟穿刺部位如无肝实质包裹则不宜行该手术。

**5.** 术前 3 天预防性应用抗生素及做肠道清洁准备。

**6.** 术前 2 天低蛋白饮食，避免应用含氨浓度高的血制品。

**7.** 术前 1 天做好碘过敏试验。

**8.** 术前 6 小时禁食、水。

**9.** 术前谈话、签字、备血等。

**10.** 术前予以镇静，必要时予以止痛处理，并建立静脉输液通道。

**11.** 急诊出血者，可在积极抗失血性休克治疗同时进行 TIPS 治疗。

### （二）药物准备

**1. 局麻药**　常用 2% 利多卡因。

**2. 抗凝药**　常用肝素。

**3. 对比剂**　非离子型对比剂。

**4. 镇静、止痛剂**　如分别采用咪达唑仑和芬太尼。

### （三）器材准备

**1. 门静脉穿刺系统**　主要有 RUPS-100、RTPS-100 及 Angiomed 穿刺系统。如 RUPS-100 包括：①内径 10F、长 41cm、远端部有金属标记的血管鞘和与之配套的扩张器；②直径 10F 尖端渐细的聚四氟乙烯导管和与之配套的直径 14G、长 51.5cm 的金属导向套管，两者前端呈 30°预成形；③直径 5F 的聚四氟乙烯导管和与之配套的直径 0.038 英寸、长 62.5cm 前部柔韧的金属穿刺针（图 10-1-1）。

**2. 球囊导管**　球囊直径 8～12mm，长度 40～60mm，导管外径 5～7F。

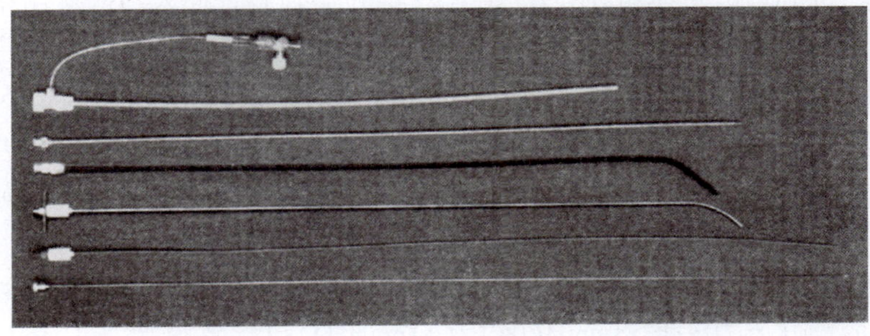

图 10-1-1　RUPS-100 TIPS 门静脉穿刺系统

**3. 管腔内支架** 目前主张选择直径 8～10mm 的激光切割或编织钛合金血膨式支架，应用覆膜支架可明显延长支架开放时间且不增加肝性脑病的发生率，如采用一个长的裸支架内套一个短的覆膜支架，或直接采用 GORE® VIATORR®分流道专用覆膜支架。

**4.** 门静脉测压导管系统。

**5. 常规器械** 如造影导管、超滑及超硬导丝、穿刺针、导管鞘等。

**6.** 若考虑同时行食管胃底曲张静脉栓塞术，应准备无水乙醇、5% 鱼肝油酸钠、胶合剂和螺圈等硬化栓塞材料。

## 四、操作技术和步骤

### （一）颈内静脉穿刺

病人仰卧，头偏向左侧或右侧。以右或左侧胸锁乳突肌中点的外缘即胸锁乳突肌三角区的头侧角为中心，行常规皮肤的消毒和局部麻醉。在拟穿刺点皮肤横切口 3mm 后，充分扩张皮下通道，采用静脉穿刺针呈负压状态进针，行颈内静脉穿刺术。穿刺针呈 45°角进针，针尖指向同侧乳头方向，进针深度约 3～5cm。穿刺成功后，将导丝送入下腔静脉，并用 10～12F 扩张鞘扩张局部穿刺通道；引入静脉长鞘，通过导丝及肝静脉管选择性插入肝静脉。

### （二）肝静脉造影及压力测量

一般选择肝右静脉进行造影、测压，少数情况下选择肝中或肝左静脉具有优势。采用球囊导管行游离法（free hepatic venography，FHV）及楔入法肝静脉造影（wedged hepatic venography，WHV）。FHV 将球囊导管置于肝静脉内距下腔静脉入口约 4～5cm 处，在不充盈球囊情况下以 8～10ml/s 速率注入碘对比剂 20～25ml 以显示肝静脉（图 10-1-2A）。WHV 时先充盈球囊阻断肝静脉血流，再注入碘对比剂（速率 2ml/s，剂量 6～8ml）或 $CO_2$ 气体（30～40ml）。$CO_2$ 优于碘对比剂，因为前者黏滞性低、易于弥散使静脉显影。对于门静脉高压病人，WHV 不仅可显示肝静脉、窦状隙，还可显示整个门静脉、脾静脉及曲张静脉；对于门静脉压力正常者，则仅可显示肝静脉。

FHV 后行血管内测压，该压力值为肝静脉游离压。WHV 后所测压力值为肝静脉楔压，通常与门静脉压一致（但需排除门静脉血栓形成或存在其他开放的门-体分流）。肝静脉楔压与肝静脉游离压之差代表肝静脉压力梯度（亦称校正肝窦压），反映门静脉压力。肝静脉压力梯度>6mmHg（约为 $8cmH_2O$）为异常，>12mmHg（约为 $16cmH_2O$）为 TIPS 适应证。

### （三）门静脉穿刺

当静脉长鞘送入靶肝静脉后，根据造影确定门静脉穿刺点，一般选择距肝静脉开口 2cm 左右的静脉点，此点向前距门静脉右干约 1.5cm，向下距门静脉右干 2～3cm；在少数肝硬化后严重肝萎缩或大量腹水的病人，应适时选择更高或更低的位置。根据门静脉穿刺针柄部方向调节器的指引，调整穿刺针方向和深浅度进行门静脉穿刺。当穿入肝内门静脉 1 级或 2 级分支后，将导丝引入门静脉主干，将 5F 穿刺针外套管沿导丝送入门静脉，置换超硬导丝，沿导丝将肝穿刺装置插入门静脉主干后，保留带标记长鞘导管，经此导管插入带侧孔造影导管行门静脉造影及压力测量（图 10-1-2B）。

### （四）门静脉造影及门-腔静脉压力梯度测量

门静脉造影时通常将造影导管置于脾静脉或脾静脉汇入门静脉处，以 8～10ml/s 注入碘对比剂 20～25ml，用于评价门静脉通畅情况、血流方向、是否存在曲张静脉及其他门-体分流（图 10-1-2C）。门静脉测压采用带侧孔造影导管，导管位置同门静脉造影。体静脉测压采用 TIPS 鞘，将其置于右房内。两者压力差即为门-腔静脉压力梯度。正常门静脉压为 13～$24cmH_2O$，平均值为 $18cmH_2O$，比腔静脉压高 5～$9cmH_2O$。门-腔静脉压力梯度>8mmHg（约为 $11cmH_2O$）可导致腹水，>12mmHg（约为 $16cmH_2O$）则可导致静脉曲张破裂出血。

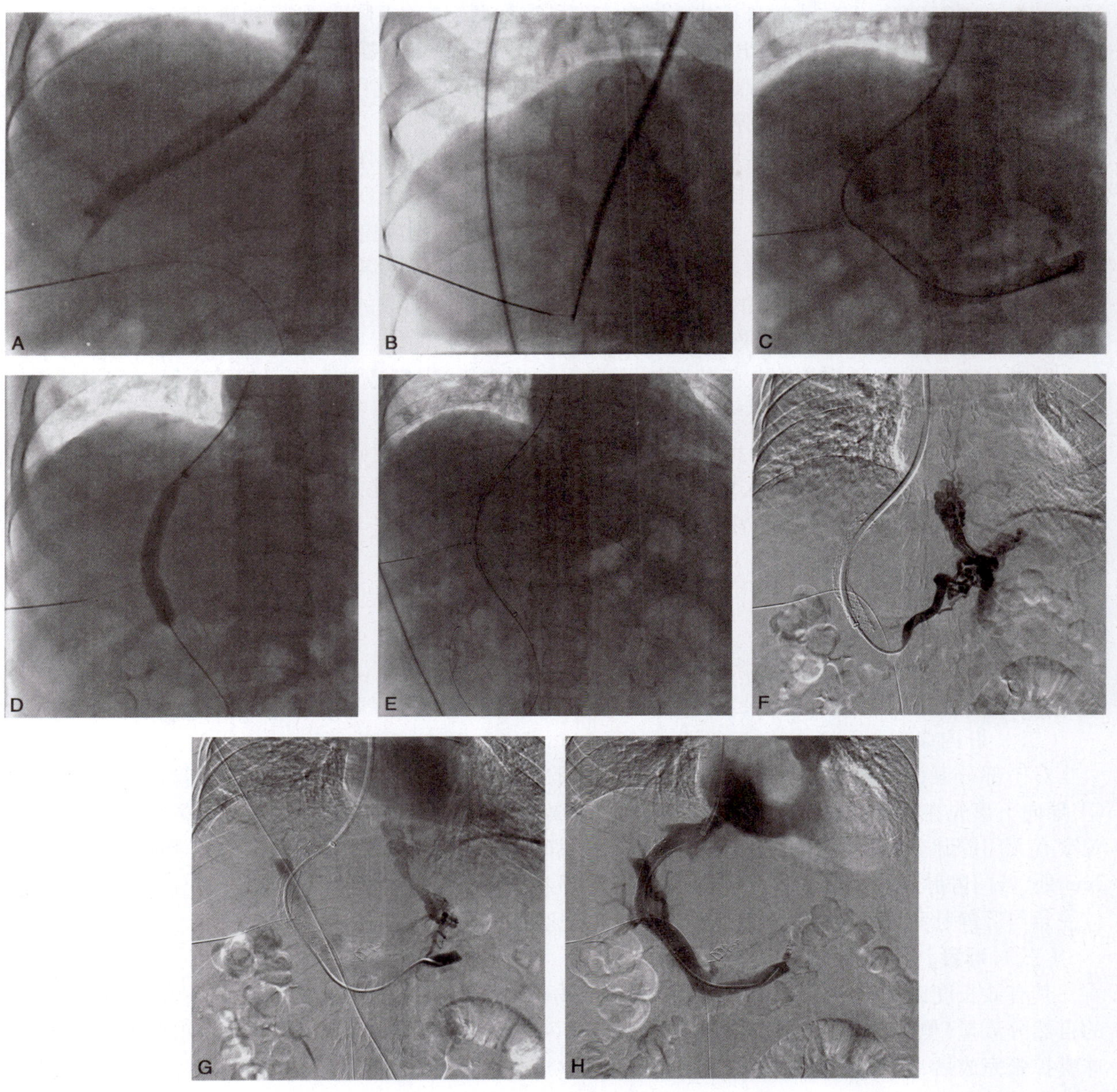


图 10-1-2　TIPS 操作

注:A. 游离法肝静脉造影;B. 门静脉穿刺;C. 门静脉造影;D. 肝实质分流道球囊扩张;E. 分流道支架植入;F. 胃冠状静脉造影;G. 胃短静脉造影;H. TIPS 及食管下段胃底曲张静脉硬化栓塞术后门静脉造影复查

**(五) 肝实质分流道扩张**

门静脉造影后,将超硬导丝送入肠系膜上静脉或脾静脉,沿该导丝置换球囊导管行分流道开通术,通常采用直径 8mm 的球囊进行扩张,如肝硬化严重需先用较小球囊(如直径 6mm)预扩张。分别充分扩张门静脉入口、肝实质段、肝静脉出口。再次引入造影导管至门静脉,行门静脉造影的同时,经鞘管行肝静脉造影。测量肝静脉-下腔静脉交汇处至门静脉穿刺入口的长度,用于估计预植入的支架长度,通常覆膜支架的覆膜部分长度应比所测穿刺道长度长 1cm(图 10-1-2D)。

**(六) 分流道支架植入**

分流道开通后,沿导丝将装有管腔内支架的输送器送入分流道,精确定位后释放,一般推荐选用直径 8～10mm，长度 60～80mm 的自扩式金属内支架。支架两端应分别突入肝静脉和门静脉内一定长度，通常覆膜支架（如 GORE® VIATORR®分流道专用覆膜支架）的植入要求将支架远端裸露与覆膜交界部置于门静脉穿刺入口处，而将支架近端置于肝静脉-下腔静脉交汇处（图 10-1-2E）。

**（七）再次门静脉造影及门-腔静脉压力梯度测量**

支架植入成功后，再次引入猪尾导管行门静脉造影及门-腔静脉压力梯度测量。通常情况下，静脉曲张破裂出血病人门-腔静脉压力梯度需降至 12mmHg（约为 16cm$H_2O$）以下，而顽固性腹水病人需降至 8mmHg（约为 11cm$H_2O$）或原始压力梯度 50% 以下。如果术后门-腔静脉压力梯度仍超过 12mmHg，应以球囊导管扩张内支架，使内支架充分展开。如果后者仍不能有效降低门-腔静脉压力梯度，则需要行 TIPS 后继操作，如食管下段胃底曲张静脉硬化栓塞、门静脉血栓形成的溶栓等。

**（八）食管下段胃底曲张静脉硬化栓塞术**

肝内分流道建立后，对胃冠状静脉、胃短静脉及所属食管、胃底静脉血流仍然较明显或有活动性出血病人，可同时行曲张静脉硬化栓塞治疗。实践证明，即使 TIPS 后病人门-腔静脉压力梯度降至 12mmHg 以下，行此项治疗可进一步降低曲张静脉出血的风险。其步骤为：经 TIPS 入路送入单弯导管，根据门静脉造影情况，将导管插入胃冠状静脉等侧支血管，经导管注入硬化栓塞剂。常用硬化剂推荐 5% 鱼肝油酸钠、无水乙醇或胶合剂；栓塞材料推荐螺圈（图 10-1-2-F～图 10-1-2-H）。

## 五、术中注意事项

**（一）颈内静脉穿刺**

应选择三角区的顶角或颈动脉搏动外侧 2～5mm 处作为穿刺点，并负压进针。注意回血颜色以区别于动脉；穿刺不宜过低，以免引起气胸；有条件者可在超声指引下穿刺。

**（二）肝内穿刺**

对于部分肝内门脉穿刺困难的病例，可事先通过经皮穿刺门静脉植入导丝或导管作为靶向，或在 CT 导向下事先在预定门静脉穿刺点附近植入一金属螺圈作为靶向。入门静脉后，试推对比剂“冒烟”，观察有无门静脉显示及显示哪些结构，以判断入门静脉的部位。一般选择门静脉分叉部偏右侧主干1～2cm 处，若门静脉左右干均显影，可疑穿刺入分叉部或分叉下门静脉，应特别小心肝外分流所致的出血；应注意与肝静脉和肝动脉的鉴别，密切注意有无对比剂外溢。

**（三）球囊**

其有效长度以 4～6cm 为宜，推荐选用长度在 4cm 以下的超薄高压球囊；球囊的直径可根据门静脉的自然分流量（侧支循环的多少）确定，一般选择 8～12mm，必要时选用 6mm 直径的小球囊作预扩张。球囊扩张完成后，抽空球囊但勿急于撤出，密切观察病人血压和脉搏变化；如发生肝外门静脉撕裂引起大出血，则可充盈球囊止血以争取手术时间。

**（四）管腔内支架**

所选管腔内支架的管径应与扩张分流道所用的球囊导管直径一致或略大 1～2mm；支架覆膜部应伸入门静脉内 1～2mm，伸入肝静脉内可略长或覆盖肝静脉，后者可减少支架肝静脉端狭窄的发生率。

**（五）硬化栓塞剂**

导管插入胃冠状静脉后，应先行造影观察，并充分了解血流状态和方向，再注入硬化栓塞剂。注入硬化剂的量一般为 10～15ml，若发现有反流或血管铸型应立即停止注射，以防止硬化剂反流入门静脉导致门静脉系统栓塞。

## 六、术后处理

（一）注意病人生命体征，发现异常及时对症处理。

（二）常规应用广谱抗生素以预防感染。

（三）保肝、保肾及抑酸治疗。

（四）若无出血倾向，常规行抗凝治疗，防止分流通血栓形成。

（五）降血氨、促代谢治疗。

（六）分流道通畅性的监测，推荐术后分流道留置管早期干预策略。

## 七、并发症及其防治

### （一）颈静脉穿刺并发症

包括血肿、感染、颈动脉损伤、气胸等，防治措施请参见相关章节。

### （二）心脏填塞

为 TIPS 操作时器械损伤右心房所致。术中应谨慎操作，避免动作粗暴。如发生应紧急做心包引流或心包修补术。

### （三）肝裂伤、包膜下血肿

行楔入法肝静脉造影时可并发肝裂伤和包膜下血肿，应注意控制碘对比剂的剂量和流速，以及造影导管的位置。如发生，可行经导管栓塞术或经皮穿刺引流治疗。

### （四）腹腔内出血

术前充分研究肝静脉、门脉立体关系，减少盲穿次数。有条件者在超声指引下穿刺，推荐术中经肝静脉 $CO_2$ 造影显示门脉系统的方法。若术中病人出现急性失血性休克表现，应及时行肝动脉造影，明确有无肝动脉损伤，必要时应行肝动脉栓塞术止血。若为门静脉损伤导致的腹腔内出血，往往比较凶险，病人可很快出现失血性休克表现，在抗休克的同时行外科门静脉修补术。

### （五）胆道系统损伤

穿刺损伤肝内胆管或分流道阻塞了肝内胆管，术后可出现胆系出血或梗阻性黄疸，发生率$<5\%$，对症处理多可缓解。

### （六）动-静脉瘘

可发生肝内门静脉-肝动脉瘘，较少见，可对其进行栓塞治疗。

### （七）术后感染

以胆系及肺部感染多见，强调围术期抗生素的应用。

### （八）支架分流道血栓形成、狭窄或闭塞

支架内血栓形成一般在术后短期内发生，发生率 10% ~15%。门静脉入口端残余狭窄、高凝状态和胆汁漏至支架内可能是其主要病因。术后抗凝治疗可减少血栓形成的风险。一旦发生急性血栓形成，可行介入再通治疗。支架分流道内狭窄或闭塞通常发生在 TIPS 术 30 天以后，发生率为 18% ~78%，原因主要是支架腔内内膜增生。覆膜支架较裸支架可延长分流道的开通时间。抗内膜增生药物及局部内照射治疗可在一定程度预防或减缓狭窄或闭塞的发生，介入再通治疗仍然是有效的治疗方法。

### （九）肝性脑病

肝性脑病的发生率为 3% ~31%，大多数程度较轻，经保肝降血氨等相应处理后，多可在 2 周内恢复正常。为避免肝性脑病的发生，术前肝功能异常者应予以纠正，术中穿刺次数应减少，内支架直径以 10mm 为限，以避免过量的门-腔分流，术后应加强保肝降血氨治疗。

## 八、疗效分析

### （一）技术成功

**1. TIPS 技术成功标准**　①肝内分流道成功建立；②管腔内支架释放准确；③内支架展开程度达到预期要求；④分流道通畅；⑤无严重并发症。只要适应证掌握适当，技术成功率可达 95% 以上。

**2. 技术不成功的原因**　①门静脉闭塞；②下腔静脉和肝静脉闭塞；③操作者缺乏经验。

### （二）临床疗效

**1. 急性出血的控制** TIPS 近期疗效显著，急性出血控制率达 81% ~94%。

**2. 再发出血的预防** 再发出血率 12.7% ~31%，显著低于内镜硬化和套扎治疗，略高于外科手术治疗。

**3. 顽固性腹水及肝性胸水的控制** 腹水控制率达 70% ~90%，肝性胸水可消退或减少。

**4. 内支架的通畅** TIPS 术后 1 年支架通畅率仅为 25% ~66%，大多数支架狭窄或闭塞可行介入再通治疗，使其术后 1 年和 2 年继发通畅率提高至 96% 和 90%。

**5. 病人生存期** TIPS 仍有一定死亡率，术后 30 天内死亡率可高达 25%，曲张静脉出血病人术后 1 年死亡率为 10% ~52%，顽固性腹水病人术后 1 年死亡率为 24% ~54%，影响生存时间的危险因素主要有丙氨酸氨基转移酶水平>100IU/L、胆红素水平>3.0mg/dl、TIPS 前存在肝性脑病和急诊行 TIPS 的曲张静脉出血。

# 第二节 经皮经肝食管胃底曲张静脉栓塞联合脾动脉栓塞术

## 一、概述

经皮经肝食管胃底曲张静脉栓塞术（percutaneous transhepatic variceal embolization，PTVE）是通过经皮穿刺肝内门静脉分支、插管栓塞食管胃底曲张静脉来治疗门静脉高压胃食管曲张静脉破裂出血的一种方法。PTVE 在控制出血、降低死亡率方面疗效显著，其止血效果不亚于内镜硬化治疗，不仅可控制食管静脉曲张出血，而且能控制内镜治疗无能为力的胃静脉曲张出血，急诊止血成功率达 70% ~95%。但是曲张静脉栓塞后，由于门静脉压力并未降低，反而增高，门静脉与食管胃底之间的侧支循环可重新建立并发展为曲张静脉，导致再发出血，近期再发出血率高达 55% ~66%，同时门静脉高压性胃病的发生率亦增高。因此，PTVE 治疗门静脉高压症的中远期疗效不佳。

部分性脾动脉栓塞术（partial splenic embolization，PSE）是通过股动脉插管至脾动脉或其分支，注入栓塞物质致脾血流减少，在保留正常脾功能的基础上消除病人亢进的功能。PES 已成为公认的治疗脾功能亢进的首选方法。近年来研究表明 PSE 还可有效减少门静脉血流量和降低门静脉压力，对控制食管胃静脉曲张出血、肝源性腹水和门静脉高压性胃病等有帮助。另外，由于 PSE 后肝动脉、肠系膜上动脉及静脉血流量的代偿性增加和免疫机制的参与作用，还可改善受损的肝功能和降低肝性脑病的发生。因此，PSE 对门静脉高压症的治疗影响是多重的。然而，PSE 并不能阻断已存在的静脉曲张，较少单独应用于急诊静脉曲张出血的治疗。

PTVE 联合 PSE 即在一次操作中先后行 PTVE 和 PSE，该综合介入疗法治疗门静脉高压症突出了两者的优点：一方面通过硬化栓塞曲张静脉、阻断食管胃底区域的门腔静脉分流、达到控制出血的目的；另一方面又通过部分性阻断脾动脉血供、减少门静脉血流量、降低门静脉压力、增加肝脏有效灌注，起到消除脾功能亢进、预防曲张静脉再形成及破裂出血、控制肝源性腹水、改善肝功能和肝性脑病等作用。PTVE 联合 PSE 的治疗原理类似于外科断流术（脾切除加门-奇静脉间异常血流阻断术），故又称为介入断流术（interventional obliteration of blood flow for portal hypertension）。该联合治疗方法具有适应证广、操作较简便、创伤小、并发症轻、近中期疗效显著等的特点，值得推崇。

## 二、适应证和禁忌证

### （一）适应证

**1.** 肝硬化门静脉高压症伴食管胃静脉曲张破裂急性大出血。

**2.** 经药物或内镜等止血治疗无效或再发出血。

**3.** 肝硬化门静脉高压症病人有食管胃静脉曲张破裂出血史。

**4.** 肝硬化门静脉高压症伴脾功能亢进和中度以上的食管胃静脉曲张，而无出血史的病人。

**5.** 不能或不愿接受外科手术治疗，或者外科手术后再发出血的病人。

**（二）禁忌证**

**1.** 严重的心、脑、肺、肝、肾功能不全者。

**2.** 严重的出凝血功能异常难以纠正者。

**3.** 难以控制的全身感染或败血症。

**4.** 顽固性大量腹水难以消退者。

**5.** 肝硬化伴肝右叶较大的占位性病变，如肝癌、肝血管瘤等。

**6.** 严重的肝萎缩。

后面三条为相对禁忌证，因为必要时也可从肝左叶穿刺门静脉左支或经脾脏穿刺脾内静脉进入门静脉系统。

## 三、术前准备

**（一）常规准备**

**1.** 心、肺、肾、肝功能检查，功能不全者予以纠正。

**2.** 凝血功能检查，不良者予以纠正。

**3.** 血常规检查，失血性贫血者予以纠正。

**4.** 上消化道钡餐或胃镜检查、腹部彩超、CT 及 CT 门静脉成像、MRI 及 MRI 门静脉成像，必要时可先行间接门静脉造影，了解门静脉走行、血流、通畅情况，以及静脉曲张和脾大情况，为肝内门静脉穿刺、曲张静脉硬化栓塞及脾动脉栓塞提供可靠信息。

**5.** 预防性使用抗生素。术前 3 天口服肠道抑菌药，以防止由于 PSE 后脾动脉血流减少、脾静脉压力减低，发生带菌的门静脉血流逆流入脾，而致梗死的脾组织感染形成脓肿。术前 8 ~ 12 小时给予广谱抗生素。

**6.** 术前 1 天做好碘过敏试验。

**7.** 术前 6 小时禁食、水。

**8.** 术前谈话、签字、备血等。

**9.** 术前予以镇静、止痛处理，并建立静脉输液通道。

**10.** 急诊出血者，可在积极抗失血性休克治疗同时进行治疗。

**（二）药物准备**

**1. 局麻药**　常用 2% 利多卡因。

**2. 抗凝药**　常用肝素。

**3. 对比剂**　常用非离子型对比剂。

**4. 止痛、镇静及镇吐剂**　如分别采用芬太尼、咪达唑仑和昂丹司琼。

**5. 脾动脉栓塞剂**　如吸收性明胶海绵颗粒、PVA 颗粒，以混有庆大霉素的稀释对比剂混悬。

**6. 曲张静脉硬化、栓塞剂**　如无水乙醇、5% 鱼肝油酸钠、胶合剂和螺圈等硬化栓塞材料。

**（三）器械准备**

**1. 影像监视设备**　包括 DSA 和超声仪。

**2. 改良 COPE 套管穿刺系统**　包括：①组织穿刺针，如 21G 或 22G 的 Chiba 针，内可通过 0.018 英寸导丝；②直径 0.018 英寸的钢质导丝，长 40 ~ 60cm，头端较软、略弯曲，体尾部较硬；③改良 COPE 穿刺套管，内芯为 22G 不锈钢套管，内可通过 0.018 英寸导丝，中间为 4F 扩张管，外套管为 5F，内可通过 0.038 英寸导丝。

**3. 常规器械** 如用于门静脉及脾动脉插管的直径 5F Cobra 导管、单弯导管、Yashiro 导管或 RS 导管，用于超选插管的 0.035 英寸亲水 J 形超滑导丝、穿刺针、血管鞘等。

## 四、操作技术和步骤

### （一）门静脉穿刺

根据影像设备的不同，门静脉穿刺分为 X 线导向下和 B 超导向下穿刺两种方法。前者操作技术及步骤如下：病人仰卧，右手抱头，局部消毒、铺巾、局麻；皮肤穿刺点一般选择右侧腋中线第 7～9 肋间隙；嘱病人屏气，采用 Chiba 针经选定的穿刺点进针稍向腹侧对准 $T_{11}$～$T_{12}$ 椎体穿刺，针尖深达右侧脊椎旁 3cm 处停止；退出针芯嘱病人平静呼吸，将针鞘外端接一注射器，边退针鞘边抽吸，直至抽出血液则停止退针；经针鞘注入少量对比剂证实进入门静脉后，经针鞘插入 0.018 英寸导丝至门静脉主干内，退出针鞘，交换穿刺套管系统至门静脉右支主干内，拔出套管内的不锈钢内芯和扩张管，留置外鞘管于门静脉右支主干内，建立皮肤至门静脉系统的通道。此穿刺方法为传统的穿刺方法，有一定的盲目性和危险性，一次穿刺成功率低和并发症发生率高。

B 超导向下穿刺方法：首先采用 B 超选择适合的门静脉肝内段作为穿刺靶血管，一般选择门静脉肝右叶分支作为血管穿刺点，其皮肤穿刺点选择右侧腋中线第 7、8 肋间隙；少数情况下也可选择门静脉肝左外叶下段支作为血管穿刺点，相应皮肤穿刺点为剑突下偏左或偏右区域；常规准备后，再在 B 超导向下采用 Chiba 针穿刺选定的门静脉靶血管；成功后操作同 X 线导向下穿刺方法。B 超导向下穿刺具有实时监视的特点，穿刺成功率高，并发症少，应作为首选。

### （二）门静脉造影、压力测量

经导管鞘插入 5F Cobra 导管或单弯导管，导管头端先后置于脾静脉近脾门处和肠系膜上静脉主干内，分别行门静脉系统压力测量和造影检查。该造影方法属于直接法门静脉造影术，显示门静脉系统较清晰，同时可以测量门静脉和脾静脉压力，对门静脉高压症的诊断和治疗有重要价值。压力测量，将导管头端置于门静脉主干、脾静脉内，导管尾端连接测压装置测压；也可采用导管尾端连接装满注射用水的测压管并保持垂直，待管中水柱稳定，读取穿刺针尖至水柱上缘的距离为门静脉压力值。

门静脉造影时可预先试验性注入对比剂，如门静脉血流为离肝性，导管头端应置于门静脉主干内；如为向肝性血流，则置于脾静脉内。对比剂注射速率为 6～8ml/s，剂量 15～20ml。

门静脉高压症的造影表现有：

**1.** 门静脉、脾静脉和肠系膜上静脉的主干明显增粗，肝内门静脉分支呈枯树枝状，1～2 级大分支增粗，外围末梢分支变细、变形、狭窄、僵直、血管稀少，肝实质显影差，染色范围小。血流速度缓慢。

**2. 侧支循环形成** 门腔侧支循环形成，如胃冠状静脉、胃短静脉和胃后静脉等，显示扩张、迂曲，开口于门静脉主干或脾静脉，血流方向为离肝性，向上流入胃底、贲门和食管下段静脉丛，使食管胃底曲张静脉显影。每个病人可出现多支（2～6 支）侧支异常分流血管。少数病人可见脐静脉开放、显影，其开口于门静脉左支，增粗迂曲。

**3. 静脉曲张** 食管静脉曲张造影表现为食管下段静脉丛扩张、迂曲成团、杂乱，造影剂沿着上行食管静脉进入奇静脉，数条增粗迂曲的食管静脉呈蛇形并排。胃静脉曲张造影表现为胃底和胃体上部、小弯侧静脉增粗增多、扭曲、杂乱，呈团状、丛状分布，少数病人可见胃静脉瘤样扩张。部分病人仅表现为单纯食管静脉曲张或单纯胃底静脉曲张，大多数病人食管胃静脉均曲张。

**4. 自发性胃肾、脾肾分流** 胃肾分流造影表现为血流经侧支分流血管（胃冠状静脉、胃短静脉等）→胃曲张静脉→左肾上腺静脉→左肾静脉，使下腔静脉显影。脾肾分流造影见血流经脾内静脉→左膈静脉→左肾上腺静脉→左肾静脉，使下腔静脉显影。

### （三）脾动脉造影

经皮穿刺股动脉，引入血管鞘，送入导丝和内脏插管导管（如 5F yoshiro 或 RS 导管），将导管插至脾动脉开口处即可行脾动脉造影，以防止插管过深越过从脾动脉主干发出的脾极动脉。少数情况下脾动脉起源于肠系膜上动脉或单独由腹主动脉发出。脾动脉造影重点观察脾脏的血管解剖和大小，用于估算吸收性明胶海绵等栓塞剂用量及评价脾脏栓塞程度。

脾动脉造影时对比剂注射速率为 3～5ml/s，剂量 12～30ml，摄片时间 22 秒或更长，以显示脾、门静脉。脾肿大的造影表现：①脾动脉主干增粗、迂曲、流速快，脾内分支增多；②脾实质染色浓、范围大、持续时间较长，脾脏轮廓明显增大；③静脉期见脾循环明显延长，脾静脉显影延迟、显影淡，可见门腔侧支循环显影。

**（四）部分性脾动脉栓塞**

部分性脾动脉栓塞分为选择性和非选择性栓塞两种方法。前者需选择性插管至脾动脉分支血管（如脾叶或脾段动脉），经导管注入栓塞剂直至靶血管血流淤滞，造影复查栓塞程度，如不足可重复对其余脾动脉分支进行选择性插管、栓塞，直到达成预期的栓塞程度为止。非选择性 PSE 则是将导管置于脾动脉主干，但需超过胰背、胰大动脉等胰腺主要供血动脉的开口，分次注入栓塞剂，根据血流变化和分次造影情况，完成预期的部分性脾栓塞（图 10-2-1）。门静脉高压症时脾脏栓塞程度应控制在 60%～80%之间。如脾脏重度增大（体积>700ml），需分次栓塞以减少并发症的发生率。脾栓塞完毕后，再次测量门静脉系统压力并行脾静脉-门静脉造影。

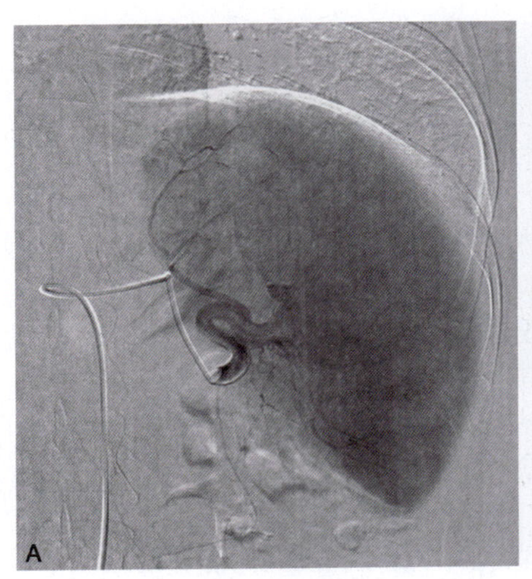


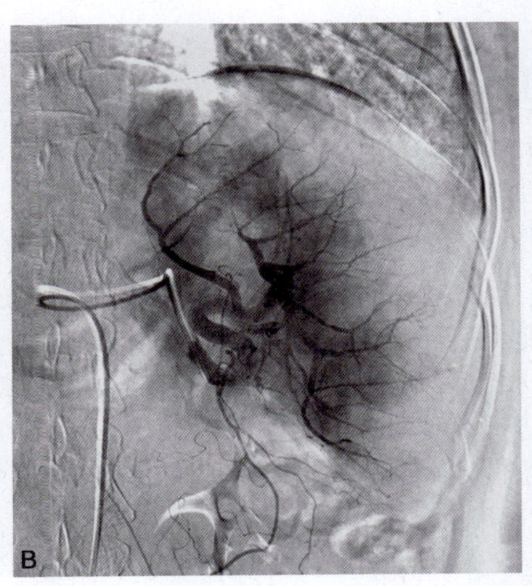


图 10-2-1　脾动脉造影

注：A. 栓塞前脾动脉造影，显示脾脏增大；B. 栓塞后造影复查，大部分脾内动脉分支被栓塞，栓塞程度达 60%～70%

**（五）食管胃底曲张静脉栓塞**

根据门静脉造影所见，选择合适导管依次插入需要治疗的曲张静脉及侧支血管内，如胃冠状静脉、胃短静脉或胃后静脉等，再次造影了解曲张静脉管径、流速及方向，然后分别注入硬化栓塞剂予以栓塞。对于末梢流量不大的曲张静脉，可先分次注入血管硬化剂（如无水乙醇或鱼肝油酸钠），并间断手推对比剂观察血液情况，再用栓塞剂（如吸收性明胶海绵或医用胶）栓塞，可酌情辅以钢圈栓塞完善其效果。对于高流量的曲张静脉，可先采用钢圈栓塞以减慢其血流，再用无水乙醇或医用胶栓塞，直至曲张静脉血流完全消失。栓塞完毕后，将导管置于脾静脉内，造影复查以明确所有曲张静脉和侧支分流完全阻断，并再次测量门静脉压力（图 10-2-2）。

**（六）门静脉穿刺道填塞**

为避免门静脉穿刺道出血，需常规封闭肝内穿刺道。拔管时一般先退出导管鞘，再退导管至距肝包膜下 3cm 肝实质处，经导管注入吸收性明胶海绵条或直径 3～4mm 钢圈 1～2 枚闭塞穿刺道，无血液自导管内流出表明封闭成功，再完全退出导管。

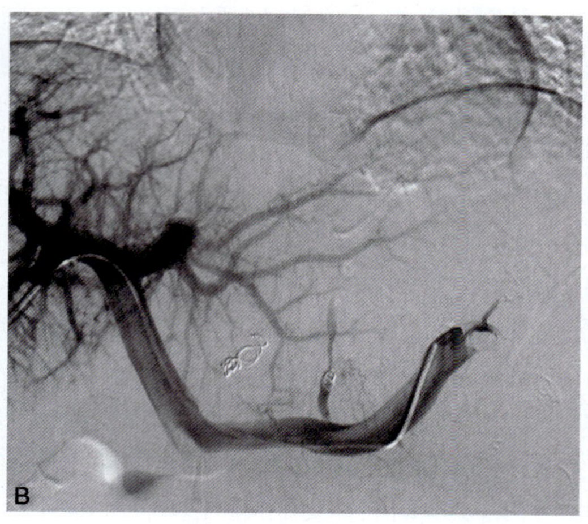


图 10-2-2 食管胃底曲张静脉栓塞

注:A. 经皮经肝门静脉造影,显示扩张的胃冠状静脉、胃短静脉及远侧食管胃底曲张静脉;B. 无水乙醇加螺圈栓塞后,胃冠状静脉、胃短静脉中远段及远侧曲张静脉闭塞

## 五、术中注意事项

### (一) 门静脉穿刺

**1.** 宜采用小直径组织穿刺针及套管系统;

**2.** 皮肤穿刺点的选择,在避开穿过胸膜腔的前提下应尽可能选择高位,以利于导丝套管顺利插入门静脉右支主干。穿刺点应靠近肋间隙下部,避免损伤肋间动脉和神经;

**3.** 门静脉穿刺靶血管选择门静脉右肝 2 ~4 级分支。穿刺深度以 4 ~8cm 为宜.穿刺角度(穿刺针与靶血管远段之间夹角)呈锐角,以便于导丝、套管顺利插入门静脉主干;

**4.** 穿刺进针过程中病人需屏气良好,否则会造成靶血管移位和穿刺针偏向;

**5.** 只有明确穿刺针和导丝进入门静脉后,才能引入穿刺套管。

### (二) 栓塞顺序

主张先行 PSE,后行 PTVE。原因如下:①栓塞部分脾脏后,脾静脉、门静脉的血流量、流速和压力下降,使侧支分流血管的血流量和流速降低,有利于侧支血管的栓塞,可减少栓塞剂用量,并降低或避免异位栓塞等并发症;②在急诊止血时,先作 PSE,可减少或控制病人术中的消化道出血.保证病人后续操作安全顺利进行;③PSE 比 PTVE 操作相对简单、用时少,先行 PSE 符合“先易后难”的治疗操作原则。

### (三) 部分性脾栓塞

**1.** 注意无菌操作并局部应用抗生素,避免脾栓塞后感染、脓肿形成;

**2.** 导管头端应超过胰腺主要供血动脉,以防胰腺炎等异位栓塞性并发病;

**3.** 栓塞剂大小的选择,由于脾段动脉以下直径≤1mm 的脾内动脉分支极少存在侧支吻合,宜选择相应大小的吸收性明胶海绵颗粒或 PVA 颗粒进行栓塞,避免侧支交通形成影响疗效;

**4.** 栓塞程度的控制,门静脉高压症时,PSE 既要消除脾亢,又要有效地降低门静脉压力,所以脾脏栓塞程度应偏大,控制在 60% ~80%,平均 70%。

### (四) 曲张静脉硬化栓塞

**1.** 应先栓塞最头侧的曲张静脉,以延迟近端侧支交通的形成;

**2.** 注意栓塞剂的选择和组合使用,曲张静脉的末梢采用较小的栓塞剂栓塞,近端或较大的曲张静脉用钢圈栓塞;

**3.** 注入栓塞剂时应防止其反流造成门静脉栓塞;

**4.** 对于高流量的门腔静脉交通,不宜使用颗粒性栓塞剂,以防异位肺栓塞的发生;

**5.** 应尽量栓塞所有可见的曲张静脉，否则术后可能再发出血。

## 六、术后处理

**1.** 术后卧床12～24小时，注意病人生命体征，发现异常及时对症处理。

**2. 止血治疗**　预防和控制手术穿刺出血或消化道出血。

**3. 抗感染**　预防手术感染和脾栓塞后感染。使用广谱抗生素和庆大霉素1～2周。

**4. 抑酸治疗**　保护胃黏膜损伤、糜烂、出血，静脉内使用奥美拉唑或泮托拉唑，连续5～7天。

**5. 激素应用**　使用可减轻脾脏的炎症反应，减少脾脏包膜水肿、渗出，减轻疼痛。可采用地塞为松10mg，连续3天。

**6. 对症、支持治疗**　PSE出现栓塞后综合征较重者予以镇痛、退热、止吐、促进胃肠蠕动等对症处理。若病人饮食差，则酌情给予补液、营养等支持治疗。

**7. 术后随访复查**　术后1周复查血常规、肝、肾功能，胸片和门静脉多普勒超声及脾脏超声检查。术后3～6个月检查血细胞、食管胃静脉曲张、门静脉及肝、脾情况。

## 七、并发症及其防治

### （一）腹腔出血

主要原因是门静脉穿刺损伤、穿刺道堵塞不足或病人凝血功能不良所致。一般采用内科保守治疗，如大量出血则需急症外科手术。

### （二）气胸及血胸

主要是由于门静脉穿刺时穿刺点过高，进入胸膜腔所致。穿刺点位于肋膈角下缘2cm以上可减少进入胸膜腔的可能。少量可自行吸收，大量则需胸腔穿刺抽气或闭式引流。

### （三）胆道系统损伤

穿刺建立皮肤门静脉通道时，可损伤胆系，造成胆漏或胆道门静脉瘘，对症处理多可缓解。采用B超引导下穿刺可避免该并发症的发生。

### （四）栓塞后综合征

表现为发热、左上腹疼痛、恶心呕吐、食欲减退或麻痹性肠淤胀，为脾栓塞后常见反应，与脾脏缺血性梗死和包膜肿胀有关。一般经对症处理后，在1周左右症状消失。

### （五）肺炎、肺不张和胸腔积液

多见于左侧，是脾栓塞后常见并发症。肺炎、肺不张与病人左上腹疼痛限制左侧呼吸运动、支气管分泌物引流不畅有关，经抗生素治疗可恢复。胸腔积液多为脾梗死后产生的反应性积液，中等量以下多可自行吸收，大量胸腔积液影响呼吸时需抽液治疗。

### （六）脾脓肿

为脾栓塞最严重的并发症。一般认为与脾栓塞后脾静脉血流减慢、肠道细菌逆流进入脾组织内或术中未能严格无菌操作有关。术前、术后预防抗感染及术中严格无菌操作非常重要。一旦发生脾脓肿，在抗感染的同时，可酌情行经皮穿刺脾脓肿引流术。

### （七）腹水

Child C级肝硬化病人或术前有腹水病人，脾动脉栓塞后容易再发腹水甚至腹水加重，分次少量栓塞可避免或减少术后腹水并发症。

### （八）脾假性囊肿和脾破裂

脾假性囊肿多是由于脾栓塞后坏死液化灶吸收不完全及其周围坏死纤维化包裹而形成，多见于选择性PSE。脾破裂则与栓塞后脾脏淤血肿胀，受外力冲撞、挤压或合并脾脓肿、假性囊肿等有关。脾假性囊肿可行经皮穿刺引流术。脾破裂时则需立即手术治疗。

### （九）异位栓塞

实施PSE过程中可误栓胰腺动脉引起胰腺炎。而在栓塞高流量门腔侧支循环时，栓塞剂进入肺循环可造成肺栓塞;栓塞剂反流可导致门静脉栓塞。如果异位栓塞程度轻,予以对症处理即可;大范围、后果严重的异位栓塞则需相关专科处理。

**(十)门静脉血栓形成**

主要是由于PSE后血小板过度升高或PTVE时栓塞剂逆流栓塞门静脉所致,应及时予以抗凝、溶栓治疗。

## 八、疗效分析

**(一)技术成功**

**1. 技术成功标准** ①食管胃底曲张静脉及侧支分流成功阻断;②未出现新的侧支血管与曲张静脉交通;③脾、门静脉血流动力学的改善;④无严重并发症。技术成功率可达85%。

**2. 技术不成功的原因** ①门静脉闭塞;②未能超选择插管至曲张静脉;③出现新的侧支血管与曲张静脉交通;④操作者缺乏经验。

**(二)临床疗效**

**1. 急性出血的控制** PTVE联合PSE对静脉曲张破裂出血的急诊止血率达100%,优于药物和内镜治疗,与外科手术相比,疗效无显著差异,但治疗风险及并发症降低。

**2. 再发出血的预防** 联合治疗可有效预防再发出血,国内随访时间最长的一组病例结果显示治疗后1、3、5、8年再发出血率分别为6.6%、27.7%、44.1%和65.6%。原因主要为新的侧支形成与原曲张静脉交通、原有的细小侧支扩张形成曲张静脉及门静脉高压性胃病。

**3. 门静脉系统压力、血流动力学及食管胃底曲张静脉的变化** 术后门静脉和脾静脉的压力平均降低(1.01±0.38)kPa、(1.62±0.53)kPa,下降幅度分别为18.28%和30.35%;门静脉、脾静脉的血流量平均下降21.65%和57.32%。食管胃静脉曲张的改善有效率为100%,根除率为86.2%。

**4. 脾功能亢进的控制** 脾脏大部分梗死,范围达60%~80%,术后3~6个月脾脏缩小;外周白细胞、血小板在1周内显著升高,达到或接近正常水平,脾亢消除好转率为100%;对免疫功能无影响。若复发脾功能亢进,可行再次栓塞治疗。

**5. 肝功能、肝性脑病的改善及肝源性腹水的控制** 随着治疗后门静脉血流动力学的变化及免疫机制的参与,肝脏合成蛋白能力提高,表现为总蛋白、白蛋白、总胆固醇、胆碱酯酶和凝血酶原时间等显著改善,并可维持1年以上,但主要对Child A和Child B级病人有效;肝性脑病病人可出现血氨水平和病变分期级别的降低;肝源性腹水也可得到较好控制。

**6. 病人生存期** 病人治疗后1、3、5、8年生存率分别为94.9%、78.7%、66.0%、35.3%,中位生存期为78.6个月,影响生存时间的危险因素主要有治疗前Child分级、食管胃底静脉曲张程度和末次出血量。

# 第三节 布-加综合征介入治疗

## 一、概述

布-加综合征(Budd-Chiari syndrome,BCS)是肝静脉和(或)其开口以上的下腔静脉阻塞所导致的门静脉和(或)下腔静脉高压临床综合征。病理生理学定义为由肝小静脉至下腔静脉与右心房汇合处之间任何部位的肝静脉流出道阻塞。BCS病因主要为肝静脉开口以上的下腔静脉隔膜和肝内静脉血栓形成。目前公认的BCS分型为肝静脉阻塞型、下腔静脉阻塞型和混合型3种类型。BCS的治疗经历了由外科手术向介入治疗的转变,目前介入治疗已成为BCS的首选治疗方法。

## 二、适应证与禁忌证

**(一)适应证**

**1.** 肝静脉开口处膜性或节段阻塞。

**2.** 下腔静脉膜性或节段性阻塞。

**3.** 肝静脉或下腔静脉成形术后再狭窄。

**4.** 下腔静脉和门静脉肝外分流术后分流道阻塞。

**5.** 下腔静脉和肝静脉阻塞远端合并陈旧性附壁血栓。

**（二）禁忌证**

**1.** 严重心、肝、肾功能不全。

**2.** 凝血机制障碍。

**3.** 大量腹水为经皮经肝穿刺禁忌证。

**4.** 肝静脉和下腔静脉阻塞存在新鲜、游离血栓为相对禁忌证。

## 三、术前准备

**（一）病人准备**

**1.** 心、肺、肾、肝功能检查，功能不全者予以纠正。

**2.** 实验室检查，如血、尿、大便三大常规、血液生化、凝血功能、电解质、甲胎蛋白等，凝血功能不良或血小板计数过低者予以纠正。

**3.** 影像学检查，如超声、CT 或 MRI 检查，了解肝静脉和（或）下腔病变性质和程度。

**4.** 控制腹水，对于大量腹水者，应使用利尿剂或腹腔穿刺引流排出腹水。

**5.** 术前 1 天做好碘过敏试验。

**6.** 术前 6 小时禁食、水。

**7.** 穿刺部位皮肤准备。

**8.** 术前谈话、签字、备血等。

**9.** 术前予以镇静，必要时予以止痛处理，并建立静脉输液通道。

**（二）器械和药品准备**

由于 BCS 病因和类型的不同，介入治疗可能需要各种类型的器材和药品。

**1.** 不同直径和型号的经皮血管或非血管穿刺针、导管鞘、导丝、造影导管等常规器械。

**2. 球囊导管**　如直径 8～12mm 小球囊、直径 20～25mm 大球囊。

**3. 支架**　如 Gianturco Z 支架、Wallstent 支架和 Palmaz 支架，肝静脉或副肝静脉可选直径 10～14mm 支架，下腔静脉可选直径 20～30mm 支架。

## 四、操作技术和步骤

根据 BCS 病因和类型的不同，介入治疗技术可分为经皮穿刺球囊扩张术（percutaneous transluminal angioplasty，PTA）、血管内支架植入术（endovascular stenting，ES）、静脉内溶栓和（或）吸栓、TIPS 等。治疗目标为开通阻塞段下腔静脉、肝静脉和（或）副肝静脉。对于下腔静脉膜性或节段性阻塞及肝静脉局限性阻塞者，可采用 PTA；对于下腔静脉及肝静脉节段性阻塞或 PTA 疗效不佳者，可采用 ES；对于静脉阻塞合并血栓形成者可采用静脉内溶栓、吸栓联合 PTA 或 ES；对于肝静脉广泛闭塞不能血管再通者，可采用 TIPS。

**（一）血管造影**

下腔静脉造影使用猪尾导管进行，造影时导管远端应放置于闭塞端下缘处，以显示肝静脉和副肝静脉开口，并了解下腔静脉隔膜有无孔道。单向造影显示下腔静脉闭塞隔膜有孔者，可以不再行双向造影检查；单向造影证实下腔静脉完全闭塞者，需分别经颈静脉和股静脉插管行下腔静脉双向造影，以了解下腔静脉闭塞的范围及两端的形态。肝静脉和副肝静脉造影应在下腔静脉造影后进行，首选经颈静脉途径逆行穿刺插管造影（见以下开通穿刺步骤）；逆行穿刺插管不成功者，可在超声导向下行经皮经肝穿刺造影。下腔静脉造影推荐对比剂流率为 15ml/s，持续 1～2 秒。血管造影后应测量狭窄或闭塞两端血管压力差，压力差超过 3mmHg（约为 $4cmH_2O$）提示静脉血流受阻。

（二）"开通"穿刺

"开通"穿刺是 BCS 技术中的关键操作步骤，但部分下腔静脉或肝静脉隔膜有孔者无须开通穿刺。下腔静脉开通穿刺时可在对侧放置猪尾导管作为标志物，在透视或超声导向下进行，首选由上向下穿刺，次选由下向上穿刺。注意穿刺点和通道应位于阻塞段血管的中心，穿刺方向应根据下腔静脉闭塞两端形态而定。另外，由于下腔静脉近右心房段存在生理性弯曲，开通穿刺针前端应顺应此弯曲，以提高开通穿刺的安全性。穿刺针和导管通过闭塞段后，应通过导管注入对比剂，以确定导管前端位置是否位于下腔静脉或右心房内。

肝静脉开通穿刺首选经颈静脉途径穿刺肝静脉，如有困难，可在超声导向下行经皮经肝穿刺肝静脉，然后行顺行开通穿刺，再注入对比剂确定是否开通成功。

（三）球囊扩张

开通穿刺成功后，使用加强导丝通过阻塞段，沿导丝送入球囊导管对阻塞段血管进行扩张成形。球囊扩张程度应以狭窄切迹完全消失为止，推荐扩张 2～3 次，每次持续时间 1～3 分钟，根据病人耐受扩张疼痛的情况适当延长扩张时间。推荐肝段下腔静脉扩张球囊的直径在 20～25mm 球囊，部分膜性狭窄病变可用更大直径球囊扩张。

肝静脉和副肝静脉均发生阻塞时，可对肝静脉和副肝静脉同时进行扩张，如肝静脉细小而副肝静脉粗大时，也可以只行副肝静脉成形术。肝静脉或副肝静脉球囊直径应较阻塞远心端血管管腔大 20%～40%，多选用直径>12mm 球囊扩张。扩张满意后行静脉造影检查及静脉测压，如球囊扩张后弹性回缩>50% 或阻塞两侧静脉压力差>3mmHg，推荐行进一步支架植入。

（四）支架植入

在开通术和 PTA 的基础上，将血管内支架准确推送至病变管腔，利用支架的自行膨胀扩张病变血管。下腔静脉目前主张使用 Z 型自扩式支架，此种支架结构稀疏，植入后对下腔静脉壁上的正常回流静脉或侧支血管影响小。下腔静脉阻塞病变植入支架的直径应大于邻近正常静脉 20%，长度应超出病变段血管腔各 1～2cm，注意下腔静脉支架近心端应位低于右心房下缘 1cm 以上（图 10-3-1）。

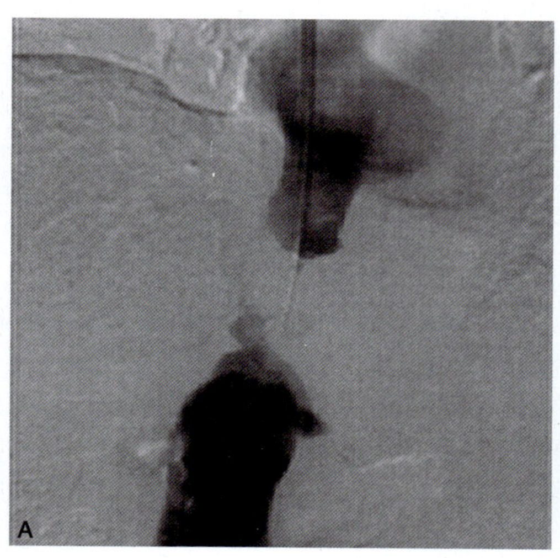


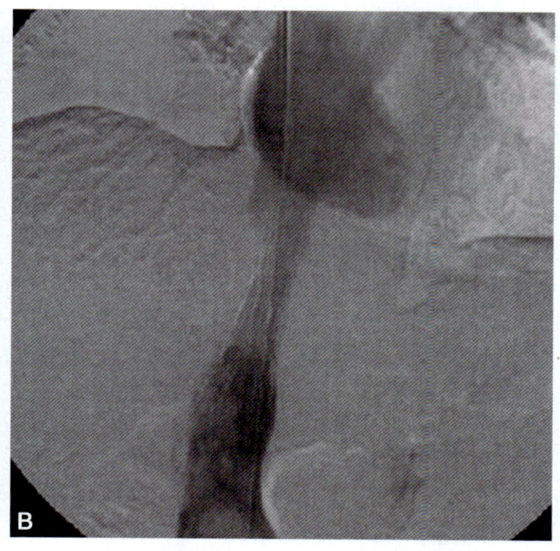


图 10-3-1　BCS 支架植入

注：A. 上、下腔静脉对吻造影，显示肝段下腔静脉节段性闭塞；B. 植入血管内支架后，闭塞段开通

肝静脉推荐使用网织型支架，肝静脉支架近心端伸入下腔静脉内 1cm 左右为宜。如支架植入后扩张不佳，应及时采用球囊进行扩张使其张开。支架植入后应再次进行血管造影检查和静脉测压。

（五）静脉内溶栓和（或）吸栓联合球囊扩张或支架植入

下腔静脉阻塞合并血栓形成时，应先处理血栓，再处理阻塞。开通穿刺后先判断血栓性质，可通过大腔导管在下腔静脉下端行抽吸试验。对于新鲜血栓以溶栓为主，支架压迫固定为辅；对于陈旧性附壁血栓无需进行溶栓治疗；对于混合性血栓应先使用溶栓药物溶解新鲜血栓，再用支架压迫固定不能溶解的血栓。新鲜血栓推荐采用保留溶栓导管，进行3~5天接触溶栓。

**（六）经颈静脉肝内门腔静脉分流术（TIPS）**

具体操作方法见本章第一节。

## 五、术后处理

（一）穿刺点压迫止血后加压包扎，维持4~6小时；返回病房后卧床20小时。

（二）24小时内密切、定时观察血压、心率变化，以便早期发现腹腔内出血等并发症。

（三）静脉内使用广谱抗生素3天。

（四）术后如无出血并发症，常规抗凝治，抗凝指标为国际标准化比值2.0~3.0。

（五）出院前及介入治疗后1、3、6、12个月复查，然后可每半年复查一次多普勒超声，若发现再狭窄，及时给予血管造影和再次介入治疗。

## 六、并发症及其防治

**（一）误穿心包及心脏填塞**

由于误穿后纵隔或心包腔主要发生在破膜穿刺时，所以穿刺时要在正侧位交替透视下穿刺进入右心房。在破膜穿刺后，无论成功与否，透视观察心影大小和心尖冲动有无改变是发现有无心包腔内出血的有效方法之一。

**（二）肺栓塞与肺梗死**

加强抗凝，注意全身肝素化。一旦出现肺栓塞，应尽快给予抗凝和溶栓治疗，并进行心电监护、吸氧等处理。

**（三）腹腔及胸腔内出血**

对肝功能差、凝血机制异常者，不宜行经皮经肝穿刺；对大量腹水者，应先用利尿、抽腹水等办法把腹水减小到允许的范围内，再行经皮经肝穿刺；用细针穿刺造影后，尽量经股静脉、颈内静脉途径行肝静脉成形术；如需用粗针穿刺植入导管治疗，应尽量开通肝静脉并且要充分填塞穿刺通道，否则易导致肝脏包膜下出血。对大中量胸腔出血者应给予止血药物和胸腔引流。

**（四）血管内支架移位及脱落**

下腔静脉内支架向下移位一般无需处理，若向上移位小部分进入右心房，允许进行密切观察，观察3天后如果无心包腔出血则无需处理。下腔静脉Z形支架脱入右心房内为BCS介入治疗的严重并发症，需行外科开胸手术将支架取出。

## 七、疗效分析

**（一）技术成功**

BCS技术成功标准：①下腔静脉、肝静脉阻塞两侧的压力差小于3mmHg；②下肢水肿、腹水、肝大及静脉曲张消失或减轻；③无严重并发症。

**（二）临床疗效**

BCS支架治疗的技术操作成功率在95%以上，绝大多数门下腔静脉高压症状缓解。1年开通率为90%，2年开通率为88%，再狭窄率为12%~20%。下腔静脉广泛血栓性闭塞者的成功率低，疗效较差。

（郑传胜）

# 第十一章　介入诊断学

介入放射学(interventional radiology)是由 Margulis 于 1967 年首次提出,是一门在影像医学(X 线、超声、CT、MRI)设备引导下,利用穿刺针、导管等器材完成诊断与治疗的学科,其中包括血管性介入与非血管性介入。介入诊断学为介入放射学的重要组成部分。

经皮穿刺活检与血管造影是介入诊断学的核心内容,是制订治疗方案,评价治疗效果,判断疾病预后的基础。

1883 年 Leyden 首次在 1 位肺炎病人的肺内做诊断性穿刺抽吸获得病原菌,1886 年 Mene 使用针穿活检诊断肺癌。20 世纪 60 年代以来,随着 X 线机影像增强透视、实时超声、CT 和 DSA 等影像监视系统的发展,使经皮穿刺活检成为术前明确诊断肿瘤性病变的常规,使血管造影成为血管性病变与肿瘤性病变经血管介入治疗必须执行的常规。

通过经皮穿刺取得组织学、细胞学、细菌学、血液生化学等材料以达到明确诊断之目的是介入放射学的重要组成部分,而明确诊断又是进行介入治疗的依据,故介入性诊断多在治疗前进行。本章节重点描述以介入性诊断为目的的经皮穿刺与血管造影技术,而以介入治疗为目的的穿刺技术将在随后的相关章节给予描述。

以诊断为目的的经皮穿刺活检包括经皮穿刺组织切割、细胞抽吸和液体抽吸。以诊断为目的的血管造影包括动脉造影、静脉造影和血液生化材料的采集。

为了提高经皮穿刺活检的准确性,经皮穿刺应在影像系统的引导下进行,为了避免穿刺通道损伤血管、神经,应根据穿刺通道的解剖学知识选择不同的影像设备引导;为了提高穿刺取材的阳性率,应根据不同的组织器官选择不同功能的穿刺针或导管;为了提高穿刺活检的安全性,应在术前认真复习病人相关资料及给予相关的实验室检查、体格检查,严格把握适应证、禁忌证,并与病人及其家属交流以取得配合和合作。

## 第一节　经皮穿刺活检技术

经皮穿刺活检包括浅部和深部穿刺,凡是在体表能够触及的肿块,直视下即可进行穿刺;而深部组织与脏器的病变需要取得细胞学或组织学明确诊断时,需要在影像设备的引导下使用不同类型的穿刺针进行活检。

### 一、经皮穿刺活检器械

#### (一) 经皮穿刺针

穿刺针用于通过皮肤与血管、胆道、泌尿道、胃肠道及胸、腹腔等空腔器官建立通道,然后引入导丝、导管或引流管等进行治疗的一种器械;经皮穿刺针也可直接穿入肿瘤或囊腔作抽吸、活检或灭能等诊断与治疗。

理想的穿刺针应该针尖锋利,切缘锐利无毛刺,内、外管壁光滑,粗细适中,近远端管径一致,硬韧挺直,导丝从针座处进退容易。

**1. 结构**　穿刺针的形状、大小与种类很多,最基本的结构为带有针芯的穿刺针。以目前常用的穿刺针为例,一般为金属制成。它由针芯与套针两部分组成。套针为一薄壁金属管或软管,它的作用是构成通道,可插入导丝,或连接注射器注入造影剂,针芯的作用为加强穿刺针的强度、使针体容易进入组织内和防止穿刺时套针被皮肤、皮下脂肪等组织堵塞。

套针的后端附有金属或塑料的针座(也称针柄),前端为针头,中部为针管。针芯为一实心的金属杆,杆的后端也有针座,前端锋利部分也称针头,中部称针干。

使用时针芯插入套针内,使针座上的凸起与套针针座上的缺凹相吻合,这时套针与针芯完全套合,处于备用状态。

**2. 形状** 如图所示：

（1）套针的针头与针芯的针头一致，同呈斜面状（图 11-1-1-A）。

（2）套针针管略短，呈截断状，套合后的针芯外露部分为针尖。针芯的针头呈圆锥形（图 11-1-1-B）。

（3）针芯针头呈单斜面、双斜面或菱形，突出于套针（图 11-1-2）。各种针尖的斜面也有所不同，如呈 30°或 45°。

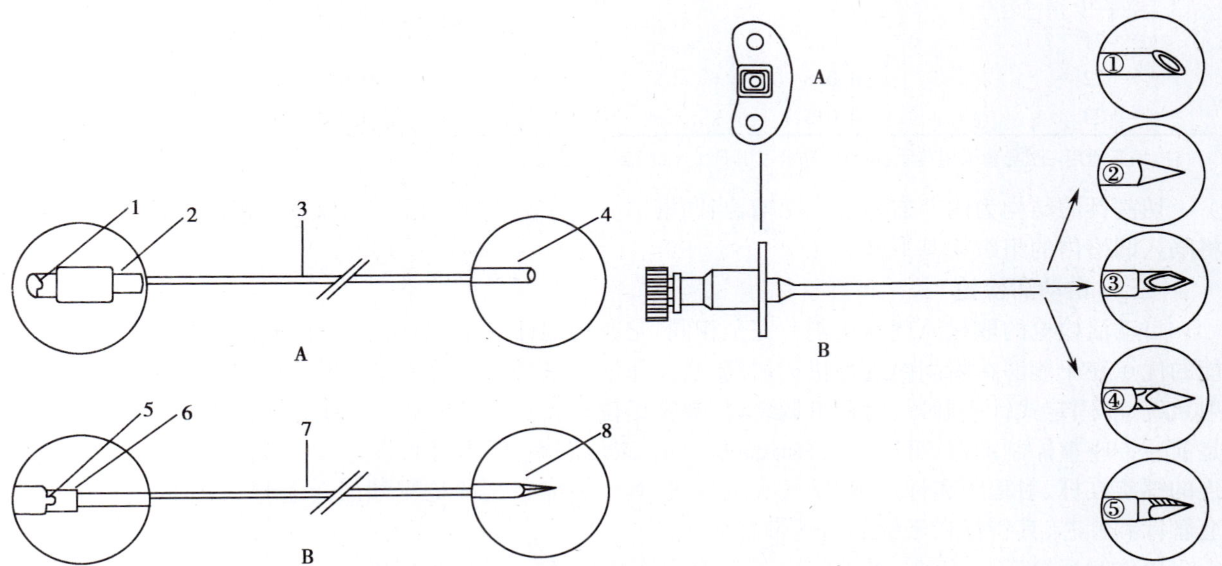


图 11-1-1 穿刺针

注：A. 套针；B. 针芯。1. 针座上的缺凹；2. 针座；3. 针管；4. 针头；5. 针座上的凸起；6. 针座；7. 针干；8. 针头

图 11-1-2 套合后穿刺针

注：A. 基板；B. 套合后的穿刺针。1. 套针与针芯等长，呈斜面状针尖；2. 针芯的针头呈圆锥形，突出于套针成针尖；3. 针芯针头呈单斜面；4. 针芯针头呈双斜面；5. 针芯针头呈菱形

针座是供术者持握着进行穿刺的部分，其上有缺凹或凸起的一侧提示与针头斜面方向一致，有的针座附有一盘状基板。有的针座上有公螺纹，以便与注射器上的母螺纹配合紧密，抽吸时不会脱落或将空气抽入。

穿刺活检针的类型很多，其针座与外套管部分基本相同，而针芯头端具有多种形态，应根据穿刺的部位和组织器官进行选用。图 11-1-2 中 1 用于肝脏、肺、胸腹腔淋巴结穿刺，主要用于获取细胞学、组织学和细菌学材料。而图 11-1-2 中 2～5 多用于骨骼穿刺。另一类特殊的活检针是锯齿状的旋切针，为骨活检术中最常用、最有效的活检针，外径在 6～12G 之间。此类活检针的共同特点为由套管针和锯齿切割针组成。操作时先将套管针引入病变之处，通过套管针插入旋切针，旋切多为手动操作，但最近也出现了电机旋转切割。常用的旋切针有 Franseen 针、Otto 针及 Rotex 针。

**3. 规格** 穿刺针、切割针与活检枪的粗细以 G（gauge）标，如 18G 或 20G。号码数越大，管径越细（表 11-1-1）。

**（二）切割针**

使用 21G 活检针进行软组织活检的优点是组织损伤轻微，即使穿刺通道需要通过静脉血管、胃壁等组织仍然可以进行，然而由于 21G 以下穿刺针内径太小，只能通过负压抽吸取得细胞学标本，进行细胞学检查。随着医学的发展，许多病人需要获得组织学以进行病理诊断、免疫组织化学染色及基因检测，为了满足组织学需要，多采用 18G 切割针穿刺取材。

表 11-1-1　经皮穿刺针的内外径

| 针号 | 内径 inch | mm | 外径 inch | mm |
|---|---|---|---|---|
| 15 | 0. 059 | 1. 50 | 0. 072 | 1. 83 |
| 16 | 0. 052 | 1. 32 | 0. 064 | 1. 63 |
| 17 | 0. 046 | 1. 16 | 0. 056 | 1. 42 |
| 18 | 0. 042 | 1. 06 | 0. 048 | 1. 22 |
| 19 | 0. 031 | 0. 78 | 0. 040 | 1. 02 |
| 20 | 0. 025 | 0. 64 | 0. 036 | 0. 91 |
| 21 | 0. 022 | 0. 56 | 0. 032 | 0. 82 |
| 22 | 0. 018 | 0. 45 | 0. 028 | 0. 71 |
| 23 | 0. 015 | 0. 38 | 0. 024 | 0. 61 |

注:国际通用习惯导丝采用英寸(inch),导管采用 F(french)制,故本书也沿用

切割针的结构为内芯前端有一凹槽,当凹槽部分进入活检部位后,组织陷入凹槽内,推动针外套管,将陷入凹槽内的组织切割下来。

**(三)自动活检枪**

自动活检枪的取材原理与切割针完全相同,是在切割针的原件上增加了机械性弹射功能,此弹射功能的优点在于能够在瞬间内进行快速切割,从而保证了取材的成功率和体积。在其后端有壳体、针座弹射系统、非固定式针座制器、射程可调装置、弹簧提拉环和侧壁式板机六个部分。其特征为:针座制动器是前后针座整体制动器,可以适当移动而非固定,以便调距;射程可调装置,包括射程调节旋钮及与其相连的螺旋杠杆、射程距离标尺;侧壁式板机按钮,其位置靠近活检枪尾端的盒盖侧。其切割针部分包括套管针和针芯,其特征在于针芯前端带有细孔。

操作时后拉活栓,听到"咔嗒"声,说明针弹簧已被锁定,针已处于准备状态;后拉活栓,使内针芯后退进入切割外套管内并使针整体进入靶区;固定针整体不动,用拇指向前推动活塞,内针芯进入病变区,此时标本槽口外露,正位于病变内,此时扣动扳机,切割外套管被弹射进病变区,组织被切割于槽口内,整体拔出活检针。

## 二、引导与监视设备

穿刺活检成功与否与导向技术有着密切的关系。导向技术是指在影像设备下监视穿刺针进入组织、器官的过程,常用的影像监视设备包括电视透视、USG、CT 和 MR 等。近年来,随着影像学设备和技术的快速发展,将两种以上的影像设备组合应用已显示出广阔的前景。导向设备的选择,应根据病变所在的部位、大小、深度、范围和病人的经济能力综合考虑。

**1. 电视透视**　具有简便、经济、体位灵活和定位快等优点。在透视下穿刺可直接观察进针方向与深度等,可适用于胸部和四肢骨骼的穿刺活检。最好使用双向透视或 C 形臂透视机。使用单向透视机时,可先从一个轴面确定穿刺针的位置,然后缓慢地转动病人至另一个轴面透视,即可明确穿刺针的方向与深度。

**2. 超声**　具有简便灵活、不受体位限制、无放射性损害、实时引导的优点。超声可以准确了解病灶的大小、深度和周围组织结构情况,特别是能够直接观察到穿刺通道是否穿越动脉血管,对于胸壁、胸膜病变以及缺乏自然对比的腹部脏器尤其适用。目前使用的超声仪多带有穿刺探头,穿刺针从穿刺槽插入,穿刺探头可以显示穿刺的路径、进针方向和进针深度,大大提高了活检的成功率和准确性。

**3. CT**　具有良好的密度分辨率和层面空间分辨率。能清晰显示脏器的解剖形态、器官组织与内部的病变,同时又能明确病灶与周围组织结构的关系,常应用于胸、腹部、骨骼和其他复杂部位的穿刺活检。CT 导向穿刺活检具有定位准确、穿刺针显示良好的优点。缺点为无法监测进针过程,操作时间长,

费用较高，反复多次扫描增加病人接触的辐射剂量。最近已有 CT 透视技术推出，可以实时监测穿刺。

**4. MR**　MR 显像具有其独特的优点，如 MR 实时透视、无 X 线损伤并能多轴面成像等。由于常规的不锈钢穿刺针严重影响磁场，需使用镍铬合金或钛合金制成的穿刺针，以减少干扰。

## 三、穿刺活检术前准备

尽管穿刺活检的创伤轻微，但是经皮穿刺活检仍然属于创伤性检查，仍然存在着一定的风险，严重的并发症甚至危及生命，因此必须做好充分的准备工作。

**1.** 了解病人病史及基本情况，熟悉影像学资料，必要时需先行增强检查，与病人及其家属进行穿刺前谈话和交流，签订知情同意书。

**2.** 行凝血功能检查，若存在凝血功能障碍则为经皮活检的禁忌证。

**3.** 根据病变的部位及特征，制订穿刺活检计划，包括穿刺点的选定，穿刺针类型与型号的选择，影像监视方法的选择，与超声室、CT 室或导管室的时间预约，载玻片、组织学及细胞学标本固定液的准备。

**4.** 穿刺活检包的准备，包括局麻药、皮肤消毒剂、注射器、无菌洞巾、无菌手套。

**5. 抢救药品与器械**　超声室、CT 室、导管室应配备心电监护仪，氧气，气管插管，强心剂、升压药、止血药等抢救药品和器械。

## 四、操作方法

所有穿刺活检均在无菌状态下进行，对穿刺器械应严格消毒。选定穿刺点后，对穿刺点及其周围皮肤消毒，并铺洞巾或其他无菌单。用 1% ~2% 利多卡因作穿刺点局部麻醉。定位与穿刺均在影像监视下进行。由于肿瘤较大时其中心可发生坏死，而肿瘤边缘部分为生长活跃区，所以取材时应选择在肿瘤的边缘部分，或采用多向取材法。为防止恶性肿瘤的穿刺道种植转移，应尽可能减少穿刺次数。

**1. 抽吸活检**　通常使用 21G 或更细穿刺针。将抽吸活检针穿刺进入病灶中，并进一步经影像监视设备核实针头位置，确保其位于病灶内。退出针芯，连接上 10ml 或 20ml 注射器，在负压状态下将穿刺针小幅度推进和退出 2 ~3 次，以利病变组织或细胞抽吸入针芯内。抽吸结束的拔针过程中，只需保持注射器与针内腔的负压，不能再继续抽拉注射器。一旦针尖即将退出皮肤、皮下组织的瞬间，应停止抽吸负压，这样可防止针内腔的标本吸入注射器筒内，以免造成涂片困难。如抽吸出的是血性液体，则可能已穿至血管，应略退针微调方向再行取材。

穿刺针退出后，轻轻推注注射器，将针内腔的标本物质推注在载玻片上，然后推片、固定。若取材较多，可涂多张载玻片。最后将其送病理室进行细胞学检查。

在穿刺针退出的即刻，使用无菌纱布覆盖穿刺点并稍加压迫，以防止穿刺点出血。

**2. 切割活检**　切割活检的目的是获取组织标本，以能对病变进行组织学检查，其诊断敏感性与特异性均明显高于细胞学诊断。

将切割穿刺针整体经皮穿向病灶，针头进入病灶边缘即可，向前推进切割针针芯，保持针芯深度不变，将针芯旋转 30° ~90°，有利于病变组织进入针芯凹槽内，再向前推进切割针针套。套管前进中，即将针芯沟槽内的组织切下，封存于套管与针芯槽口内(图 11-1-3)，然后将切割针整体退出。

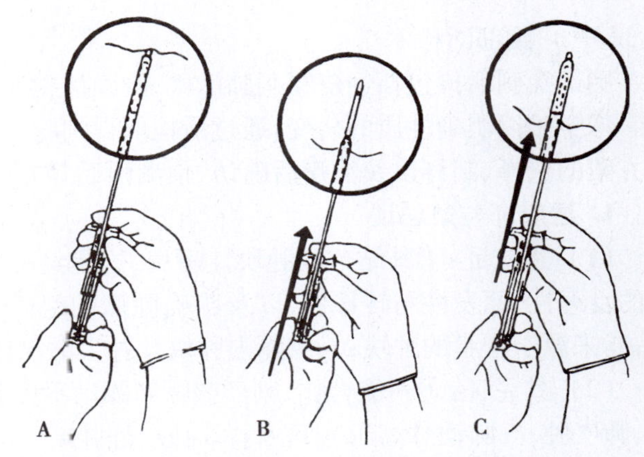


图 11-1-3　切割活检示意图

注：A. 穿刺针达病灶边缘；B. 推进切割针针芯；C. 推进切割针针套，取得组织

自动活检枪切割组织的原理与此类似。活检

枪有两种类型，一类结构与切割针类似，只是推进针芯进入病灶后按动枪栓，将针套快速弹射出去切割病变组织；另一类活检枪穿刺时针芯与针套尖平齐，进入病灶边缘时按动枪栓，将针套快速弹射出并切取组织，最后退出。

由于肿瘤较大时其中心常发生坏死，肿瘤边缘部分为生长活跃区，故取材时应选择在肿瘤边缘部分。

切割针退出后将针芯推出，取出组织条，将其放入10%甲醛溶液或无水乙醇中，送病理检查。

**3. 旋切活检** 主要用于骨骼病变的活检及组织学标本的获取，基本方法与切割术类似。通常使用18G活检针在影像设备引导下进行定位、穿刺，在可取病灶范围内反复旋转切割，同时负压抽吸直至获取满意标本后，加负压退出穿刺针，避免针道转移。在进行骨活检时由于骨骼组织较坚硬，所使用的活检针不同。将旋切针的套针准确穿刺抵达病变区骨面，穿过骨皮质，拔出针芯，从套针内植入旋切针至病变，在同一方向加压拧旋几次，切取标本。最后将获取的标本固定，并送病理检查。

**4. 同轴活检** 在影像设备引导下先将17G套管针穿刺至病灶部位建立通道，再使用18G活检枪通过通道抵达病灶进行多次多角度取材，标本进行固定并送病理检查。此种方法可以提高检查的阳性率。

## 五、并发症

无论采用何种方法进行穿刺活检，可能发生的并发症相类似，常见并发症有疼痛、出血、气胸，偶见感染，罕见肿瘤针道转移、空气栓塞及死亡。并发症的发生率与穿刺的部位、穿刺路径、病灶性质、术者操作方法、穿刺针的直径和类型等因素均有密切关系。

穿刺活检后疼痛多为轻度，1～2天内消失，无需处理，若出现剧烈疼痛，应考虑损伤血管或神经，除给予镇痛药外，还应给予止血药和抗生素。穿刺通道或穿刺靶器官内出血常见于使用粗针或切割针时，少量出血可自行停止。若有活动性出血而使用止血药无效时，可以采用血管造影检查明确出血部位后给予栓塞治疗或请外科协助处理。

穿刺活检后感染多与穿刺器械或皮肤消毒不严有关，一旦出现感染症状或体征应及时使用抗生素治疗。

气胸多在肺部穿刺后即刻发生，肺被压缩在30%或以下的气胸可自行吸收，肺被压缩大于30%的气胸应及时采取抽气或胸腔闭式引流的方法治疗。部分病人可发生迟发性气胸，故临床应给予密切观察，并嘱托病人24～48小时内避免剧烈咳嗽及运动，必要时行X线或CT复查。

## 六、临床应用

### （一）胸部活检术

胸部穿刺活检包括经皮穿刺肺活检、胸膜活检和纵隔活检。肺部活检是胸部活检的主要内容。一些影像学难以明确性质的病变，通过活检取得细胞学、组织学资料可作出定性诊断和鉴别诊断，对于治疗方案的选择、制订以及治疗后随访、预测预后等方面均具有重要作用。

**1. 适应证与禁忌证**

（1）适应证：①肺结节或肿块性病变，这是经皮针活检的主要适应证，用于鉴别肿瘤与非肿瘤、肿瘤的良恶性、原发性与转移性，以及明确肿瘤的组织学类型；②肺部慢性浸润性病变；③肺门实质性肿块；④来源于胸膜的肿块；⑤纵隔内肿块及肿大淋巴结。

（2）禁忌证：①不能合作，剧烈咳嗽和躁动不安者；②凝血机制障碍；③重度呼吸功能障碍；④肺大疱、肺气肿；⑤肺动脉高压、肺心病；⑥肺动静脉畸形。

**2. 引导方式**

（1）CT：作为先进的影像手段，具有穿刺准确性高、并发症少的优点，并能选择最安全的穿刺途径，尤其适用于纵隔、胸膜病变、肺内小病灶以及其他透视下显示不满意的病变或部位，应作为胸部穿刺首选。

（2）超声：可用于能被超声显示的胸壁及胸膜病变，其优点是可以多方位实时观察病变和穿刺针头，无辐射损伤。

**3. 操作方法**　穿刺定位前仔细分析病人的X线胸部正侧位片或CT片等影像资料，确定进针方向、深度、进针部位等。如病灶位于肺门或纵隔内，术前必须行CT增强检查以便观察病灶与大血管的关系。以下以CT引导下经皮肺穿刺活检为例。

依据病灶部位及病人情况选择合适的体位，通常为仰卧位或俯卧位，依据需要也可取侧卧位。

CT导向穿刺时，先从原来的CT图片上选择最佳活检层面。活检时于病人胸部表面放置金属线或自制栏栅定位器，扫描后选择最佳层面，设计进针点、进针方向、角度、进针深度。进针点及进针路径设计时应尽量避开肋下缘，以避免损伤肋间血管及神经。然后在预定层面预定穿刺点位置在病人身上标记。常规消毒铺巾，局麻。注意局麻可深达胸膜，但不宜太深。将穿刺针按照预定角度及方向推进到原定的深度，期间可进行分步进针多次扫描以证实针尖与病灶之间的关系，如针尖偏离扫描层面或针尖方向有偏差，需调整穿刺方向后再次扫描。在进行肺门、纵隔内肿块或与血管关系密切的病灶穿刺活检时，为确定针尖的准确位置，常需多次扫描。

**4. 并发症**　胸部穿刺活检的主要并发症有气胸、咯血和局部肺出血。并发症的发生率与病人肺的基础状况、病灶的部位、病变的性质、进针路径、穿刺针进出胸膜的次数、使用穿刺针的口径与类型等因素均有关。气胸的发生率报道不一，大约在4% ~47%之间，约有7.7%的气胸病人需要抽吸气体治疗。约5%靠近肺门的病变在穿刺活检后有咯血，其他部位出现咯血者为2%。小量咯血常自行停止，无需治疗。穿刺部位周围的少量出血通常在数日内吸收。

**5. 效果评价**　穿刺活检对胸部疾病的诊断是一种安全而实用的检查方法，其简便易行且痛苦小。组织学检查对于确定病变的性质有着重要意义。恶性肿瘤的诊断准确率达85% ~98%，良性病变则稍低；孤立结节病变的活检成功率高于肺弥漫性病变。

对影像学图像高度怀疑为恶性肿瘤者，若一次穿刺活检结果为阴性时，应给予再次穿刺活检。临床实践与国内众多医疗机构的资料表明，经皮胸部活检是影像学检查与诊断的重要组成部分，特别是可以减少不必要的开胸探查和为手术、放疗、化疗提供明确的诊断资料。

**（二）腹部脏器活检术**

腹部实质性脏器包括肝脏、脾脏、胰腺、肾脏、卵巢、后腹膜肿块和腹腔内肿大淋巴结均可进行经皮穿刺活检，其操作方法相似，本章节重点介绍肝脏穿刺活检术。

肝脏穿刺活检：

**1. 适应证与禁忌证**

（1）适应证：①超声、CT、MR发现肝内单发或多发实质性或囊性肿块；②不明原因的肝脏肿大，如粟粒状结核、肝硬化、血吸虫肝病等；③需要鉴别黄疸原因者；④慢性肝病的病理学诊断；⑤原因不明的发热临床高度怀疑肝脏所致者。

（2）禁忌证：①不可纠正的出血性素质者；②没有安全的活检穿刺道，如膈顶部附近的肿块、前面有胃或肠重叠者；③不合作病人；④大量腹水；⑤超声、CT/MR高度怀疑为血管瘤或棘球蚴病。

**2. 引导方式**　肝穿刺的导向手段主要是超声或CT，决定于医院条件与术者的习惯。

超声穿刺探头中心或侧方可插入穿刺针，即可实时观察超声图像上进针的部位、方向与深度；操作中如看不到穿刺针，则可能针的方向改变或探头方向不对，可作针头的短距离抖动，有助于观察。超声导向对于体瘦病人与浅表病灶较好，而肥胖病人和肠道积气较多者影响图像质量和观察。

CT作为引导肝脏活检在临床上被广泛应用，由于CT的空间分辨力好，对深部病灶或体胖者非常容易观察。

**3. 操作方法**　大多数病人取仰卧位，也可取斜位、侧卧位或俯卧位，以求得最佳穿刺点。设计进针路径时应与血管、胆道平行，尽量避免穿过肺组织、胸膜、胆囊以及胃肠道，同时穿刺通道也应避开肝段以上的血管与胆管。但对某些活检如浅表的肝富血管性肿瘤，穿刺路径可通过较多的正常肝组织，以防止出现肝包膜下或腹腔出血。

局部皮肤消毒与局部麻醉后即行穿刺。用超声导向时，固定探头，嘱病人暂停呼吸，迅速将穿刺针沿探头引导器插入肝脏，观察针尖的强回声点，确保针尖沿探头引导方向继续进入，直中目标。肯定针头位置准确无误后即行活检。

CT 导向的定位穿刺方法类似于肺活检术。

**4. 并发症** 经皮肝穿刺活检的安全性较好，并发症发生率很小，使用细针时为 0.04%，用粗针活检为 0.1% ~0.3%，严重并发症发生率更小。出血是最常见的并发症，可发生于肝内、肝包膜下及腹腔内，通常可自限，不至于引起严重后果；胆汁渗漏可引起胆汁性腹膜炎；穿刺通道在近肝门处通过肝动脉和门静脉可引起动静脉瘘；迷走神经反射可引起低血压与心动过缓；偶见有穿刺道的肿瘤种植转移。

**5. 效果评价** 目前，经皮肝穿刺细针活检对于肝脏恶性肿瘤的诊断敏感性与特异性均在 90% 左右，用粗针穿刺进行组织学活检则更高，对临床怀疑肝癌的病人提供了一个安全、有效、可靠的确诊途径。有一组报道对 3cm 以下的肝脏肿块在超声实时导向下活检，用 18 ~19G 针，活检正确率达 96%，没有并发症。

对肝脏非肿瘤性病变进行活检时，应选择切割活检，以便取得较多的组织进行病理学或免疫生化学研究。

**（三）骨活检术**

骨骼病变的穿刺基本方法与腹部脏器类似，只是由于骨骼组织较坚硬，所使用的穿刺针有所不同。常用于骨骼系统活检的穿刺针有：Ackermann 针、Craig 针和 Jamshidi 针。骨骼病变具有多种多样的性质，如囊性病变、炎性病变、溶骨性肿瘤、成骨性肿瘤、代谢性病变、骨性病变浸润软组织等，随着病变性质的不同，病变处骨骼的硬度差异较大，所以目前尚无一种穿刺针可适合于多种病变。不同类型的活检针应根据 X 线平片或 CT 片所显示病变骨骼的密度与部位进行选择。

**1. 适应证与禁忌证**

（1）适应证：①临床与影像学诊断有困难而临床治疗又需要组织病理学结论的各种骨骼病变。②转移性骨肿瘤，经皮骨活检术诊断价值已经充分肯定。主要适用于以下情况：明显的转移灶，但与原发疾病的临床分期不符；核素扫描阴性，但是其他影像学检查不能排除转移性肿瘤；有多个原发肿瘤的转移灶；影像学表现为稳定的转移灶，决定是否需进一步治疗；未能找到原发肿瘤的转移瘤。③原发性骨肿瘤是一个有争议的适应证，因为病理医师很难仅凭少量的标本作诊断和分级，尤其是软骨类肿瘤。此外，大多数原发肿瘤需外科治疗，因而可在切除前做外科活检和快速切片。④急性或慢性化脓性骨髓炎、骨结核等。⑤需要鉴别椎体压缩性骨折的原因，确定嗜酸性肉芽肿与骨纤维异常增殖症等。

（2）禁忌证：无绝对禁忌证。相对禁忌证有血供丰富的骨转移瘤；有严重出血倾向者；晚期极度衰竭者；脊柱严重畸形者。

**2. 导向手段** 由于骨骼系统的良好对比度，X 线透视定位与导向下进行骨骼病变穿刺具有经济、简便、操作灵活的优点；CT 引导下穿刺定位准确性更高，应用越来越普遍。

**3. 操作技术**

（1）脊椎穿刺：经皮脊椎穿刺由于脊髓、椎管和神经根的阻挡，不适合从正后方（脊柱中线）进针，也应避开关节和横突。最常用也是最安全的进针途径是后方进针法。其进针点一般取脊柱中线旁开 5 ~10cm：胸部为 5 ~6cm，上腰部为 7cm，下腰部则可延至 10cm，同时应根据病人的体形作适当调整。最好的方法是术前根据 CT 或 MRI 的横断扫描像作一测量，确保避开大血管、神经和其他重要脏器。进针与矢状面成角，在胸部为 30°，而腰部则为 45°左右。

常用的穿刺体位为标准侧卧位（椎体病变侧向上），选择好穿刺点，定位后用 1% 利多卡因作局麻。

在侧位透视下插入穿刺针至病变部位。穿刺过程中若遇骨性阻挡，可能是由于穿刺针与脊柱矢状面成角过小而被上下关节突阻挡所致，应作调整。若调整角度后仍难以避开上下关节突，则需将穿刺点向外侧移1～2cm。在侧位透视下穿刺针抵达病变部位后，必须正位透视予以证实。

另一较常用的穿刺方法为病人取标准侧位，将X线球管转至与病人腰椎冠状面成50°～60°角。该角度即穿刺针与腰椎矢状面的成角，因此，在穿刺过程中无需作正侧位双相透视，只要看到穿刺针呈一金属点状影就可视为穿刺准确无误。

由于颈椎具有相对较厚实的附件结构，颈椎穿刺不能从侧后方进针。目前均采用前侧方进针，在普通X线透视或CT监视下进行。前侧方进针法的要点是使穿刺针在喉部与颈动脉鞘之间穿行。由于其周围均为重要脏器和组织，穿刺必须细心和准确无误，并尽可能用较细的活检针。病人取仰卧位，术者在侧方，用二手指平行触及喉部和颈动脉，另一手则将穿刺针沿指间穿刺，进针角度与颈椎冠状面成20°。正侧位透视下监视，以确保穿刺位置准确无误。

（2）四肢长骨和扁骨的活检：穿刺前先对病变部位进行进针定位，可利用正侧位透视或CT扫描观察病变最清楚、距表面最近处作为进针部位，做好标记，并固定肢体。然后进行局部浸润麻醉，深度应达病变边缘处。在透视下对准病灶处进针。

四肢骨具有较厚的骨皮质，穿刺时可使用骨钻打孔后再行穿刺。行长骨活检，应避免穿刺针沿其圆柱状骨皮质滑动而误伤周围的血管或神经。在行肋骨和胸骨穿刺时，应注意掌握进针的深度和方向，以避免损伤肺组织。穿刺针应斜行进入，以免穿入胸膜。正常情况下的骨皮质十分坚韧，需要用手钻或电钻才能穿通。当穿刺针突入骨髓腔时，尤其是骨髓炎病人，常剧痛难忍，需用强镇痛剂。

**4. 并发症**　骨活检的并发症发生率相对较低。据Laredo报道在该院8年内完成的500例骨活检术中，仅有1例发生并发症，为腰大肌旁血肿。Murphy综合了11家医院9500例骨活检术，发生率为0.2%，最常见的是胸椎活检时的气胸，多数并发症较轻，可恢复。引起并发症的原因为穿刺活检过程中损伤血管、神经及邻近组织所致。因此，减低并发症的关键是活检医师必须具有丰富的临床解剖与X线解剖知识及娴熟的操作技能。术前详细的CT和其他影像学检查并在CT片上测量穿刺参数和定位有助于减少并发症。

**5. 效果评价**　多种因素可影响其诊断准确率，包括不同的疾病和类型、不同的活检部位、病理医师的经验、活检前的放射学检查和临床其他检查情况等。其中，不同类型的病变对诊断的准确率尤其相关。一般而言，骨活检术对转移性肿瘤的准确率最高，可达90%左右，而对原发性肿瘤病变的诊断准确率则低一些，约73%～94%。据多组大宗文献报道，综合性骨疾患的活检准确率总体多在80%左右，最高达94%。

### 七、评价

在X线透视、超声、CT、MR引导下的穿刺活检已经成为一项成熟的介入诊断技术，准确率达90%～95%，而21G及更细的穿刺针的应用，使并发症的总发生率低于1%，但仅能满足细胞学检查。18G自动活检枪的产生及切割针的应用，使活检过程更加简单，创伤小与快捷，所取标本更适于组织学病理诊断。

## 第二节　血管造影诊断

血管造影始于1923年，最初的血管造影图像与骨骼和软组织相互重叠，对血管的细小分支显示较差。另外，血管造影图像首先被投照到X线胶片，再经过暗室技术处理后才能看到血管造影图像。而且为静态单幅图像，为了克服骨骼与软组织对血管造影图像的重叠，早在20世纪50年代人们采用胶片减影技术以获得更为清楚的血管造影图像。为了克服静态图像无法动态观察血流情况，20 世纪 60 年代随着影像增强技术的应用，出现了血管造影电影摄影技术，达到了动态观察血流和同时捕获动脉期、实质期、静脉期的目的。20 世纪 80 年代，随着计算机技术的发展，出现了数字减影血管造影设备，数字减影血管造影的优点体现在实时显示减去骨骼和软组织的动态三期图像。数字减影血管造影不仅提供了高质量血管造影的图像，而且减少了造影剂的用量。

介入放射学的发展是建立在血管造影之基础上，血管造影诊断不仅对血管性病变、肿瘤性病变具有定位和定性诊断之价值，而且是进行介入治疗的依据；血管造影诊断既可以在介入治疗之前，也可以在介入治疗的过程中和介入治疗之后进行，介入治疗之后的血管造影又是评价介入治疗效果的客观指标之一。

## 一、经皮血管穿刺与插管

### （一）穿刺针

目前临床上广泛使用的经皮血管穿刺针为改良的前壁穿刺针，其结构简单，既无针芯，也无基板，针座上的缺凹表示该侧为针头的斜面所向。目前日本 Terumo 公司生产的穿刺针带有塑料穿刺套管（图 11-2-1），穿刺套管比穿刺针稍短，由塑料制成，套在金属针管外，套管紧裹着针管与之一起穿刺。进入血管后，拔除穿刺针，留下套管，即可植入超滑导丝后换入导管鞘或导管。

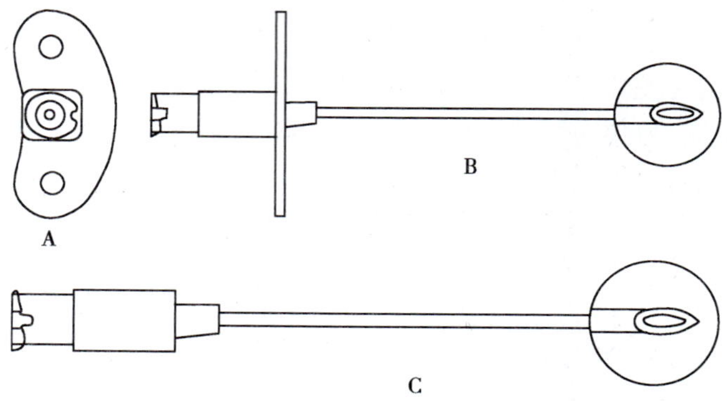


图 11-2-1　前壁穿刺针

注：A. 基板；B. 带基板的前壁穿刺针；C. 不带基板的前壁穿刺针

针座与针管衔接处应光滑呈漏斗状，以便导丝插入；也可直接连接注射器或连接管。

### （二）造影导管

见第一章第二节。

### （三）穿刺技术

自从 Seldinger 于 1953 年开创直接经皮穿刺血管技术以来，血管造影进入了一个新的阶段。它避免了切开暴露血管，改为直接经皮穿刺血管，运用导丝与导管的配合，将导管插入主动脉内。此项技术强有力地推动了介入放射学的发展，并成为介入放射学的最基本方法。这一技术在临床应用中不断得到改良和完善，并发展到能够应用于所有腔道的穿刺。

**1. Seldinger 术基本概念**　Seldinger 穿刺技术经典的操作步骤为：用带针芯的穿刺针经皮穿透血管前、后壁，退出针芯，缓缓向外拔针，当穿刺针退至血管腔内时，可以见血流从针尾射出，即引入导丝，退出针，通过导丝引入导管，将导管放至主动脉，此即 Seldinger 术（图 11-2-2）。

**2. Seldinger 改良法**　Driscoll 于 1974 年提出改良法，他用不带针芯的穿刺针直接经皮穿刺，当穿刺针穿过血管前壁（避免损伤后壁），即可见血液从针尾喷出，再引入导丝、导管。这一方法的主要优点是避免穿透血管后壁，一次穿刺成功率高，并发症少，熟练操作后对桡动脉、腋动脉穿

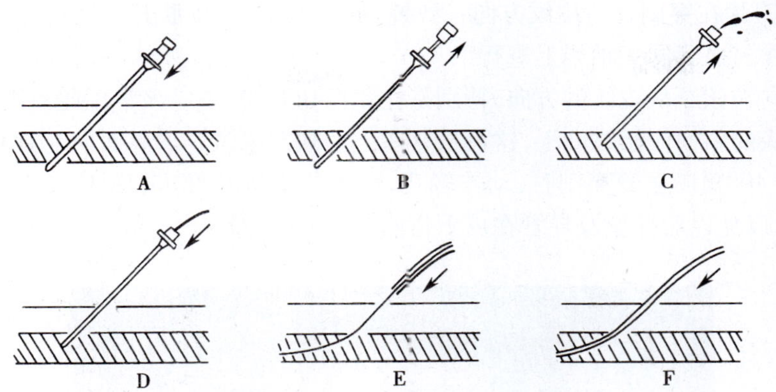


图 11-2-2　Seldinger 穿刺技术示意图

注:A. 带针芯穿刺针穿过血管前、后壁;B　退出针芯;C. 后退穿刺针管见血喷出;D. 引入导丝;E. 退出穿刺针留下导丝后插入导管;F. 导管顺导丝进入血管,退出导丝留下导管

刺更有利(图 11-2-3)。

目前绝大多数术者均采用改良法穿刺,由于 Seldinger 的贡献,一般文献上仍称 Seldinger 穿刺术,不刻意说明改良法。Dotter 称此项技术为医学界的一个里程碑。

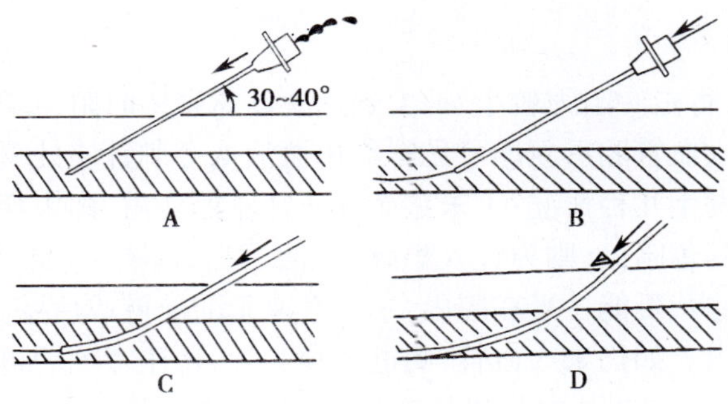


图 11-2-3　Driscoll 穿刺法

注:A. 穿刺针进入血管;B. 引入导丝;C. 退针、引入导管;D. 退导丝造影

### (四) 插管技术

本书按 Seldinger 改良穿刺法作一介绍。本文所述是以股动脉为例,其原理同样适用于静脉和非血管腔道的穿刺。

通常病人仰卧在造影台上,术者站在病人右侧。以右手持针操作。

穿刺前应先确定穿刺部位,右侧股动脉穿刺点应定位于右侧腹股沟皮肤皱折下方 1 ~ 1. 5cm 股动脉搏动最强处。由于穿刺针斜行穿入,穿刺部位具有皮肤进针点与血管进针点两个部位,所以它们不在同一垂直面上。穿刺时应根据皮下脂肪及肌层的厚薄予以调整进针角度。而股动脉的顺行与逆行穿刺时上述两者的距离明显不一样。

**1. 局部麻醉**　除不合作或婴幼儿和因介入治疗特殊需要作全身麻醉外,一般均采用局部麻醉,注射针头应深入动脉鞘内的动脉内侧作鞘内麻醉。进入动脉鞘时有轻度突破感,回抽无血时,在动脉内侧注入 1% 利多卡因 2ml。针头退至皮下后再向动脉外侧刺入,入鞘后同样注入等量利多卡因。退针时同时在皮下注射 1ml 利多卡因。上述负压抽吸状进针是为了穿刺时一旦进入血管,立即能发现,可迅速退出,重新穿刺。

**2. 穿刺** 用尖刀片在穿刺处与皮纹方向一致挑开皮肤2mm。皮肤开口处一定要在血管的正上方，以便以后的操作均在与血管同一轴线上进行。

皮肤切开的方向应该顺从皮纹的方向，特别是在颈部切开时，更应该掌握此原则。

穿刺时穿刺针头的斜面应始终向上，这可从针座上的缺凹来认定。斜面向上有利于导丝推进。

穿刺针以30°～40°角向血管穿刺时，动作轻巧，可平稳缓慢地推进(图11-2-4)，方向要始终一致，不能左右上下扭曲，以免以后导丝及导管在皮下扭曲，使操作困难。

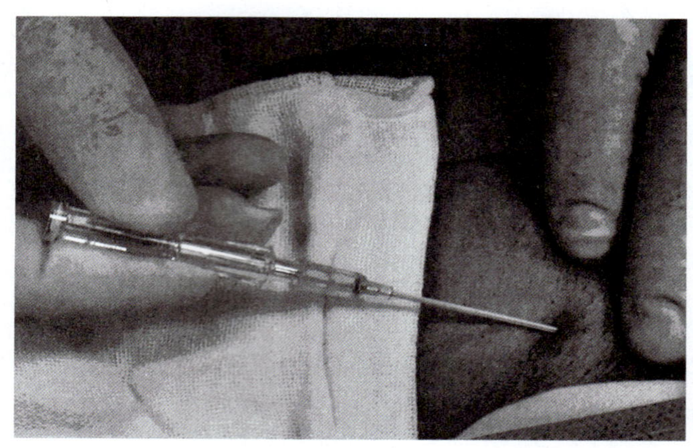

图11-2-4 经皮穿刺

穿刺针进入皮下组织后行走时阻力较小，针尖到达股动脉管壁时阻力增加，此时应稍用力使针头快速通过血管壁，穿刺针头进入血管腔后立即可见鲜红色血液从穿刺针座处喷出，表明穿刺成功。

穿刺针深入后，可能会发生几种情况：①未见血液从针座处外溢，即未穿入血管，可将针头退至皮下重穿。②针座处血流不畅，其色暗红，则为针入静脉，也需退出针头。③针座处血流不畅，其色鲜红，表示针尖孔并未完全在动脉腔内，可能一半在腔内，一半在血管的前壁或后壁。应将穿刺针稍向里或外移动，使针头完全位于血管腔内。如仍未入血管，则退出穿刺针，稍压片刻后再穿刺。

**3. 插入导丝** 穿刺成功后，左示、中与拇指抓住穿刺针，右手取过导丝，插向穿刺针针座。导丝进入穿刺针在血管内行走时应感觉到畅通无阻力。在导丝通过穿刺针插向血管时如有阻力切忌用力猛插，这时可能有以下几种情况：

(1) 在插导丝时，使穿刺针移动，可能超出或退出血管腔；

(2) 穿刺针与皮肤间夹角过大，近直角状，导丝不易插入；

(3) 穿刺针头的斜面不是朝上，而是朝下，使导丝向后转；

(4) 穿刺针进入小血管，如股深动脉；

(5) 前方血管扭曲严重。

此时应停止插导丝，先检查针座的缺凹是否向上，即针头的斜面是否朝上，如有误则调整后再插管。如位置正确，则把针座下压，使穿刺针-血管间角度减小，这也有助于插导丝(图11-2-5)。如仍有阻力，则退出导丝，如无喷血，则重新穿刺。如果针座处喷血正常，而导丝插入仍有困难，则应在透视下经

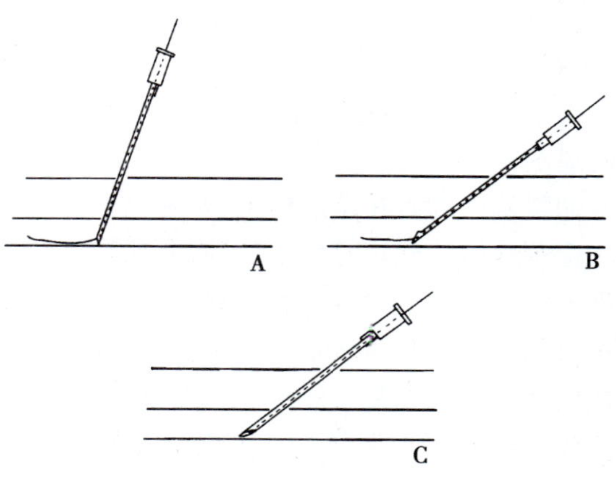


图11-2-5 针头斜面方向对导丝插入的影响

注：A. 针头斜面方向正确，但角度太大，影响导丝插入；B. 针头斜面方向、角度均好；C. 针头斜面方向相反，导丝无法引出

穿刺针注入造影剂观察,是否血管有严重狭窄、扭曲,或导丝插入细小的血管分支等,根据透视情况做出处理。偶尔也有术者左手过分紧压被穿刺血管的上方,造成导丝插入困难。

**4. 退穿刺针** 导丝进入血管15cm左右,术者右手将导引子与穿刺针退出皮肤,同时左手3、4、5指压迫穿刺处,示、拇两指抓住靠近穿刺处的导丝。右手握肝素盐水纱布裹住导丝,一边退出穿刺针,一边清洁导丝。

**5. 引入导管鞘** 由于介入检查和治疗的目的不同,使用的导管直径和类型亦不同,在插入导管鞘之前应根据使用导管的大小决定导管鞘的型号。由于导管鞘相对粗大,在插入导管鞘时应采用旋转推送,旋转推送法可以使导管鞘容易通过皮下组织和血管壁。随着4F导管鞘的应用,不用切开皮肤也可以在穿刺成功后直接插入4F导管鞘。

导管鞘的优点在于:消除导管在局部操作中的不适感和反复换管引起的血管损伤,其缺点则是扩大了穿刺通道(鞘的外径比裸导管粗1F=0.33mm),也增加了费用和操作时间,如果鞘过大,还可能在鞘与导管之间引起血栓,操作中必须经常用肝素冲洗导管鞘。此外,对于头端不缩细的导管则必须使用导管鞘,因为钝头导管不易插入血管,用力插入则引起血管损伤,术中导管周围持续出血,影响操作。

导管鞘插入后,术者可将导管鞘内芯与导丝一起从导管鞘退出。立即用肝素等渗盐水从导管侧臂冲洗导管鞘,同时见有血抽出也肯定导管鞘在血管内。

**6. 引入导管** 导管鞘就位后,先将导丝插入即将插入的导管内,导丝头端则缩在导管口内,不使外露。导管从导管鞘隔膜处插入数厘米,即可插入导丝,使导丝超出导管口,由导丝先行导管跟入插向血管(导丝头端比导管头端软,可防止损伤血管)。在透视指导下,将导管插至靶点附近。退出导丝,用肝素等渗盐水冲洗导管,必要时注入造影剂,观察导管所在部位。

**7. 穿刺点处理** 在造影诊断或介入治疗后应将导管、导丝和导管鞘拔除,此步操作虽然是介入诊疗的最后一步,但是仍然可能出现严重的并发症。拔管时必须按照以下步骤操作。

拔管时先用左示、中、环指分别放在皮肤穿刺点、血管穿刺点及血管穿刺点的头侧,右手抽出导管后,左手中指立即压紧。开始时可以压迫稍重,阻断血流。3分钟后应稍放松,使血流通过,这时感觉到手下有血管搏动,约10~15分钟,慢慢放松中指。如无出血,用纱布覆盖后,可用绷带或胶布条包扎。

压迫止血和加压包扎后,穿刺侧肢体保持4小时伸直不动,4小时后首先去除加压包扎,24小时内卧床,以免穿刺处血凝块脱落,引起皮下血肿或大出血,24小时以后可起床活动。

观察期内注意穿刺处局部有无出血或血肿,注意血压、脉搏的变化,防止内、外出血。注意穿刺远端肢体皮色、温度、感觉等,防止血栓形成的可能。对全麻病人更要注意观察呼吸、脉搏与血压,直至清醒。

## 二、血管造影设备

数字减影血管造影(digital subtraction angiography,DSA)设备:由于血管造影和透视的需要,数字减影血管造影机是开展介入诊疗必备的设备之一。在DSA设备中,X线透视为最基本的功能。DSA设备具有脉冲方式透视、造影图像采集、旋转血管造影、步进血管造影、路途引导等功能,扩展的软件可以对狭窄血管、心脏收缩功能进行测量和评价,还可以进行血管三维重建,类CT断层扫描和经皮穿刺活检引导。上述这些功能的扩展有利于病人和手术者的放射防护,有利于对复杂、疑难病例的处理。近年来推出的平板数字减影血管造影机能够提供清晰的血管造影图像。使血管造影的诊断价值进一步提高。

## 三、造影剂

### (一)碘剂造影剂

含碘造影剂一直是血管造影理想的对比剂。目前使用的造影剂按其分子结构和理化特性可分为两大类,即离子型造影剂(ionic contrast media)和非离子型造影剂(nonionic contrast media);依据其所含碘原子数与其在溶液中的离子或粒子数之比值，离子与非离子造影剂又可分为单体和二聚体两类造影剂。如从造影剂之浓度分类，造影剂可分为高渗（血液渗透压的 5～8 倍）、低渗（血液渗透压的 1～2 倍）和等渗造影剂。目前，我国常用的造影剂主要为：

**1. 离子型造影剂** 主要为各种浓度的泛影葡胺（Ⅰ）（diatrizoate meglumine）和复方泛影葡胺（compound diatrizoate meglumine），二聚体造影剂 Ioxaglate 或 Hexabrix 320（碘克酸葡胺钠或称低渗显影葡胺钠 320）。此类造影剂渗透压高（>1500mmol/L），副反应发生率高，肾脏耐受性差。

**2. 非离子型造影剂** 如 Iohexol（碘海醇），又称 Omnipaque（碘海醇）；Iopromide（碘普罗胺），又称 Ultravist（优维显）；Iopamidol（碘帕醇），又称 Iopamiron（碘必乐）；Iobitridol（碘比醇），又称 Xenetix（三代显）；Ioversol（碘佛醇），又称安射力。以上均为低渗型造影剂，渗透压为 600～800mmol/L。Iodixanol（碘克沙醇），又称威视派克，称为等渗型造影剂，渗透压为 290～320mmol/L。渗透压更低，但缺点是分子量大，黏滞度较大。

造影剂的应用中，在无造影剂过敏反应的前提下，应考虑到造影剂的渗透压、离子电荷和化学毒性对人体的影响以及造影剂的费用等因素，笔者主张应尽可能地减少用量、降低造影剂的浓度。在 DSA 设备上进行造影检查，宜选用低渗和等渗浓度的造影剂；脑室、蛛网膜下腔和椎管造影应选用 isovist、omnipaque 等非离子造影剂，其他体内非血管腔道选用普通的离子型造影剂即可。

使用离子型碘造影剂血管造影的各种副作用（包括过敏、肾毒性、发热、疼痛等）的发生率达 12.66%，使用非离子型造影剂副作用发生率可降至 3.13%。为了克服含碘造影剂的缺点，近几年来，国内外一些学者借助 DSA 设备将一些非含碘造影剂作为含碘造影剂的替代剂用于 X 线血管造影检查，取得了良好的效果。目前，临床使用比较满意的造影剂有二氧化碳（$CO_2$）和含钆造影剂。

**（二）二氧化碳（$CO_2$）**

医用纯 $CO_2$（99.99%）是一种安全的阴性血管造影剂。当适量 $CO_2$ 被快速注入血管后，它并不立即溶解于血液，而是与血液形成界面，充盈靶血管，这种血管内外的密度差可在 DSA 比较好地显示出来。$CO_2$ 没有肝、肾副作用，也不会致机体的过敏反应，它能完全溶解于血液，且可经肺一次性排出体外。血管内注入常规造影剂量的 $CO_2$ 极少有形成气栓的危险，即使是大剂量的注射也不会引起动脉血气参数和血流动力学显著的变化。二氧化碳数字减影血管造影（$CO_2$-DSA）适用于碘剂过敏、甲亢、肾功能不全、多发性骨瘤、心力衰竭和严重高血压病人。不能用于脑血管造影。目前主要用于腹部以下动脉，以及四肢静脉、下腔静脉和门静脉等血管造影。

## 四、良性病变血管造影表现

血管造影至今仍是显示血管解剖和与相关病变血管改变的金标准。根据血管造影可以对多种病变的良恶性进行诊断和鉴别诊断。

常见的良性病变有以下几种情况：狭窄或闭塞、扩张、血栓或栓塞、破裂或出血、发育畸形、痉挛和良性肿瘤。良性病变可以是恶性的结果，如颅内动脉瘤破裂，冠状动脉主干的急性闭塞、急性肺动脉栓塞等均能导致病人的猝死。

**（一）动静脉狭窄或闭塞**

动脉狭窄或闭塞性病变主要引起供血区域或器官的缺血，其严重性与急性或慢性发病、狭窄或闭塞发生的部位、阻塞程度和侧支血供的代偿能力有明显的关系。严重者可致死亡，较轻者可无临床症状。

动脉造影为动脉狭窄或闭塞性疾病诊断的金标准。动脉造影可清楚地显示狭窄或闭塞动脉的部位、范围和程度、狭窄后扩张及其周围侧支循环等共有的征象。

动脉硬化性闭塞病狭窄或闭塞段多位于动脉分叉区域，髂总动脉硬化性闭塞病常合并有股、腘动脉或胫动脉的闭塞，动脉造影时须注意完整显示（图 11-2-6、图 11-2-7）。

多发性大动脉炎早期病人主动脉壁有多处局限性不规则改变，晚期可见管腔狭窄或闭塞，少数有动

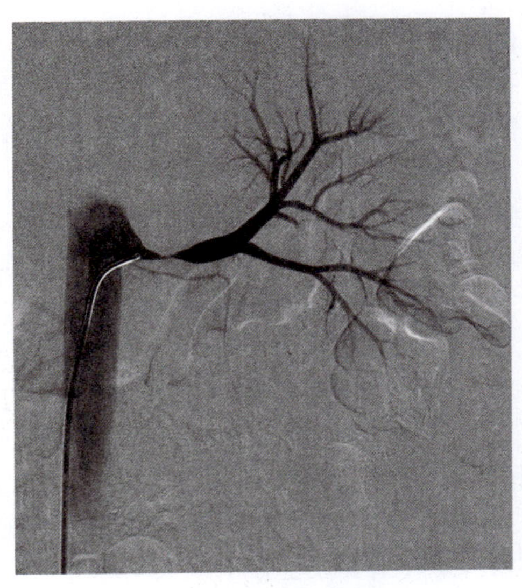

图 11-2-6　左侧肾动脉重度狭窄

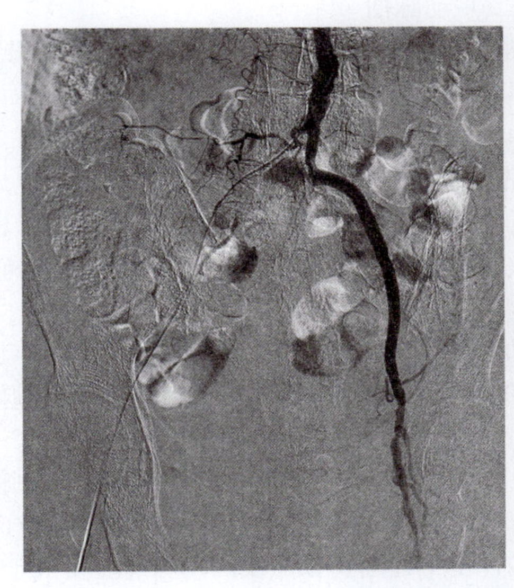

图 11-2-7　女性，90 岁。血管造影显示右髂动脉闭塞

脉扩张，动脉扩张分狭窄后扩张和管壁病变引起的广泛性不规则或串珠样扩张两种。主动脉分支病变常见于开口处，呈节段性。胸降主动脉狭窄多始于中段，逐渐变细，表现为特征性的鼠尾巴形状，侧支循环丰富。锁骨下动脉闭塞可见锁骨下动脉盗血现象。血栓闭塞性脉管炎受累段常处于狭窄或闭塞状态，周围有侧支血管，呈树根状，病变近、远端动脉光滑、平整，显示正常形态。

急性动脉血栓形成或栓塞常可显示血栓全貌，呈长条状充盈缺损，形态不规则，其间有点状空白区域。周围无侧支循环形成。慢性动脉血栓往往只显示血栓近端，周围有杂乱无章的侧支循环形成。雷诺病在肢体不同温度下造影可观察到血管管腔明显的变化。

静脉狭窄或闭塞病变常见病因包括血栓形成、瘤栓、管腔内隔膜形成、炎症和外来压迫等（图 11-2-8、图 11-2-9），其临床症状与体征与阻塞的部位有关。主要表现为引起引流区域和器官的淤血、水肿、腹水等。

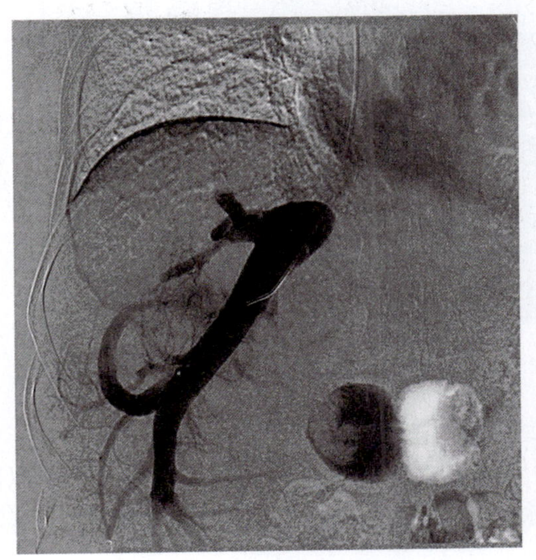

图 11-2-8　肝右静脉开口处膜性闭塞

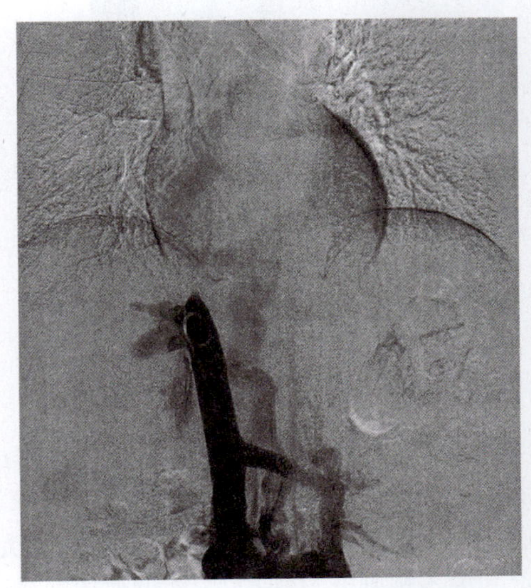

图 11-2-9　下腔静脉近心端膜性闭塞

### （二）动脉瘤

动脉瘤指多种血管扩张性疾病。目前主要用于真性、假性及夹层动脉瘤等三种病变。其共同的特点为其瘤腔内均有流动的血流。真性动脉瘤简称动脉瘤，指局限性动脉扩张。假性动脉瘤是指动脉破裂出血后血肿或周围组织包裹而形成的血腔。夹层动脉瘤是指动脉中层血流纵向撕裂而形成真假两个血管腔。

动脉瘤的性质、部位和大小决定着其临床表现。主要症状为肿块、疼痛和局部组织受压、缺血、出血等相关表现。其体征最主要为搏动性肿块和局部血管杂音。少数动脉瘤并无症状和体征，称为静止型动脉瘤。

动脉瘤的诊断手段有 B 超、CT 和 MRI 及动脉造影，尤其是 CTA 和 MRA 对于显示动脉瘤的结构、整体范围及周围组织的关系方面有优势。而动脉造影以其直观地显示血管腔内的细节和血流动力学变化，以及作为介入治疗的基础有其重要价值。

**1. 真性动脉瘤** 真性动脉瘤多起因于动脉粥样硬化和高血压，尤其在青年病人，其他尚有先天性、外伤、炎症等因素。动脉内膜脂质沉积粥样变、中层硬化失去弹性，致动脉壁存在局限薄弱部分，在高速血流的冲击下逐渐扩张形成。动脉瘤可发生于全身各部位的动脉，主要发生在中或大动脉受血流冲击较重的血管分叉区域，其命名与发病血管相同，如发生于腹主动脉者，称腹主动脉瘤。真性动脉瘤由三部分组成，即瘤壁、瘤腔和瘤颈（图 11-2-10、图 11-2-11）。瘤壁由血管内膜覆盖。瘤腔内有血流或附壁血栓，形态以梭形或浆果形多见。瘤颈是瘤壁与正常血管的移行区域。对于梭形动脉瘤，瘤颈大小指正常血管端的直径，浆果形动脉瘤则指其基底部的大小，可分为宽基底型和窄基底型。

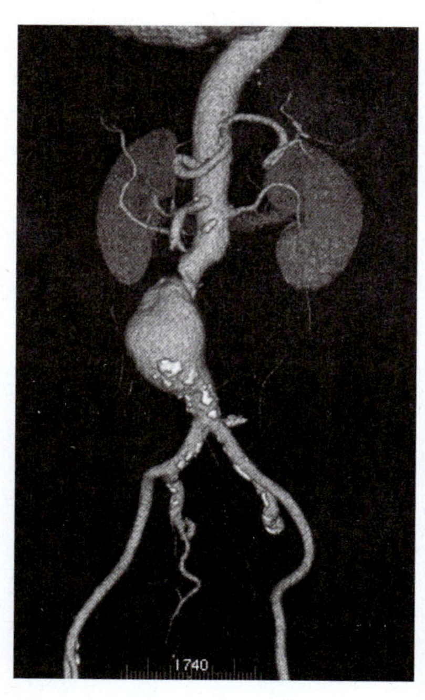


图 11-2-10　CTA 显示腹主动脉瘤

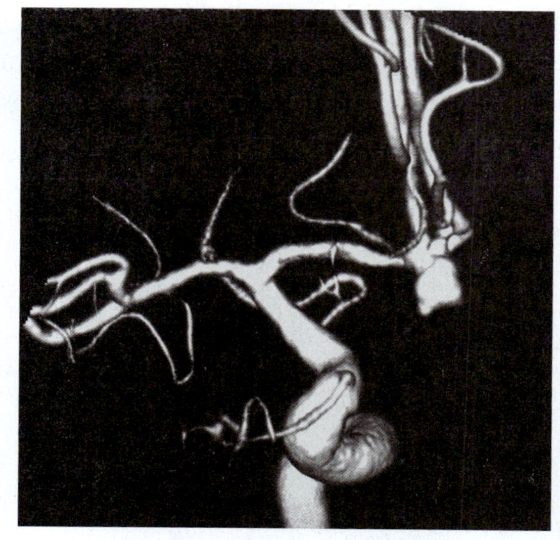

图 11-2-11　CTA 显示颅内动脉瘤

B 超、CT 和 MRA 均可用于动脉瘤的初步或最终诊断。在此对动脉造影诊断做重点描述。

动脉瘤主要发生于胸、腹主动脉和脾动脉等直径较大的动脉，尤以腹主动脉瘤为常见。以下以腹主动脉瘤为例描述其动脉造影表现。造影表现为腹主动脉局限性梭状扩张。血流在动脉瘤区排空较慢。可显示其内不规则充盈缺损，为附壁血栓所致。

有一些动脉瘤多发生于直径较小的动脉，如脑动脉、肝动脉、肢体动脉等。动脉造影显示出破裂动脉的一侧壁的浆果样或丘状外突，对比剂排空较慢。又称为浆果形动脉瘤。近期发生破裂出血者，常可见载瘤动脉变细，为机体的自我保护反应——血管痉挛所致。由于颅内动脉血管呈弯曲状态行走，在脑血管造影时，血管断面和折曲处可以表现为酷似浆果形动脉瘤的表现，而通过旋转血管造影可以鉴别。

**2. 假性动脉瘤** 假性动脉瘤形成原因多与外伤和手术创伤有关，少数可在外伤后即时发生。多数在外伤后数天至 1 个月内发生。迟发的原因可能是外伤后动脉壁受损、动脉压力持续作用于受伤的动脉壁，使其难以修复，并不断变得薄弱，导致最终破裂而形成假性动脉瘤。

假性动脉瘤多发部位为周围动脉。B 超、CT 和动脉造影常用于其诊断。

动脉造影可见与动脉相通的囊腔，其瘤壁常不规则，切线位造影时常可见瘤颈瘤腔内对比剂排空缓慢（图 11-2-12、图 11-2-13）。

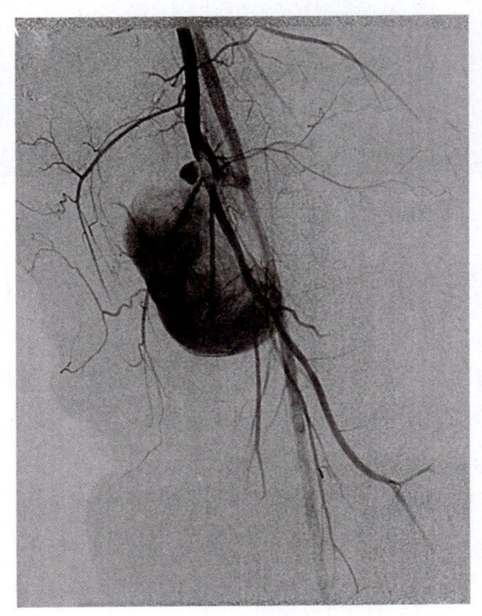

图 11-2-12 左侧股动脉刺伤后假性动脉瘤形成

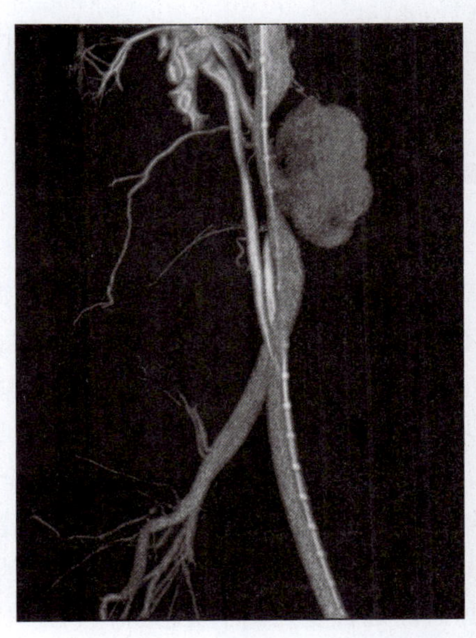

图 11-2-13 腹主动脉外伤性假性动脉瘤

**3. 夹层动脉瘤** 夹层动脉瘤多以动脉硬化合并高血压和 Marfan 综合征的动脉中膜坏死为诱因，发生部位主要在主动脉，内膜破裂部以升主动脉起始部和主动脉弓降部为多。DeDakey 等根据内膜破口位置和撕裂范围，在病理上将主动脉夹层动脉瘤分为三型：

Ⅰ型 破口位于升主动脉，病变累及升主动脉、主动脉弓、降主动脉甚至腹主动脉。

Ⅱ型 破口位于升主动脉，病变仅累及升主动脉。

Ⅲ型 破口位于动脉韧带附近，病变仅累及降主动脉。

主动脉夹层动脉瘤的剥离可导致其沿途的主动脉分支缺血。

临床症状主要有突发性胸背部剧烈疼痛、高血压，以及多脏器如神经系统、肾脏、小肠和四肢等缺血的相关症状、破裂至动脉外膜者可造成大出血，积血出现在纵隔及腹膜后，严重者可导致猝死。

主动脉造影对本病最终确诊及拟定治疗方案起决定性作用。切线位造影可见对比剂自真腔内流入假腔，血流呈漩涡状。真腔受压变小，主动脉外壁与真腔间距超过 6mm。假腔内可见不规则充盈缺损代表附壁血栓（图 11-2-14、图 11-2-15）。

**（三）深静脉血栓形成**

深静脉血栓形成常见于下肢，特别常见于左下肢。下肢深静脉血栓可以蔓延到下腔静脉。深静脉血栓形成后早期阶段容易发生脱落而发生肺动脉栓塞，大块血栓脱落至肺动脉可以引起高度危险性肺

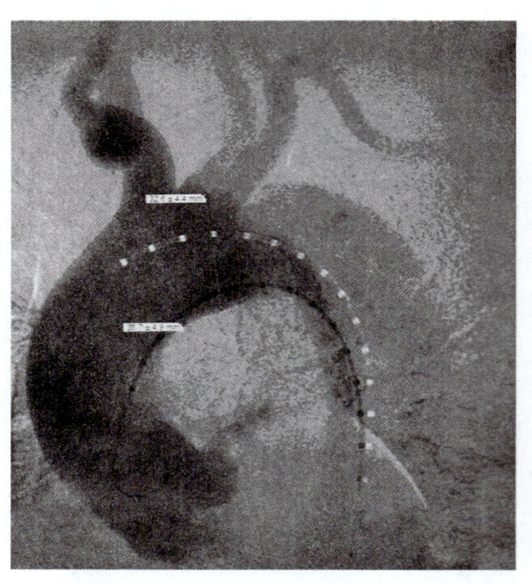

图 11-2-14 主动脉造影显示夹层真假腔

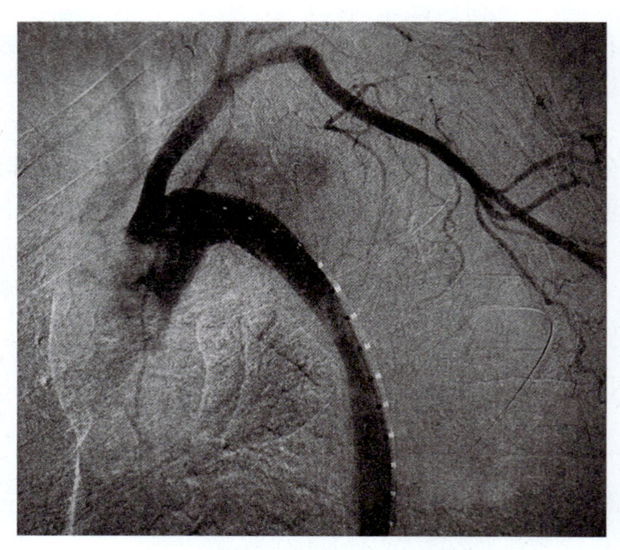

图 11-2-15 主动脉造影显示夹层真腔变细小

动脉栓塞而导致病人猝死。未经治疗的深静脉血栓可以发生机化导致深静脉狭窄或闭塞，导致静脉瓣膜功能不全，从而导致下肢长期肿胀、静脉曲张和溃疡形成。

经足背静脉顺行静脉造影是诊断下肢深静脉血栓形成的常用的方法，可准确地判断有无血栓，以及血栓的大小、位置、形态及侧支循环情况，常见表现为深静脉显影中断或呈不规则细线状。侧支引流代偿增粗。顺行性造影的不足之处是血栓完全阻塞血管时其近心端管腔无法显影。

近年来在临床上推广的是经颈静脉或健侧插管行下肢静脉造影，由于导管直接进入血栓内和可以方便的调整导管在髂股静脉内的位置，故经导管行下肢深静脉造影可以获得血栓形成的全部信息，包括髂股静脉血栓是否蔓延到下腔静脉内（图 11-2-16、图 11-2-17）。

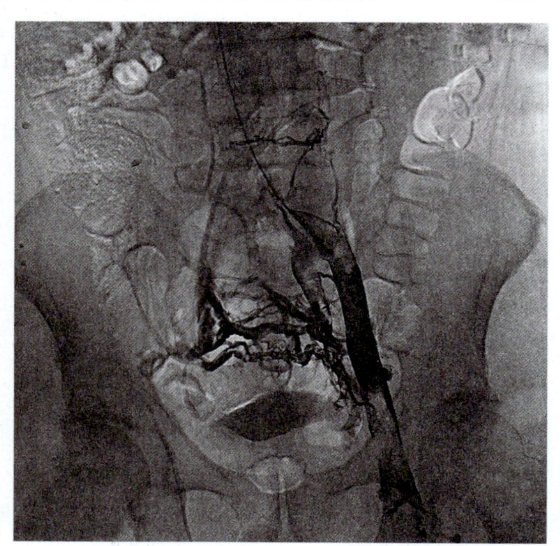

图 11-2-16 左侧髂静脉急性血栓形成

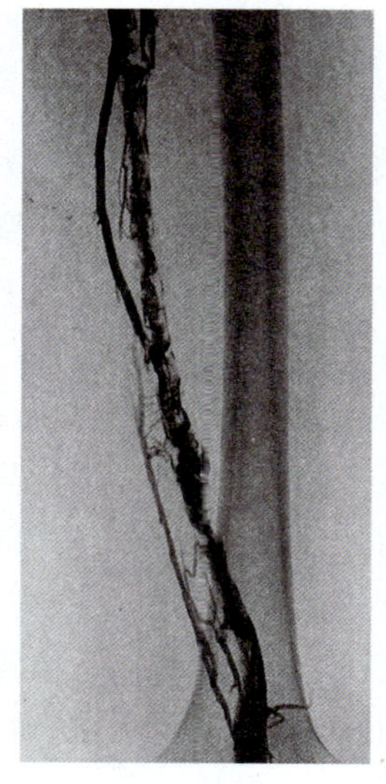

图 11-2-17 左侧股静脉慢性血栓形成

下腔静脉内血栓形成多见于下腔静脉肝后段或近心端闭塞的病例中，血管造影表现为下腔静脉内充盈缺损，慢性附壁血栓表现为偏心性充盈缺损，新鲜血栓表现为形态不规则的充盈缺损，然而，在较多的病例中血栓为陈旧性与新鲜性混合存在（表 11-2-2）。

表 11-2-2　新鲜血栓与陈旧血栓血管造影鉴别

| | 新鲜血栓 | 陈旧血栓 |
|---|---|---|
| 充盈缺损 | 中央性 | 偏心性 |
| 血管腔直径 | 增粗、闭塞 | 变细或闭塞 |
| 血管内壁 | 光滑 | 不规则，呈锯齿状 |
| 造影剂弥散滞留于血栓 | 有 | 无 |
| 侧支循环 | 少 | 多 |
| 导丝导管通过血栓 | 容易 | 困难 |

**（四）静脉曲张**

静脉曲张是指静脉回流受阻，或作为侧支循环而承受过多的血流产生的静脉长期过度充盈，造成静脉迂曲扩张。静脉曲张常见于大或小隐静脉、左侧精索静脉、卵巢静脉和食管静脉等。静脉曲张的病理改变主要发生在静脉壁中层，表现为中层肌纤维和弹力纤维结缔组织化。血液回流缓慢后导致血液内成分渗出，易并发静脉引流组织的皮炎、淋巴管炎和溃疡等。静脉曲张发生于下肢时，临床表现主要为患肢肿胀、沉重感，并发血栓性静脉炎者可有疼痛、溃疡、且经久不愈。发生于精索时，主要表现为站立时阴囊下坠和胀痛，休息或平卧时消失。严重者可影响生育功能。发生于卵巢时，可引起下腹及腰骶区疼痛。

静脉曲张可以发生在体表浅静脉，常见于下肢和腹部；也可以发生在体内深部静脉。常见于胃底、食管、精索和卵巢静脉。浅静脉曲张根据其体征——静脉血管突出皮肤表面，像蚯蚓一样，弯弯曲曲、疙疙瘩瘩即可作出诊断，而深部静脉曲张则需要通过血管造影方可作出明确诊断。

血管造影可以显示静脉曲张的程度、范围；可以明确有无解剖变异、血栓形成和破裂等，是制订治疗方案的依据。

静脉曲张的血管造影可以通过直接穿刺邻近浅静脉或曲张静脉而进行，也可通过相应解剖关系的动脉造影的静脉期而获得。

静脉曲张血管造影表现为静脉血管管腔增粗、迂曲，血流相对缓慢(11-2-18)。

顺行静脉造影可见浅静脉瓣膜功能不全时浅静脉扩张、迂曲，深静脉全程通畅、管腔光滑、完整，有静脉瓣的影像。深静脉瓣膜功能不全时深静脉也扩张，管腔内无静脉瓣的影像。逆行静脉造影可了解瓣膜功能，根据对比剂的反流平面在大腿近段以上、大腿近段至腘窝、腘窝至小腿、小腿至踝部，将瓣膜功能分为四级。

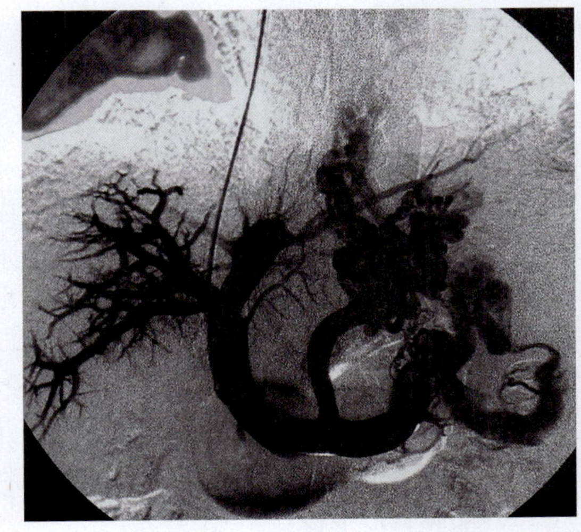

图 11-2-18　经门脉造影示胃底食管静脉曲张

精索静脉显示精索静脉显影增粗、迂曲、对比剂不同程度反流、严重者可使阴囊睾丸静脉显影。对比剂排空延迟。卵巢静脉曲张造影表现与精索静脉曲张类似。

**（五）血管畸形**

血管畸形亦统称为动静脉畸形，为一组先天性血管发育异常而引起的疾病。临床上多以加定语的血管瘤命名该组疾病。可发生于任何部位，以颅内、颜面部和四肢多见。其临床症状与解剖部位、大小和其引起的并发症相关。动静脉畸形主要引起盗血所致的局部缺血、充血所引起的局部组织肿大，以及出血和过高回心血量引起的心力衰竭等症状。在此主要描述肢体动静脉畸形的表现。

动脉造影对动静脉畸形的诊断为最终诊断，其重要性不言而喻。动脉造影时可见：供血动脉代偿性增粗，应注意其来源和数量。畸形血管团管腔粗细不均、排列紊乱、血管团内对比剂排空迅速、染色时间较短。引流静脉扩张，显影时间提早，应注意由注入对比剂至静脉显影的时间。

**（六）动静脉瘘**

动静脉瘘是指动静脉之间存在异常通道，动脉血流不通过毛细血管而直接注入相邻静脉。与之不同的是，通过扩张的毛细血管注入静脉者称为动静脉短路。动静脉瘘可对其发生部位的局部及全身循环系统的血流动力学造成影响。

动脉造影可以明确瘘口的部位、大小、数目以及附近血管扩张和侧支循环情况。表现为组成瘘的动静脉常异常增粗，扩张和扭曲，部分扩张为瘤状，供血动脉通过瘘口直接注入扩张的静脉，静脉和动脉几乎同时显影（图 11-2-19），病变区无毛细血管床和畸形血管团，瘘口远端动脉变细或不显影。

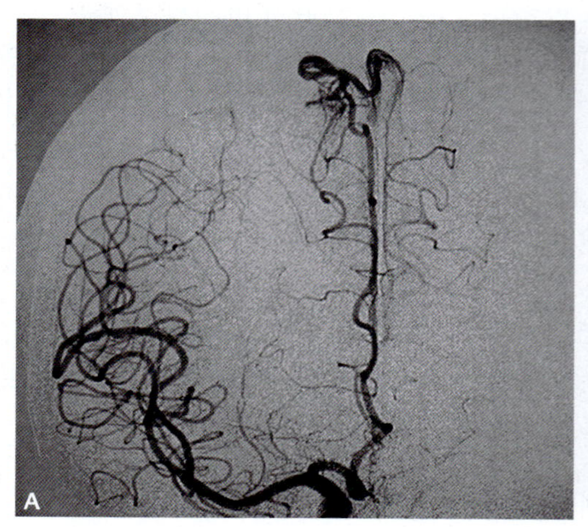


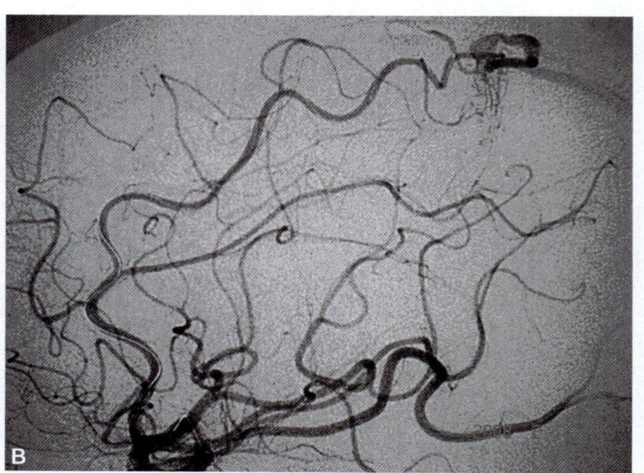


图 11-2-19

注：A. 脑血管造影示右侧大脑前动脉静脉瘘；B. 同一病例，侧面观

## 五、恶性病变血管造影表现

影像学检查是诊断恶性病变必不可少的方法，其中多普勒超声、CT 和 MR 均具有很高的诊断价值，一般情况下不需作 DSA 检查即可得到有效的诊断。但是在诊断不明确时，血管造影仍具有重要价值，可进一步明确病变的性质、部位、数目、血流动力学情况和有无癌栓形成等，并以此指导介入治疗。其主要表现有：

**（一）肿瘤血管和肿瘤染色**

多数恶性肿瘤于动脉期可清楚显示粗细不均、形态不一和排列紊乱的肿瘤血管（图 11-2-20），可以是富血供恶性肿瘤最具有特征的表现之一。较大的瘤体中央的肿瘤血管可少于瘤周；供血动脉和其分支增粗（图 11-2-21），其程度一般与富血瘤体大小成比例。于毛细血管期，由于造影剂聚集或滞留于间质间隙和肿瘤血管内，可见瘤体染色（图 11-2-22、图 11-2-23），其浓度一般也与肿瘤富血程度成比例；较大的肿瘤，由于瘤体中央部肿瘤血管分布较少或伴有坏死，肿瘤中心染色浓度可较低（淡）或无肿瘤染色。肿瘤血管在少血供恶性肿瘤的出现率较低，但研究表明，少血供恶性肿瘤血管虽少见，但不同程度的肿瘤染色仍可较高。所谓少血供恶性肿瘤并非真正的少血供，其少血供是相对而言的。

**（二）动脉弧形推移**

见于较大的瘤体，邻近瘤体的载瘤器官供血动脉和其分支显示为弧形推移，有时呈握球状包绕于瘤

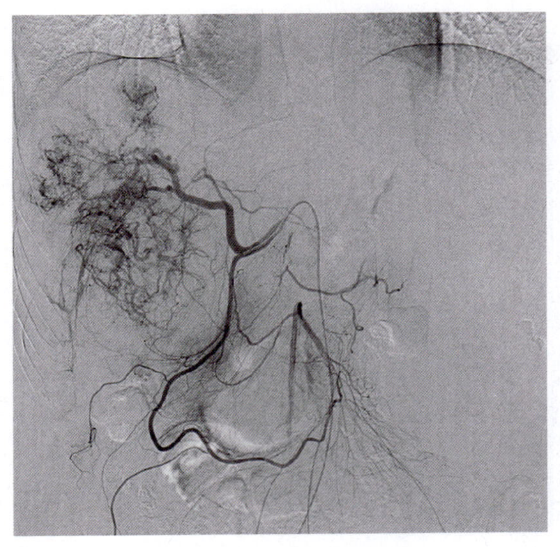
图 11-2-20　肝动脉造影显示粗细不均、形态不一和排列紊乱的肿瘤血管

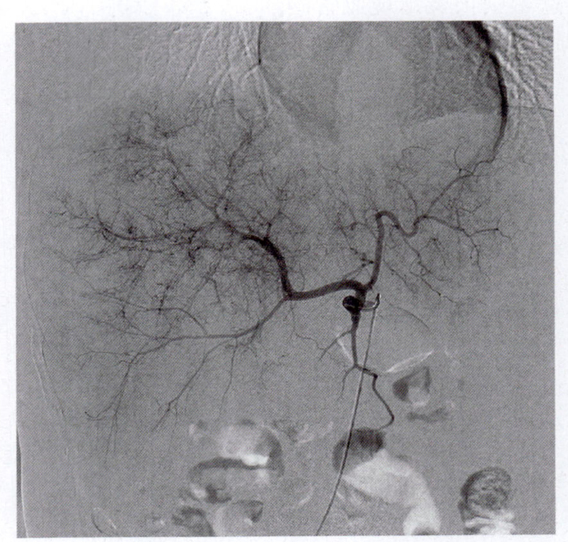
图 11-2-21　肝癌（肝动脉增粗、扭曲）

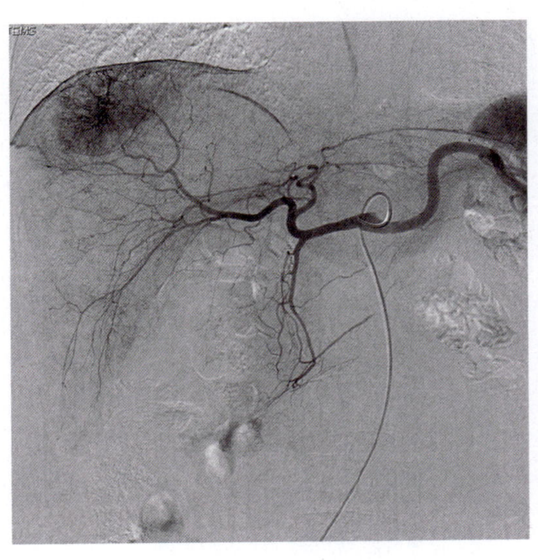
图 11-2-22　肝癌（单个肿瘤染色）

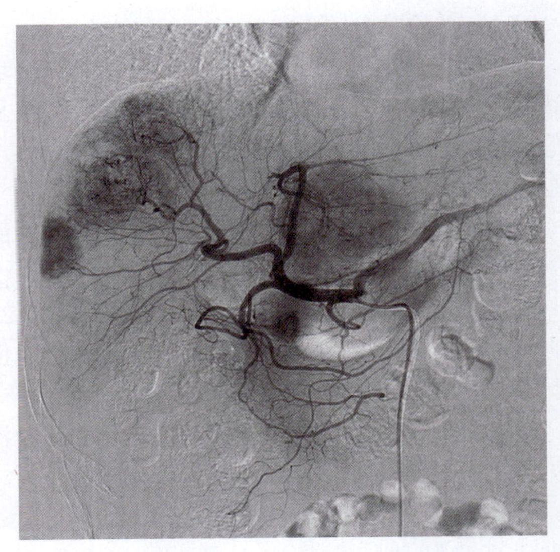
图 11-2-23　肝癌（多个肿瘤染色）

体周围(图 11-2-24);特别巨大的瘤体伴随载瘤器官的增大,可将器官外动脉等推移变位,而致选择性插管发生困难。

**（三）动脉不规则僵直或中断**

由于肿瘤将动脉支包埋或浸润所致。常见于富含纤维组织(硬化型)多血供性巨块型恶性肿瘤。由于此征象在少血供恶性肿瘤的出现率较高,因此有学者认为此征象可以是少血供恶性肿瘤唯一的造影表现。

**（四）血管湖或血管池**

造影剂呈湖样或池样聚积(图 11-2-25),开始出现于动脉期,消失较慢,在动脉内造影剂排空后仍可见到。但血管湖的分布无规律性且常不能持续显影达静脉期,这有别于海绵状血管瘤之血管湖。如采用 $CO_2$-DSA,可以更全面、更清晰地显示血管湖。有关血管湖的发生机制尚未完全阐明,有学者认为是造影剂滞留于坏死区或于扩张的衬以单层内皮细胞的异常血管所致。一般而言,少血供性恶性肿瘤血管造影中很少出现血管湖。

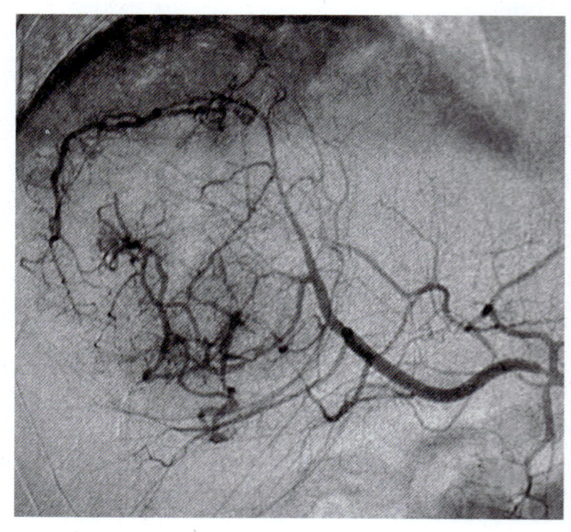

图 11-2-24　肝癌，肝动脉造影示供血动脉，呈弧形推移和包绕

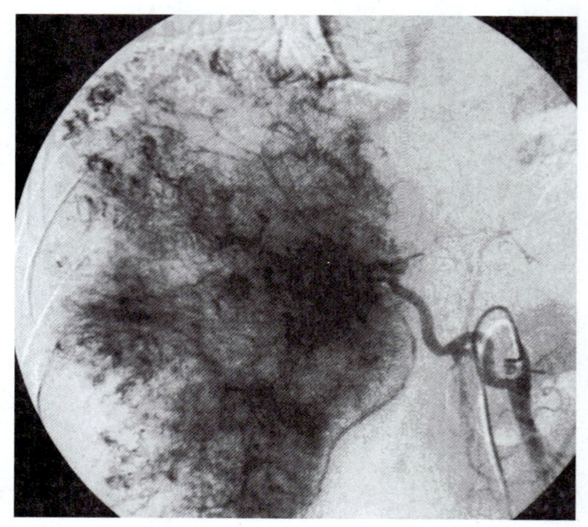

图 11-2-25　巨大肝癌，肿块内可见多处血管湖、血管池

**（五）动静脉分流**

动静脉分流在恶性肿瘤的血管造影中的出现率可高达 63.2%。DSA 技术，尤其是 $CO_2$-DSA，可明显提高动静脉瘘的显示率。目前认为，动静脉分流形成原因可能与下列因素有关：

**1.** 发生在肿瘤血管间的短路可能为形成动静脉分流的主要途径。

**2.** 动静脉分流常伴发于静脉瘤栓之邻近部位，血管造影有时还可见一些细小动脉流向静脉瘤栓并使静脉显影，所以认为动静脉分流形成与静脉内瘤栓有关。

**3.** 动静脉同步分支且彼此相邻，是动静脉分流较为常见的另一个缘由。

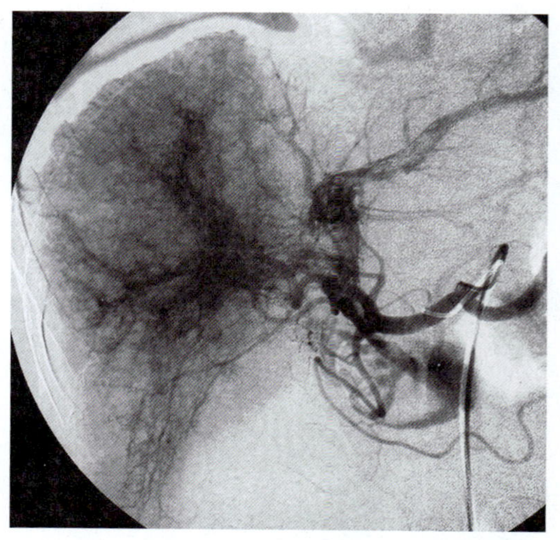

图 11-2-26　肝癌，肝动脉造影示门脉早期显影，因肝动脉与门脉分流存在

动静脉分流在原发性肝细胞癌的血管造影中更多地表现为肝动脉-门静脉分流（图 11-2-26）。肝动脉-门静脉分流可分为周围型和中央型两种。周围型的主要造影表现为在动脉期出现与动脉平行的门静脉分支，或称双轨征。还有认为从动脉内注入碘油时，癌肿边缘呈现的小草样门静脉支显影也提示细小的肝动脉-门静脉分流存在。中央型，除在动脉期见门静脉主干或主支早显外，还可见到肝门附近不规则排列、迂曲扩张的网络状影，以及肿瘤染色出现在门静脉显影后等造影表现。

**（六）静脉癌栓的造影表现**

**1.** 静脉内充盈缺损，可为不规则形，亦可在缺损边缘形成明显的弧状影，称之为杯口征。

**2. 线样征**　即在动脉期见数条充盈造影剂的线样血管行走于静脉主干（支）内，提示静脉主干（支）癌栓形成，有学者认为是由于造影剂进入癌栓的供血动脉或造影剂逆流到癌栓和静脉壁间腔隙所致。

**3.** 静脉增粗，最粗直径可达 3.5cm。

**4.** 回流静脉不显影，但此征无特异性。

**5.** 癌性静脉高压所伴发的侧支循环表现，主要见于原发性肝癌中的癌性门静脉高压。其表现为与门静脉主干伴行、扩张蛇行的静脉网，称之为门静脉海绵变性；当门静脉主干严重闭塞，向肝性侧支循环不足代偿时，则形成离肝性循环，引向压力较低的体循环，常见的是胃冠状静脉、食管静脉、脾静脉和肠系膜静脉。

**（七）侧支供血**

侧支血供形成的部位与肿瘤部位有关，如膈下动脉对右后叶和左外侧叶原发性肝癌的供血以及网膜动脉对右前叶原发性肝癌的肿瘤供血等，称之为寄生性供血。为改善供血侧支之充盈、提高显影率，可在 DSA 术中配伍使用血管收缩剂。

上述造影表现，常不是单一征象出现，也不常是全部出现，而是随其病理类型的不同而不一：以原发性肝细胞癌为例，原发性肝癌结节型是以肿瘤血管和肿瘤染色为主要造影表现；巨块型则除肿瘤血管和染色外，还可见到动脉的弧形推移，富含纤维组织的巨块型原发性肝癌还可见到动脉支包埋征象；弥漫型 HCC 则多见血管湖和静脉受侵等造影表现；少血供性原发性肝细胞癌和胆管细胞癌，肿瘤血管和肿瘤染色相对少见，也少见血管湖和静脉受侵，主要表现为动脉弧形推移和动脉支的包埋或浸润等征象。

## 第三节　特殊的介入性诊断技术

### 一、经皮穿刺胆道造影

**（一）适应证**

主要用于梗阻性黄疸病人，以了解胆道梗阻部位、范围和原因。

**（二）禁忌证**

**1.** 凝血机制严重障碍；

**2.** 严重的急性化脓性梗阻性胆管炎；

**3.** 肝、肾功能不全；

**4.** 恶病质。

**（三）造影前准备**

**1.** 碘过敏试验；

**2.** 造影前腹部透视，观察膈下与肝肋间有无间位结肠，以免穿刺时误伤；

**3.** 凝血酶原时间测定，如延长应给维生素 K 以纠正；

**4.** 穿刺针：21G Chiba 针，长 15cm。

**（四）操作方法**

经腋中线肋间穿刺法：

**1.** 穿刺进路，病人平卧，一般采用右腋中线 8～9 肋或 9～10 肋间隙。在 X 线监视下，直接观察肝脏的变异，调整穿刺点的高低、方向及进针深度。

**2.** 消毒，铺巾，穿刺点局麻。

**3.** 按上述选定的穿刺点进针，水平方向，针尖指向第 12 胸椎上缘水平。

**4.** 一般进针 8～13cm 左右，当穿刺针刺入胆管时，可有突破感。此时，拔出针芯，接上注射器，一面徐徐退针，一面抽吸，若抽得胆汁即停止外退，表明针尖已在胆管内。如未抽出胆汁，退针至 1/2 的针道时，为穿刺失败，应退针至皮下，稍改变方向再行穿刺。继续 4～5 次，仍未抽得胆汁者应停止操作，以免损伤过多肝组织。

**5.** 也可采用超声引导，根据穿刺探头引导方向直接将穿刺针刺入胆管内，退出针芯，接上注射器回抽到胆汁后，插入微导丝，缓慢退出穿刺针，沿微导丝插入4F导管。

**6.** 穿刺插管成功后，抽出部分胆汁，送细菌培养；再经导管徐徐注入对比剂。病人感觉肝区微胀时，即应停止注射，进行摄影。如胆管高度扩张，可适当增加造影剂剂量。

**7.** 摄影后，尽量吸出混有造影剂的胆汁，以免胆漏。

**（五）术中注意事项**

**1. 避免注入对比剂时造成胆道高压** 因可造成对比剂和胆汁沿针头周围漏入腹腔，造成局部胆汁性腹膜炎。故当穿刺针进入胆管抽得胆汁，应尽量抽弃胆汁以达减压。若有测压设备，注入造影剂不应超过抽弃的胆汁量，并先抽出胆汁在注射器中混匀再缓缓注入，造影后也应尽量抽出胆汁，即使有胆血瘘，胆汁入血也较少。

**2. 胆管-门脉瘘的防治** 穿刺进入门脉管腔时，常有明显的空虚感，应即时抽吸，易吸出血液者证明针尖在血管中，应即退针，针已穿过血管再入胆管时，不应从原针道做PTCD，应另行穿刺。

**3. 避免黏稠胆汁对造影的影响** 胆道梗阻和感染时，胆汁黏度增加，不易与造影剂混匀。为避免黏稠胆汁造成误诊，可用少量生理盐水缓缓注入以稀释，再予以抽弃、稀释，多次反复，至胆汁颜色减淡后，换注对比剂造影。若不能抽出胆汁，或不能稀释，则不宜即时造影，可插入引流管3～5日后，胆汁稀释时再造影。

**4. 注意对比剂在胆汁中的浓度及均匀度** 对比剂过浓，可掩盖小结石；过淡时，显示不清，均可误诊。

经皮肝穿刺胆道造影的对比剂分布广泛，影像清晰，诊断正确率高，且不受肝功障碍、黄疸及特殊设备的限制，本方法安全易行，尤其是利用细针穿刺以来，危险性已大为减少，在胆管增粗者，成功率达95%以上，胆管不粗者，成功率亦达70%。

## 二、经皮穿刺胆道活检

适应证：经皮穿刺胆道造影发现胆道梗阻与占位需要明确诊断。

禁忌证：同经皮穿刺胆道造影。

操作方法：肝内胆管穿刺方法和步骤与经皮穿刺胆道造影相同，胆道穿刺成功后经穿刺针插入微导丝，退出穿刺针，出入4F胆道引流管，经胆道引流管插入交换导丝，退出胆道引流管、沿导丝插入5～6F导管鞘。经导管鞘注入少量对比剂使胆道浅淡显示，透视下将活检钳或活检刷插至胆道阻塞进行钳夹取材或活检刷。取材后送病理检验。

## 三、经皮穿刺肾盂造影

**1. 适应证** 肾积水，经静脉肾盂造影未能明确诊断和逆行插管未能取得成功。

**2. 禁忌证**

（1）凝血机制障碍；

（2）对比剂过敏。

**3. 操作方法** 病人俯卧于检查台，超声定位肾脏位置与穿刺点位置，皮肤消毒、铺洞巾，1%利多卡因首先作穿刺点局部浸润麻醉，超声探头引导下将21G穿刺针刺入扩张的肾盂内，连接注射器，回抽见尿液即为穿刺成功，回抽10～20ml尿液，并保留送细胞室作脱落细胞检查，注入等量对比剂，观察肾盂或输尿管阻塞部位、范围及阻塞端形态，做出影像学诊断。

（周志刚）

# 中英文名词对照索引